北京大学妇产科学系
疑难病例精粹

Essential of Intractable Cases in Department of Obstetrics and Gynecology of Peking University

（第 1 辑）

主　编　杨慧霞　乔　杰　王建六

副主编　陆　叶　梁华茂　鹿　群

北京大学医学出版社

BEIJINGDAXUE FUCHANKE XUEXI YINAN BINGLI JINGCUI（DI 1 JI）
图书在版编目（CIP）数据

北京大学妇产科学系疑难病例精粹. 第 1 辑/杨慧霞，乔杰，王建六主编.
—北京：北京大学医学出版社，2021.1
ISBN 978-7-5659-2323-4

Ⅰ. ①北…　Ⅱ. ①杨…②乔…③王…　Ⅲ. ①妇产科病－疑难病－病案－汇编
Ⅳ. ①R71

中国版本图书馆 CIP 数据核字（2020）第 223913 号

北京大学妇产科学系疑难病例精粹（第 1 辑）

主　　编：杨慧霞　乔　杰　王建六
出版发行：北京大学医学出版社
地　　址：（100083）北京市海淀区学院路 38 号　北京大学医学部院内
电　　话：发行部 010-82802230；图书邮购 010-82802495
网　　址：http://www.pumpress.com.cn
E - mail：booksale@bjmu.edu.cn
印　　刷：中煤（北京）印务有限公司
经　　销：新华书店
责任编辑：畅晓燕　梁　洁　**责任校对：**靳新强　**责任印制：**李　啸
开　　本：787 mm×1092 mm　1/16　**印张：**20.5　**字数：**515 千字
版　　次：2021 年 1 月第 1 版　2021 年 1 月第 1 次印刷
书　　号：ISBN 978-7-5659-2323-4
定　　价：160.00 元
版权所有，违者必究
（凡属质量问题请与本社发行部联系退换）

本书由
北京大学医学出版基金资助出版

编者名单

主　编　杨慧霞　乔　杰　王建六
副主编　陆　叶　梁华茂　鹿　群
编　者　(按姓氏汉语拼音排序)：

白文佩	北京世纪坛医院	刘　颖	中日友好医院
陈庆云	中日友好医院	陆　叶	北京大学第一医院
程宁宁	北京大学深圳医院	鹿　群	北京大学人民医院
邓　凤	北京大学第三医院	吕秋波	北京医院
樊尚荣	北京大学深圳医院	马彩虹	北京大学第三医院
冯翠平	中日友好医院	孟庆伟	北京医院
付　卫	北京大学第三医院	米　兰	北京大学第一医院
龚　萍	北京世纪坛医院	彭　超	北京大学第一医院
顾　蓓	北京世纪坛医院	乔　杰	北京大学第三医院
关　菁	北京大学人民医院	荣春红	中日友好医院
郭红燕	北京大学第三医院	尚　鶄	北京大学第一医院
韩丽荣	北京地坛医院	沈　希	中日友好医院
韩　明	北京大学人民医院	宋　晗	北京大学第一医院
韩　钦	北京大学第三医院	宋雪凌	北京大学第三医院
赫英东	北京大学第一医院	孙　笑	北京大学第一医院
侯　征	北京大学第三医院	王伽略	北京大学第三医院
胡　君	北京大学第一医院	王建六	北京大学人民医院
康　楷	北京地坛医院	王学举	北京大学第三医院
李　敏	中日友好医院	王　杨	中日友好医院
李　蓉	北京大学第三医院	王　宇	北京大学第一医院
李　杨	中日友好医院	吴丽杰	中日友好医院
李　圆	北京大学第三医院	吴　郁	北京大学第三医院
梁华茂	北京大学第三医院	肖冰冰	北京大学第一医院
梁　靓	北京大学第三医院	解珺淑	北京大学人民医院
梁　静	中日友好医院	许艳丽	北京地坛医院
梁旭东	北京大学人民医院	薛　晴	北京大学第一医院
林　华	中日友好医院	严少梅	北京大学深圳医院
林明媚	北京大学第三医院	阳艳军	中日友好医院
刘从容	北京大学第三医院	杨慧霞	北京大学第一医院
刘　平	北京大学深圳医院	杨　蕊	北京大学第三医院
刘　杨	北京世纪坛医院	杨诗源	北京大学第三医院

杨　爽	中日友好医院	张晓红	北京大学人民医院
杨　硕	北京大学第三医院	张玉婷	北京大学人民医院
杨　艳	北京大学第三医院	章静菲	北京世纪坛医院
尹　玲	北京大学第一医院	赵率红	北京世纪坛医院
于　博	北京大学第三医院	郑兴邦	北京大学人民医院
袁　俐	北京大学滨海医院	郑　郑	中日友好医院
曾　桢	北京大学第一医院	周　丹	北京医院
詹瑞玺	北京大学第一医院	周应芳	北京大学第一医院
张春妤	北京大学第三医院	朱丽荣	北京大学第一医院
张璐芳	北京大学第三医院	祝洪澜	北京大学人民医院
张庆霞	中日友好医院	邹　杰	中日友好医院
张　蕊	北京世纪坛医院		

序

　　北京大学妇产科学系自 2004 年成立以来，不断壮大并逐渐发展成为以北京大学第一医院、人民医院和第三医院妇产科为核心，21 家附属医院和教学医院的妇产科学教研室联合组成的强大团队。15 年来，学系一直秉承持续提高专业型和科研型研究生对学科发展认知的理念，引导他们掌握妇产科最新的临床动态和科研进展。"妇产科学"研究生课程开设于学系创立之初，是承载妇产科领域新进展的极佳载体，多年来课程内容不断完善。2019 年，学系又结合学科发展及学生需求，增设了"妇产科生殖遗传学"新课程，目前，已成为妇产科研究生整体培养体系中又一重要组成部分。

　　北京大学妇产医学历史悠久，学术水平国内领先，拥有一批经验丰富的妇科、产科和生殖医学领域专家，深受患者信任。每年诊治大量疑难病、罕见病患者。面对每一个病例，学系专家都会抽丝剥茧般探寻病因，制订诊疗方案；春风化雨般呵护患者，消减其焦虑疑惑。学系坚持定期组织疑难病例讨论，通过查阅文献和专家分享经验及诊疗思路，为疑难病例和罕见病例的诊治带来新的启发和思考。除讨论病例处理及相关文献学习外，亦能起到发现工作薄弱环节、反思教训、整改提高的目的，对提升学系危急重症救治整体水平具有重要意义。

　　本书病例来自以往学系疑难病例讨论会，分为妇科、产科、生殖内分泌及计划生育三部分，全面展示了 50 余个珍贵病例的诊治过程。除病史、体格检查、辅助检查及诊治过程外，还特别呈现病例讨论和专家点评环节，内容详尽生动，即使未曾亲历过诊治过程，读者亦能身临其境，通过文字构建缜密的临床思维，由此拓展知识，提高诊疗水平。

　　继《北京大学妇产科学系疑难病例精粹（第 1 辑）》后，北京大学妇产科学系团队将持续收集疑难罕见病例，并陆续分享给读者，希望大家能从中获益。让我们共同学习，共同进步，不断提高妇产科疾病诊治水平，造福更多患者。

乔　杰

北京大学妇产科学系主任

北京大学第三医院院长

前　言

　　北京大学妇产科学系成立于 2004 年，至今已经走过 16 年的历程。在此过程中，经过各界主任的不断努力和创新，学系规模不断壮大，到目前为止，学系由包括北京大学第一医院、北京大学人民医院、北京大学第三医院等在内的 24 家医院的妇产科组成。学系有丰富的学术交流活动，每年进行 4 次病例讨论，通过讨论和学习疑难病例、少见病例或者需要规范诊疗的病例，使各级医生开阔了眼界、规范了治疗、拓展了思维。每次病例讨论均有资深专家教授进行点评和分析，各家医院的医生也踊跃发言，各抒己见，参会的医生均表示有很大的收获。由此，我们将部分疑难病例整理出来予以出版，旨在让更多的医生了解和认识这些病例，让更多的医生通过学习这些病例而获益，从而更好地去医治患者。

　　本书汇集了北京大学妇产科学系众多疑难病例中的一部分病例，我们将具有代表性的病例总结起来，共有妇科病例 23 例，产科病例 19 例，生殖医学病例 11 例，每个病例均先介绍病历摘要和诊治情况，然后进行病例讨论和专家点评，以便读者更好地掌握病例的重点内容。

　　在本书的编写过程中，各家医院都倾注了极大的心血，在此对参加编写工作的医生和老师给予衷心的感谢，没有您们的辛苦劳动就没有这本书的出版。

　　此书为疑难病例精粹第 1 辑，希望将来可以继续出版后续分辑，打造妇产科疑难病例系列丛书，以供大家学习参考。若书中有不足和欠妥之处，还望广大读者不吝指正。

杨慧霞

2020 年 10 月 28 日

目　录

第一部分
妇科疑难病例

病例 1　难治性阴道毛滴虫病 4 例

病例 1-1

【病历摘要】

患者女，37 岁，复发性阴道毛滴虫病。

主诉： 反复异常阴道分泌物伴尿频、尿急、尿痛 13 年余。

现病史： 患者于 1999 年自觉阴道分泌物增加，呈黄绿色泡沫状，稍有灼痛，伴尿频、尿急、尿痛等不适，当时就诊于外院，经阴道分泌物湿涂片检查发现阴道毛滴虫，诊断为"阴道毛滴虫病"，予甲硝唑（400 mg 口服每日 2 次）×7 天。治疗 3 天后，由于胃肠道不适，患者停药，但其症状有所改善。1 个月内上述症状复发，患者再次就诊，诊断同前，改甲硝唑阴道栓剂（400 mg 外用每日 1 次）×5 天，患者症状改善，但 1 个月内又复发。此后 9 年间（1999 年至 2007 年），患者阴道毛滴虫病反复发作，症状基本如前，就诊于外院。期间患者曾用的抗滴虫药物包括：甲硝唑（400 mg 口服每日 2 次），同时用甲硝唑阴道栓剂（200～400 mg 外用每日 1 次）×（5～7）天；甲硝唑（2 g 单次口服）；奥硝唑（500 mg 口服每日 3 次）×7 天；以及口服头孢菌素类抗生素、阿奇霉素、左氧氟沙星、克林霉素、环丙沙星阴道栓剂、硝呋太尔-制霉菌素阴道胶囊。2008 年 8 月患者曾于我院（北京大学深圳医院）妇科门诊就诊，完善检查，白带常规提示滴虫（＋），肝功能提示胆红素异常，诊断为"难治性阴道毛滴虫病伴胆红素轻度升高"，暂予护肝对症支持治疗。2008 年 11 月复查肝功能，各项指标恢复正常，予替硝唑（500 mg 口服每日 4 次）×5 天＋甲硝唑阴道栓剂（400 mg 外用每日 1 次）×5 天同时联合治疗，治疗期间嘱患者禁性生活及禁酒。治疗 1 周后随访，患者无明显不适，复查白带常规，结果提示阴道毛滴虫（一）。治疗 1 个月后，患者阴道毛滴虫病再次复发，予阿苯达唑（400 mg 口服每日 1 次）×2 天，加用呋喃唑酮（100 mg 口服每日 3 次）×14 天＋甲硝唑阴道栓剂（400 mg 外用每日 1 次）×14 天。治疗后，患者症状改善，但仍反复发作。现患者再次来我院门诊就诊。

既往史： 既往体健，否认过敏史、手术及重大外伤史、输血史、冶游史、传染病、慢性病史，预防接种史不详。

月经婚育史： 既往月经规律，5 天/28 天。适龄结婚，配偶体健，G3P1，人工流产 2 次，顺产 1 子，现体健。

家族史： 家庭成员体健，否认家族遗传病史。

【体格检查】

患者生命体征平稳，一般情况好，心、肺、腹查体无异常。专科查体：外阴已婚型，阴道通畅，大量黄绿色泡沫状白带，阴道壁充血，宫颈呈草莓状（图 1-1），子宫后位，大小正常，质地中等，活动正常，无压痛，双侧附件区未及异常。

【辅助检查】

白带常规反复提示（1999—2007 年）：阴道毛滴虫（图 1-2）。

白带常规（2008 年 8 月）：阴道毛滴虫（＋）。肝功能：胆红素轻度升高。

白带常规（2008 年 11 月）：阴道毛滴虫（＋）。血常规、肝肾功能正常。

阴道微生态（2012 年 7 月）：阴道毛滴虫（＋），白念珠菌（－），细菌性阴道病（－），需氧性阴道病（－）。血常规（2012 年 7 月）：（－）。肝肾功能（2012 年 7 月）：（－）。宫颈沙眼衣原体（2012 年 7 月）：（－）。宫颈淋球菌（2012 年 7 月）：（－）。

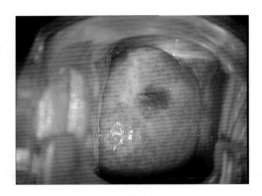

图 1-1　草莓状宫颈

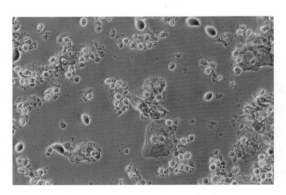

图 1-2　白带湿涂片下的阴道毛滴虫

【初步诊断】

复发性阴道毛滴虫病。

【诊治经过】

患者于 2012 年 7 月来我院就诊，妇科检查提示分泌物异常来自阴道，伴阴道黏膜充血，子宫颈呈典型草莓状。子宫及双侧附件区检查未见明显异常，考虑阴道炎。完善阴道微生态检查，结果提示阴道毛滴虫，余项未见明显异常。排除患者合并真菌性阴道炎、细菌性阴道病、需氧菌性阴道炎，血常规、肝肾功能正常，诊断为"复发性阴道毛滴虫病"。患者合并泌尿系统感染，常规方案治疗效果不佳。告知患者大剂量替硝唑方案的相关风险。患者要求积极治疗，签署知情同意书后，予替硝唑（500 mg 口服每日 4 次）＋聚甲酚磺醛阴道栓剂（90 mg 外用每日 1 次）×14 天联合治疗。治疗期间患者出现药物不良反应，包括神经系统症状（如头痛、头晕）、皮肤瘙痒、胃肠道反应等。予复查肝肾功能、血常规检查，结果均正常。治疗 1 周后，再次评估病情，患者症状消失，阴道分泌物及尿液检查示滴虫（－）。治疗 3 周后，阴道毛滴虫病复发，告知患者病情，患者要求积极治疗，再次签署知情同意书后，予替硝唑（500 mg 口服每 4 小时 1 次，总剂量达 42 g）＋普罗雌烯-氯喹那多阴道片（200 mg 外用每日 1 次）×18 天联合治疗。

【随访】

治疗后 1 个月、3 个月、6 个月进行随访，患者自诉没有任何不适，阴道分泌物湿涂片未发现滴虫，肝肾功能、血常规检查均正常。

【最终诊断】

难治性阴道毛滴虫病。

病例 1-2

【病历摘要】

患者女，34 岁，难治性阴道毛滴虫病。

主诉：反复外阴瘙痒伴阴道分泌物异常 5 年余。

现病史：患者于 2011 年经期潜水后出现外阴瘙痒，白带量增多，呈黄绿色，泡沫状，无异味，无发热，无尿频、尿急、尿痛等不适。于外院就诊查白带常规提示阴道毛滴虫病，予硝呋太尔（口服＋阴道外用）治疗后，复查白带常规提示滴虫（－），但症状未见明显改善。再次就诊，予甲硝唑（口服＋阴道外用）×7 天（具体剂量不详），3 个月后复查滴虫（－），症状好转。2012 年 8 月妊娠后出现外阴瘙痒，白带量增多，泡沫状，黄绿色，查滴虫（＋），予硝呋太尔治疗后症状无明显改善。孕 3 个月左右 B 超提示胚胎停育，行人工流产术前查白带常规提示滴虫（＋），予替硝唑类栓剂治疗（具体剂量不详），治疗 1 周后复查滴虫（－）。人工流产后半个月左右出现外阴瘙痒，白带如前，于我院（北京大学深圳医院）就诊查滴虫（＋），甲硝唑×7 天，共 6 个月（具体不详），后复查滴虫（－）。2013 年 8 月出现如前症状，就诊复查滴虫（＋），予奥硝唑（口服 5 天/月）＋替硝唑（阴道外用 7 天/月）共治疗 3 个月，症状无明显改善，复查滴虫（＋），予硝呋太尔（口服 5～10 天/月）共治疗 3 个月，复查滴虫（－）。2014 年初怀孕，孕后外阴瘙痒、白带稍多，未就诊，孕 3 个月左右 B 超提示胚胎停育，自然流产，复查滴虫阳性，予硝呋太尔（口服 5～10 天/月）共治疗 6 个月，复查滴虫（－）。2015 年 4 月再次出现外阴瘙痒，白带量多，绿色，至我院就诊后复查白带常规结果提示滴虫（＋），予奥硝唑纳米银离子阴道外用 5 天，症状较前明显改善。但治疗 1 个月后复查滴虫（＋），继续同前治疗。治疗 1 个月后复查滴虫（＋），2 天后于另一家医院复查滴虫（－），支原体、衣原体（＋），予硝呋太尔（800 mg 口服每日 1 次）×7 天＋盐酸多烯环素口服（具体剂量不详）＋双唑呋凝胶阴道外用。治疗 1 个月后复查滴虫、支原体、衣原体均（－）。2016 年 3 月 17 日因宫腔粘连行宫腔镜检查＋上环，5 月复查白带提示滴虫（＋），予甲硝唑（200 mg 口服每 8 小时 1 次）×7 天。疗程结束后复查滴虫（－），自觉分泌物增多，行宫腔镜下取环术。2016 年 7 月 2 日因阴道分泌物增多，绿色，无明显瘙痒，就诊复查白带滴虫（＋），未用药治疗。2016 年 7 月 7 日再次来我院就诊。

既往史：2016 年 3 月 17 日因宫腔粘连行宫腔镜检查＋上环术；2016 年 5 月行取环术。否认过敏史、重大外伤史、输血史、冶游史、传染病史、慢性病史，预防接种史不详。

月经婚育史：月经初潮 14 岁，既往月经规律，5 天/28 天，经量、颜色正常，无痛经。适龄结婚，配偶体健，G3P0，人工流产 3 次，胚胎停育 2 次。

家族史：家庭成员体健，否认家族遗传史等病史。

【体格检查】

患者生命体征平稳，一般情况好，心、肺、腹查体无异常。专科查体：外阴已婚型，双侧大阴唇潮红，可见抓痕，皮肤无增厚、无硬结；小阴唇充血、水肿。阴道通畅，大量黄绿色泡沫状白带，阴道壁充血，宫颈呈草莓状，子宫后位，大小正常，质地中等，活动正常，无压痛，双侧附件区未及异常。

【辅助检查】

白带常规反复提示（2011—2016 年）：阴道毛滴虫，余项未见明显异常。

血常规、肝肾功能提示（2016 年我院）：（－）。

白带常规（2016 年 7 月 2 日）：阴道毛滴虫（＋）。

白带常规（2016 年 7 月 7 日）：阴道毛滴虫（＋）。

【初步诊断】

①复发性阴道毛滴虫病。②人工流产术后。③宫腔粘连松解术后。④取环术后。

【诊治经过】

患者育龄期女性，以"反复外阴瘙痒伴白带异常 5 年余"来我院就诊。既往明确诊断"复发性阴道毛滴虫病"，排除其他并发症，治疗效果不佳。

2016 年 7 月 7 日患者知情同意后，予替硝唑（1 g 口服每 8 小时 1 次）×14 天＋甲硝唑阴道栓剂（0.4 g 外用每日 2 次）×14 天。

2016 年 7 月 14 日复查白带常规滴虫（－）、血常规（－）、尿常规（－）、肝功能（－）、肾功能（－）。

2016 年 7 月 19 日复查滴虫（－）。每次治疗时，性伴侣同时接受治疗，剂量、疗程同女方。治疗期间偶有恶心、口苦、腹泻等不适。

2016 年 9 月 8 日查白带常规提示阴道毛滴虫（＋＋），尿滴虫（－），诊断为"阴道毛滴虫病"，患者要求积极治疗，签署知情同意书后，予替硝唑（2 g 口服每 12 小时 1 次）×14 天。

【随访】

2016 年 9 月 19 日复查未诉不适。

2016 年 9 月 26 日复查有恶心、乏力、酸痛不适，复查白带常规（－）。

随访 6 个月无复发。

【最终诊断】

难治性阴道毛滴虫病。

病例 1-3

【病历摘要】

患者女，33 岁，难治性阴道毛滴虫病。

　　主诉：反复外阴瘙痒伴白带异常 1 年余。

　　现病史：患者自诉 2015 年 7 月 20 日出现外阴瘙痒，白带量增多，呈黄绿色，泡沫状，无异味，无发热，无尿频、尿急、尿痛等不适，至外院就诊行白带常规检查结果提示滴虫阳性，诊断为"阴道毛滴虫病"，予甲硝唑（400 mg 口服每日 2 次）×7 天。停药 4 天后复查滴虫阳性，继续甲硝唑（400 mg 口服每日 2 次）×7 天，症状仍反复。2015 年 10 月开始予每月间断口服替硝唑、甲硝唑、奥硝唑及外用药治疗，症状稍缓解，但未痊愈，反复发作。2016 年 10 月 24 日患者上述症状复发，来我院（北京大学深圳医院）就诊。

　　既往史：既往体健，否认过敏史、手术及重大外伤史、输血史、冶游史、传染病史、慢性病史，预防接种史不详。

　　月经婚育史：既往月经规律，5 天/28 天，末次月经 2016 年 10 月 15 日。适龄结婚，配偶体健，G2P1A1，顺产 1 子，现体健。

　　家族史：家庭成员体健，否认家族遗传性疾病等病史。

【体格检查】

　　患者生命体征平稳，一般情况好，心、肺、腹查体无异常。专科查体：外阴已婚型，双侧大阴唇潮红，可见抓痕，皮肤无增厚、无硬结；小阴唇充血、水肿。阴道通畅，大量黄绿色泡沫状白带，阴道壁充血，宫颈呈草莓状，子宫后位，大小正常，质地中等，活动正常，无压痛，双侧附件区未见异常。

【辅助检查】

　　白带常规（2015 年 7 月 20 日）：阴道毛滴虫（＋）。

　　白带常规（2015 年 10 月）：阴道毛滴虫（＋）。

　　阴道微生态（2016 年 10 月 24 日）：阴道毛滴虫（＋），真菌（－），细菌性阴道病（－），需氧菌性阴道病（－）。

　　宫颈沙眼衣原体（2016 年 10 月 24 日）：（－）。

　　宫颈淋球菌（2016 年 10 月 24 日）：（－）。

【初步诊断】

　　复发性阴道毛滴虫病。

【诊治经过】

　　患者为育龄期女性，常见的阴道炎症为阴道毛滴虫病、细菌性阴道病及外阴阴道假丝酵母菌病。2016 年 10 月 24 日就诊当天完善阴道微生态检查，阴道毛滴虫（＋），排除细菌性阴道病及外阴阴道假丝酵母菌病。患者外阴皮肤无增厚、无硬结等改变，暂不考虑湿疹等皮肤病。结合患者体征，宫颈呈典型草莓状，诊断"阴道毛滴虫病"，来我院就诊，改行替硝唑（1 g 口服每日 1 次）×14 天＋双唑泰凝胶治疗。同时评估性伴侣情况，建议予流行病学治疗，治疗期间避免无保护性生活及饮酒。

　　2016 年 11 月 21 日月经后仍有明显外阴瘙痒，复查白带滴虫（＋）。完善血常规、肝肾功能检查，结果回报正常，告知患者耐药阴道毛滴虫病病情，建议大剂量替硝唑治疗方案。患者要求积极治疗，签署知情同意书后，予口服替硝唑 2 g 每 12 小时 1 次×14 天，同时阴道应用双唑泰凝胶。患者服药后因胃肠反应严重，服药 8 天后停止服药，1 周后复查白带、尿滴虫（−）。

【随访】

患者无明显不适，随访 6 个月无复发。

【最终诊断】

难治性阴道毛滴虫病。

病例 1-4

【病历摘要】

患者女，55 岁，复发性阴道毛滴虫病。

主诉：反复白带量增多，色黄 1 年余。

现病史：患者自诉于 2018 年 6 月出现白带量增多，稀薄脓水样，色黄，无异味，偶有血迹及瘙痒，于 2019 年 7 月 15 日到当地市人民医院妇科门诊就诊，妇科检查见外阴、阴道黏膜充血明显，白带黄且呈稀薄水样，宫颈充血。查分泌物微生态检测提示：清洁度 Ⅲ，白细胞＞30，pH 值＞5.4，考虑"真菌性阴道炎？"，予硝呋太尔–制霉菌素（500 mg 塞阴道每日 1 次）×12 天。患者症状未见明显好转。2019 年 8 月 2 日再次至当地市人民医院就诊，行真菌培养、细菌培养、淋球菌培养及沙眼衣原体抗原检测，2019 年 8 月 5 日结果回报提示均正常。2019 年 8 月 12 日再次复测真菌培养、细菌培养、淋球菌培养及沙眼衣原体抗原检测，结果回报均提示正常。但患者症状如旧。2019 年 8 月 29 再次就诊，考虑"萎缩性阴道炎"，予替勃龙（具体不详）治疗。治疗后患者症状仍同前。2019 年 9 月 2 日来我院（北京大学深圳医院）就诊，妇科检查外阴见分泌物溢出，阴道充血明显，大量脓水样分泌物，宫颈大小正常、充血且轻度糜烂，子宫及双侧附件区未及明显异常。查白带常规示：清洁度 Ⅳ，滴虫、真菌、细菌均（−）。阴道涂片镜检见大量白细胞，考虑"宫颈炎"，予头孢曲松（2 g 静脉滴注每日 1 次）×3 天＋硝呋太尔–制霉菌素阴道栓（500 mg 外用每日 1 次）治疗，并行细菌培养检测。2019 年 9 月 5 日细菌培养结果回报：未见细菌生长。患者诉症状稍好转，继续予头孢曲松治疗 2 天，同时予莫西沙星（0.4 g 口服每日 1 次）×3 天。2019 年 9 月 9 日返院复查，继续莫西沙星（0.4 g 口服每日 1 次）×7 天＋甲硝唑（0.4 g 口服每日 2 次）×7 天。2019 年 9 月 16 日复诊，自诉症状缓解，白带常规：清洁度 Ⅲ，滴虫、真菌、细菌均（−）；肿瘤 5 项正常；性激素 6 项呈绝经后改变；妇科彩超提示：绝经后子宫，子宫内膜无明显增厚。2019 年 9 月 19 日查白带常规：清洁度 Ⅳ，滴虫、真菌、细菌均（−）；2019 年 9 月 23 日患者停药 1 周来我院复诊，症状仍同前。

既往史：2016 年因"恶性淋巴瘤"化疗 6 个疗程（具体不详），现已治愈。否认过敏史、手术及重大外伤史、输血史、冶游史、传染病史、慢性病史，预防接种史不详。

月经婚育史：既往月经规律，5 天/28 天，末次月经不详，已绝经 3 年余。适龄结婚，配偶体健，G2P1A1，顺产 1 子，现体健。

家族史：家庭成员体健，否认家族遗传性疾病等病史。

【体格检查】

患者生命体征平稳，一般情况好，心、肺、腹查体无异常。专科查体：外阴已婚型，大小阴唇稍萎缩，潮红，阴道通畅，阴道壁充血，大量黄色脓水样分泌物，宫颈大小正常、潮红、充血及轻度糜烂，子宫后位，大小正常，质地中等，活动正常，无压痛，双侧附件区未及异常。

【辅助检查】

当地市级医院尿道口、阴道分泌物、宫颈普通细菌培养（2019 年 8 月 5 日）：（－）。尿道口、阴道分泌物、宫颈真菌培养（2019 年 8 月 5 日）：（－）。宫颈淋球菌培养（2019 年 8 月 5 日）：（－）。宫颈沙眼衣原体抗原（2019 年 8 月 5 日）：（－）。

当地市级医院尿道口、阴道分泌物、宫颈普通细菌养（2019 年 8 月 12 日）：（－）。尿道口、阴道分泌物、宫颈真菌培养（2019 年 8 月 12 日）：（－）。宫颈淋球菌培养（2019 年 8 月 12 日）：（－）。宫颈沙眼衣原体抗原（2019 年 8 月 12 日）：（－）。

我院白带常规（2019 年 9 月 2 日）：清洁度Ⅳ，滴虫、真菌、细菌均（－）。阴道涂片镜检（2019 年 9 月 2 日）：大量白细胞。

我院细菌培养（2019 年 9 月 5 日）：未见细菌生长。

我院白带常规（2019 年 9 月 16 日）：清洁度Ⅲ，滴虫、真菌、细菌均（－）。肿瘤标志物 5 项（2019 年 9 月 16 日）：正常。性激素 6 项（2019 年 9 月 16 日）：绝经后改变。妇科彩超提示（2019 年 9 月 16 日）：绝经后子宫，子宫内膜无明显增厚。

我院白带常规（2019 年 9 月 19 日）：清洁度Ⅳ，滴虫、真菌、细菌均（－）。

【初步诊断】

①阴道毛滴虫病。②恶性淋巴瘤化疗后。

【诊治经过】

患者因"反复白带量增多，色黄 1 年余"就诊。既往多次尿道口、阴道口、宫颈部位普通细菌培养、真菌培养（－），宫颈淋球菌培养（－），沙眼衣原体抗原检测（－），阴道微生态检查多次无特殊阳性结果。肿瘤标志物及 B 超排除子宫及双侧附件区恶性肿瘤。曾经以"真菌性阴道炎、萎缩性阴道炎、细菌性阴道病、需氧菌性阴道病、宫颈炎"等接受试验性治疗均无效。

2019 年 9 月 23 日来我院复诊，追问病史，患者有多个性伴侣，高度怀疑阴道毛滴虫病。完善细菌培养及阴道分泌物毛滴虫抗原检测、滴虫核酸检测。细菌培养检查结果未见明显异常，阴道分泌物毛滴虫抗原检测及滴虫核酸（＋）（图 1-3 和图 1-4），拟诊断"阴道毛滴虫病"，予替硝唑（2 g 口服每日 1 次）×5 天＋复方甲硝唑阴道片（3 g 外用每日 1 次）×7 天，症状未见明显缓解。

2019 年 10 月 28 日复诊，查白带常规：清洁度Ⅳ，滴虫、真菌（－）。予硝呋太尔-制霉菌素阴道栓（500 mg 外用每日 1 次）×6 天，并继续检测阴道分泌物毛滴虫抗原及滴虫核酸。

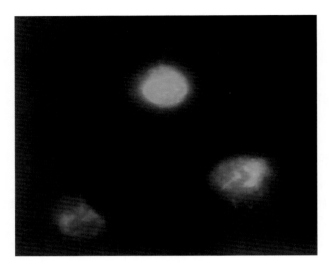

图 1-3　应用免疫荧光抗体检测阴道毛滴虫

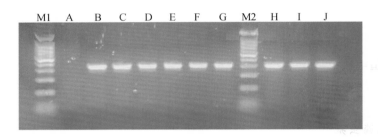

图 1-4　应用核酸扩增检测阴道毛滴虫。阴道毛滴虫以长度为 100 bp 的 5′gagttagggtataatgtttgatgtg3′和 5′agaatgtgatagcgaaatggg3′引物进行 DNA 扩增（Lee，2012）。图为 5 μl DNA 扩增产物在含 0.5 mg/ml 溴化乙啶的 2％琼脂糖凝胶上进行电泳所见。通道 M1 和通道 M2 显示 marker，通道 A 为阴性和阳性对照，通道 B～J 显示阴道毛滴虫阳性标本（标记的长度约 330 bp）

2019 年 10 月 31 日阴道分泌物毛滴虫抗原及滴虫核酸（－）。继续行阴道分泌物毛滴虫抗原检测及滴虫核酸检测。

2019 年 11 月 7 日阴道分泌物毛滴虫抗原及滴虫核酸（＋），考虑"复发性阴道毛滴虫病"。完善血常规、肝肾功化验未见明显异常。告知患者病情，告知替硝唑超说明书用药及药物的不良反应等风险，患者表示了解病情，要求积极治疗。2019 年 11 月 11 日予大剂量替硝唑（2 g 口服每日 2 次）×14 天＋0.75％甲硝唑阴道凝胶（5 g 外用每日 2 次），并继续检测阴道分泌物毛滴虫抗原及滴虫核酸。

【随访】

2019 年 11 月 14 日（患者接受大剂量治疗第三天），诉白带显著减少，服药第一天出现消化道不良反应，主要为恶心，偶有头痛等不适，无呕吐。阴道分泌物毛滴虫抗原及滴虫核酸（＋）。患者无头痛，嘱继续服药治疗。

2019 年 11 月 15 日查心电图未见明显异常。

2019 年 11 月 18 日复查血常规、肝肾功能、心电图未见明显异常。继续替硝唑大剂量治疗，同时外用复方甲硝唑栓。

2019 年 11 月 19 日至 2019 年 12 月 2 日期间因胃肠道反应而调整替硝唑剂量（2 g 口服每日 1 次）。

2019 年 11 月 20 日复查阴道分泌物毛滴虫抗原及滴虫核酸。

2019 年 11 月 27 日阴道分泌物毛滴虫抗原及滴虫核酸（＋）。

2019 年 11 月 28 日复查血常规、肝肾功能未见明显异常。

2019 年 12 月 4 日复查，患者共服用替硝唑 56 g，诉白带减少，稍有消化道不适，无头痛。妇科检查见阴道无充血，少许分泌物。继续行阴道分泌物毛滴虫抗原检测及滴虫核酸检测。

2019 年 12 月 6 日阴道分泌物毛滴虫抗原及滴虫核酸（＋）。

2019 年 12 月 17 日电话追踪患者，患者诉无不适。

2020 年 1 月 15 日电话追踪患者，患者诉无不适。

2020 年 1 月 20 日患者复查，无明显不适，妇科检查未见明显异常，查白带：清洁度Ⅱ，滴虫、真菌、细菌性阴道病均阴性。继续行阴道分泌物毛滴虫抗原检测及滴虫核酸检测。

2020 年 1 月 23 日阴道分泌物毛滴虫抗原检测及滴虫核酸检测结果回报为阴性。

【最后诊断】

难治性阴道毛滴虫病。

【病例讨论】

1. 阴道毛滴虫病的临床特征

阴道毛滴虫病（trichomoniasis）是世界范围内最常见的非病毒性传播疾病，据世界卫生组织估计，2016 年全球有 1.56 亿阴道毛滴虫病例，占当年全球性传播疾病发病率的约 50%（Rowley，2019）。阴道毛滴虫常寄生于女性阴道和尿道、男性尿道和前列腺，表现为无症状带虫状态或急、慢性炎症。滴虫还可引起新生儿滴虫性肺炎、支气管炎和口腔损害等呼吸道炎症（VanGerwen，2019）。其临床症状具有多样性，典型的临床表现有黄色脓性分泌物、外阴阴道瘙痒、充血和斑状阴道炎，常称的"草莓宫颈"指宫颈充血呈红色斑点状。在显微镜下，滴虫呈梨形，有鞭毛，活动，有时比白细胞大。用生理盐水悬滴法可在显微镜下清楚地观察到滴虫移动。阴道毛滴虫病的主要传播方式是性传播，也可间接传播（Horsager，2018）。阴道毛滴虫病容易与沙眼衣原体感染、淋球菌感染并存，增加人类免疫缺陷病毒（HIV）感染的易感性，并导致盆腔炎、不孕、宫颈上皮内瘤样病变、早产、胎膜早破和低体重儿和新生儿死亡等。高危因素包括：高龄、受教育水平低、社会经济条件差、多个性伴侣、非洲裔美国人、阴道冲洗（VanGerwen，2019；Horsager，2018）。

2. 阴道毛滴虫病的诊断

传统培养方法诊断阴道毛滴虫病的敏感性可达 81%～94%（VanGerwen，2019），但耗时长、培养成本高。显微镜检查阴道分泌物悬液可见阴道毛滴虫，其敏感性为 44%～68%（Hobbs，2013）。需要立即检查湿片以获得最佳效果，寒冷环境下需要保温，因为寒冷环境下滴虫运动减慢易造成假阴性。目前，滴虫核酸检测为诊断的金标准。可取阴道、子宫颈或尿液等标本进行滴虫核酸扩增实验，其可在几分钟到几小时内完成，敏感性高达 95%～100%。也可以进行快速"床旁检测"（point-of-care，POC），但可能降低检测敏感性。OSOM 滴虫快速检测可在 10 min 内获得结果，适合门诊患者使用，检测敏感性为 88%～98%（Horsager，2018）。

3. 阴道毛滴虫病的治疗

阴道毛滴虫病常合并泌尿系统及前庭大腺滴虫感染，故推荐全身用药。不能耐受口服药物或不适宜全身用药者，可选择阴道局部用药。口服甲硝唑已成为治疗滴虫病的标准疗法。2015 年美国疾病预防控制中心推荐方案：甲硝唑 2 g 单次口服或替硝唑 2 g 单次口服。替代方案：甲硝唑 500 mg 口服每日 2 次×7 天（Workowski，2015）；我国的长疗程替代方案：甲硝唑 400 mg 口服每日 2 次×7 天（廖秦平，2011）。但一项系统分析研究结果表明，7 天长疗程的治疗方案比甲硝唑单次口服疗法的治愈率降低 50%（Howe，2017）。硝基咪唑类药物过敏或不耐受者可以选择硝基咪唑类以外的药物治疗，但疗效较差。注意事项：在服用甲硝唑 48 h 内或服用替硝唑 72 h 内应禁酒，避免双硫仑反应（Workowski，2015）。

不建议对大多数无症状的妇女在孕期进行筛查。但对于合并 HIV 感染的孕妇，建议在第一次产前检查时进行筛查并及时治疗。因为对于合并 HIV 感染的孕妇，患阴道毛滴虫病可能是 HIV 垂直传播的危险因素（Workowski，2015）。妊娠期阴道毛滴虫病的治疗方案：甲硝唑 400 mg 口服每日 2 次×7 天或甲硝唑 2 g 单次口服。研究表明，妊娠期间使用甲硝唑不会增加致畸风险（Sheehy，2015）。替硝唑尚无相关研究数据，暂不建议妊娠期使用。哺乳期阴道毛滴虫病的治疗方案：①甲硝唑 400 mg 口服每日 2 次×7 天。②甲硝唑 2 g 单次口服。单次口服 2 g 甲硝唑者，服药后 12～24 h 内应避免哺乳，以减少甲硝唑对婴儿的影响；单次口服 2 g 替硝唑者，服药后 3 天内应避免哺乳（廖秦平，2011）。

世界范围内都有报道对甲硝唑耐药的滴虫病。在美国，对甲硝唑耐药的滴虫病占所有滴虫病病例的 5%（Kirkcaldy，2012）。如何治疗对甲硝唑耐药的滴虫病是一个极其重要的难题。目前治疗主要应用硝基咪唑类药物。Workowski 等总结了随机临床试验发现，甲硝唑方案的治愈率为 84%～98%，替硝唑方案的治愈率为 92%～100%（Workowski，2015）。研究表明，替硝唑治疗对甲硝唑耐药的滴虫病有效率大于 90%（Sobel，2011；Saurina，1998）。替硝唑是二代硝基咪唑类药物，与甲硝唑类似，为 5-硝基咪唑，具有抗厌氧菌和抗原虫的效应。替硝唑的血浆消除半衰期大概是甲硝唑的两倍（分别为 12～14 h 和 6～7 h）。替硝唑在以下几个方面比甲硝唑有优势：替硝唑在体外对敏感性和耐药性滴虫均有较强的抗滴虫效力；更长的有效时间；患者的耐受性更好。

替硝唑治疗的不良反应包括：金属味、恶心、头痛、头痛目眩、皮肤瘙痒、不适、疲乏感、口渴、尿频、水样阴道分泌物、阴道出血及阴道瘙痒。绝大多数患者对替硝唑耐受良好。在 Sobel 的病例报告中，患者对替硝唑治疗耐受良好，在 25 例用大剂量替硝唑治疗的患者中，无患者因为胃肠道功能紊乱而中断治疗（Sobel，2001；Kanno，2003）。对大剂量甲硝唑治疗无反应的患者，联合应用大剂量替硝唑全身治疗和阴道用药根除甲硝唑耐药性阴道毛滴虫病的机会更大。

文献报道过用以下剂量来治疗甲硝唑耐药性阴道毛滴虫病：①方案 1：口服替硝唑 500 mg，每日 2 次，连用 14 天。②方案 2：口服替硝唑 1 g，每日 3 次，连用 14 天。③方案 3：口服替硝唑 2 g，每日 2 次，连用 14 天（Sherrard，2014）。已发表的关于替硝唑 1 g，每日 3 次，连用 14 天治疗甲硝唑耐药性阴道毛滴虫病的安全性和有效性的英文文献见表 1-1。

表 1-1　口服替硝唑治疗难治性阴道毛滴虫病的研究

参考文献	例数	治疗方案（14 天）	合并阴道用药	成功/复发
Sobel，2001	24	替硝唑口服 1 g 每日 3 次	替硝唑 500 mg 每日 3 次（合计剂量 63 g）	22/24*
		替硝唑口服 500 mg 每日 4 次	替硝唑 500 mg 每日 2 次（合计剂量 42 g）	
Kanno，2003	1	替硝唑口服 1 g 每日 3 次	5％帕罗莫霉素乳膏 5 g 每日 1 次	1/1
Nyirjesy，2011	2	替硝唑口服 1 g 每日 3 次	5％帕罗莫霉素乳膏 5 g 每日 1 次	1/1
Fan，2014	1	替硝唑口服 500 mg 每 4 小时 1 次	氯喹那多普罗雌烯阴道片（200 mg：10 mg）每日 1 次	1/1
Henien，2019	1	替硝唑口服 1 g 每日 3 次	6.25％帕罗莫霉素乳膏 4 g 每周 2 次	1/1

* 有 2 例患者治疗失败，其中 1 例重复治疗后治愈。口服替硝唑 1 g，每日 3 次，连服 14 天治疗难治性阴道毛滴虫病的治愈率为 92.85％（26/28）

　　阴道毛滴虫病患者性伴侣的治疗：对性伴侣进行阴道毛滴虫病和其他性传播疾病筛查，无论性伴侣滴虫阳性与否，均应对性伴侣进行流行病学治疗，并告知患者及性伴侣治愈前应避免无保护性交（ACOG，2018）。由于存在滴虫再次感染和治疗失败的可能，建议初次治疗后 1 个月重复检查以评价疗效。尚无证据支持对患者的性伴侣重复检查。

【专家点评】

　　难治性阴道毛滴虫病的替代方案可能有效，但尚未进行系统评估。因此，建议咨询传染病专家。应用最多的临床经验是阴道内使用帕罗莫霉素联合大剂量替硝唑；其他替代方案包括经阴道使用硼酸和硝唑尼特，其可能改善临床症状。以下局部使用的药物治愈率＜50％，故不推荐：经阴道使用甜菜碱（聚维酮碘）、克霉唑、乙酸、呋喃唑酮、甲紫、苯醇醚-9 和高锰酸钾（Horsager，2018）。尚无其他局部杀菌剂被证明对滴虫病有效。基于现有病例研究，经中华医学会妇产科学分会感染性疾病协作组专家讨论，目前推荐的方案：口服替硝唑 2 g，每日 2 次，连用 14 天。建议进一步对这一方案进行研究。当前方案尚属于超说明书用药，需要由有特别经验的医生实施，并签署知情同意用药说明。需要对患者的性伴侣进行常规治疗和检查治疗效果。需要联合阴道用药。

（北京大学深圳医院　严少梅　樊尚荣）

参考文献

廖秦平. 中华医学会妇产科学分会感染性疾病协作组. 滴虫阴道炎诊治指南（草案）. 中华妇产科杂志，2011，46（4）：318.

ACOG. ACOG committee opinion no. 737：expedited partner therapy. Obstet Gynecol，2018，131（6）：e190-e193.

Fan SR，Liu XP，Li T. Oral tinidazole for refractory Trichomonas vaginitis. J Obstet Gynaecol，2014，34（8）：745.

Henien M，Nyirjesy P，Smith K. Metronidazole-resistant Trichomoniasis：beneficial pharmacodynamic relationship with high-dose oral Tinidazole and vaginal Paromomycin combination therapy. Sex Transm Dis，2019，46（1）：e1-e2.

Hobbs MM，Seña AC. Modern diagnosis of trichomonas vaginalis infection. Sex Transm Infect，2013，89（6）：434-438.

Horsager R，Roberts S，Roger V，et al. Williams Obstetrics. 25th Edition. New York：McGraw Hill Education，2018.

Howe K，Kissinger PJ. Single-dose compared with multidose Metronidazole for the treatment of trichomoniasis in women：a meta-analysis. Sex Transm Dis，2017，44（1）：29-34.

Kanno M，Sobel JD. Late recurrence of resistant trichomonas vaginalis vaginitis：relapse or re-infection? Sex Transm Dis，2003，79（3）：260-261.

Kirkcaldy RD，Augostini P，Asbel LE，et al. Trichomonas vaginalis antimicrobial drug resistance in 6 US cities，STD Surveillance Network，2009-2010. Emerging Infect Dis，2012，18（6）：939-943.

Lawing LF，Hedges SR，Schwebke JR. Detection of trichomonosis in vaginal and urine specimens from women by culture and PCR. J Clin Microbiol，2000，38（10）：3585-3588.

Lee JJ，Moon HS，Lee TY，et al. PCR for diagnosis of male trichomonas vaginalis infection with chronic prostatitis and urethritis. Korean J Parasitol，2012，50（2）：157-159.

Nyirjesy P，Gilbert J，Mulcahy LJ. Resistant trichomoniasis：successful treatment with combination therapy. Sex Transm Dis，2011，38（10）：962-963.

Rowley J，Vander Hoorn S，Korenromp E，et al. Chlamydia，gonorrhoea，trichomoniasis and syphilis：Global prevalence and incidence estimates，2016. Bull World Health Organ，2019，97（8）：548-562P.

Saurina G，DeMao L，McCormack WM. Cure of metronidazole and tinidazole-resistant trichomoniasis with the use of high-dose oral and intravaginal tinidazole. Clin Infect Dis，1998，26（5）：1238-1239.

Sheehy O，Santos F，Ferreira E，et al. The use of metronidazole during pregnancy：a review of evidence. Curr Drug Saf，2015，10（2）：170-179.

Sherrard J，Ison C，Moody J，et al. United Kingdom National Guideline on the Management of Trichomonas vaginalis 2014. Int J STD AIDS，2014，25（8）：541-549.

Sherrard J，Wilson J，Donders G，et al. 2018 European（IUSTI/WHO）International Union against sexually transmitted infections（IUSTI）World Health Organisation（WHO）guideline on the management of vaginal discharge. Int J STD AIDS，2018，29（13）：1258-1272.

Sobel JD，Nyirjesy P，Brown W. Tinidazole therapy for metronidazole-resistant vaginal trichomoniasis. Clin Infect Dis，2001，33（8）：1341-1346.

Van Schalkwyk J，Yudin MH，Yudin MH，et al. Vulvovaginitis：screening for and management of trichomoniasis，and bacterial vaginosis. J Obstet Gynaecol Can，2015，37（3）：266-276.

VanGerwen OT，Muzny CA. Recent advances in the epidemiolog，diagnosisand management of trichomonas vaginalis infection，2019，8：F1000 Faculty Rev-1666.

Wendel KA，Erbelding EJ，Gaydos CA，et al. Trichomonas vaginalis polymerase chain reaction compared with standard diagnostic and therapeutic protocols for detection and treatment of vaginal trichomoniasis. Clin Infect Dis，2002，35（5）：576-580.

Workowski KA，Bolan GA. Centers for disease control and prevention. Sexually transmitted diseases treatment guidelines. MMWR Recomm Rep，2015，64（RR-03）：1-137.

病例 2　混合性阴道炎 1 例

【病历摘要】

患者女，35 岁。

主诉：白带增多、色黄伴间断外阴疼痛 3 年。

现病史：平素月经规律（6～7）天／（25～28）天，量中，无痛经。末次月经 2013 年 9 月 20 日。患者于入院前 3 年来（2010—2013 年）反复发作白带增多、发黄，偶有异味，自觉无明显诱因，间断伴有外阴疼痛，同房或清洗时尤为明显。曾使用"保妇康栓""定君生""可宝净"等多种药物外用治疗，治疗时可稍有缓解，但停药后仍反复发作。曾在某医院诊断为真菌性阴道炎，经抗真菌治疗后未能完全缓解。发病以来无腹痛、排尿不适、腰骶酸痛等不适。

既往史：5 年前曾有类似发作，当时使用抗生素及中药栓剂治疗可好转（具体不详），否认心、肺、肝、肾病史，G3P1，2001 年 3 月足月剖宫产，1994 年及 1998 年人流 2 次，现未避孕。药物过敏史（－）。

【体格检查】

外阴充血，后联合处有小裂隙状皲裂，阴道口可见黄色白带流出，阴道壁充血，阴道内可见大量稀薄黄色白带，无泡沫，清洁度Ⅲ，滴虫（－），宫颈充血，宫口可见黄色脓性白带，子宫中位，大小正常，双侧附件区（－），均无压痛。

【辅助检查】

1. 液基薄层细胞学检查（thin-prep cytology test，TCT）：未见宫颈癌及宫颈上皮内瘤样病变细胞。

2. 宫颈人乳头状瘤病毒（human papilloma virus，HPV）：高危型及低危型均（－）。

3. 阴道分泌物涂片革兰染色显微镜检（图 2-1）。

微生态检查：

菌群情况：菌群密集度：＋＋；多样性：＋＋；优势菌：革兰氏阳性球菌，G^{+c}；病原体：滴虫感染（＋）；真菌感染：菌丝（－）；孢子（－）；芽生孢子（－）；Nugent 评分：4 分。AV 评分：6 分。WBC／上皮细胞＞10

功能测定：过氧化氢（＋）；唾液酸酶（－）；白细胞酯酶（＋）；pH 测定：5.5。

微生态分析：需氧菌性阴道炎，滴虫感染。

4. 宫颈分泌物沙眼衣原体（－）。

5. 宫颈分泌物淋球菌（－）。

6. 宫颈分泌物支原体培养（－）。

【诊断】

①需氧菌性阴道炎。②阴道毛滴虫病。

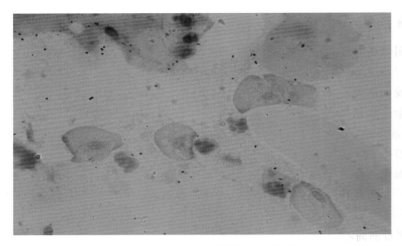

图 2-1　阴道分泌物涂片微生态检查

【诊治经过】

给予替硝唑 2 g 单次顿服（夫妻同治）＋左氧氟沙星 0.5 g 口服每日 2 次，连用 7 天。停药 2 周后复查。患者自觉症状改善，妇科检查：外阴（－），阴道壁无充血，阴道内可见少量白色白带，清洁度Ⅰ，滴虫（－），宫颈光滑，子宫中位，大小正常，双侧附件区（－）。

阴道分泌物涂片微生态检查见图 2-2。

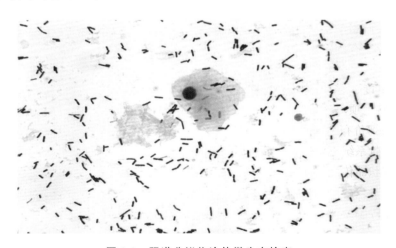

图 2-2　阴道分泌物涂片微生态检查

菌群情况：菌群密集度：＋＋＋；多样性：＋＋；优势菌：革兰氏阳性杆菌，$G^{+b(L)}$；病原体：滴虫感染（－）；真菌感染：菌丝（－）；孢子（－）；芽生孢子（－）。

Nugent 评分：2 分。

功能测定：过氧化氢（－）；唾液酸酶（－）；白细胞酯酶（－）；pH 测定：4.0。

微生态分析：正常菌群。

【病例讨论】

混合性阴道炎在阴道感染中很常见，其发生率近年有上升趋势。国外研究报道，混合性阴道炎占阴道感染性疾病的 38%；混合性阴道感染是成年妇女和少女进行妇科就诊的第三大原因；我国研究报道，混合性阴道感染占阴道感染性疾病的 43.0%。北京大学第一医院的资料显示，包括外阴阴道念珠菌病（vulvovaginal candidiasis，VVC）、细菌性阴道病（bacterial vaginosis，BV）、阴道毛滴虫病、需氧菌性阴道炎、阴道单纯疱疹病毒感染在内的混合性阴道感染，占所有阴道感染的 41.9%。所以，临床上许多反复治疗效果欠佳的患者，需要考虑是否存在混合性阴道炎（廖秦平，2014）。

本例患者为阴道毛滴虫病和需氧菌性阴道炎（aerobic vaginitis，AV）的混合感染。AV 是近年发现的一种阴道感染，主要由需氧菌感染引起。AV 由 Donders 等于 2002 年报道，病因及发病机制目前尚不清楚。正常阴道内以产过氧化氢（H_2O_2）的乳杆菌占优势，AV 时，阴道内能产 H_2O_2 的乳杆菌减少或缺失，其他细菌主要为需氧菌，如 B 族链球菌、葡萄球菌、大肠埃希氏菌及肠球菌等增多，并产生阴道黏膜炎性改变（中华医学会妇产科学分会感染性疾病协作组，2016）。由于 AV 的临床症状和阴道毛滴虫病很像，可表现为阴道分泌物增多、性交痛，间或有外阴阴道瘙痒、灼热感等。分泌物典型特点为稀薄脓性、黄色或黄绿色，有时有泡沫、有异味。检查见阴道黏膜充血，如果不进行阴道微生态评价，容易漏诊或误诊。因此，难治性阴道炎患者进行全面微生态评价对于明确诊断非常重要（肖冰冰，2016）。

阴道微生态评价主要包括形态学检测及功能学检测。前者包括菌群密集度、多样性、优势菌、病原微生物、各项疾病评分等形态学指标；后者通过功能学检测判定微生物功能状况，主要是测定阴道微生物的代谢产物及酶的活性；两者互为补充，从而综合评价阴道微生态状况。若形态学检测与功能学检测结果不一致时，目前以形态学检测为主要参考指标。正常阴道微生态的定义为：阴道菌群密集度 II～III 级、多样性 II～III 级、优势菌为乳杆菌、阴道 pH 值为 3.8～4.5、乳杆菌功能正常（H_2O_2 分泌正常）、白细胞酯酶等阴性。当阴道菌群密集度、多样性、优势菌、阴道分泌物白细胞计数等炎症反应指标、pH 值和乳杆菌功能任何 1 项出现异常，即诊断为微生态失调状态。

阴道微生态评价有利于准确诊断各种单纯性阴道感染，并及时发现各种混合性阴道感染。阴道微生态的评价系统不仅能够诊断临床常见类型的阴道感染，还能够对仅存在"外阴瘙痒、白带增多"等症状而传统阴道分泌物常规检查未发现特殊病原微生物、难以诊断的阴道感染患者进行微生态评价，从而提高临床诊断率（廖秦平，2010）；同时，还能够一次性发现混合性阴道感染，从而指导临床对因治疗（中华医学会妇产科学分会感染性疾病协作组，2016）。

【专家点评】

临床对于反复发作的难治性阴道炎应高度警惕是否为混合感染，需要详细的病史采集、仔细的妇科检查，同时阴道微生态检测对诊断起关键性作用。对于阴道感染，只有做出正确诊断才能防止漏诊和误诊所致的治疗不足或治疗过度。

（北京大学第一医院　肖冰冰）

参考文献

廖秦平. 女性阴道微生态及阴道微生态评价. 实用妇产科杂志，2010，26（2）：81-83.

廖秦平. 女性阴道微生态图谱. 北京：人民卫生出版社，2014.

肖冰冰，刘朝晖. 阴道微生态评价在阴道炎中的应用. 中国妇产科临床杂志，2016，51（6）：1672-1861.

中华医学会妇产科学分会感染性疾病协作组. 阴道微生态评价的临床应用专家共识. 中华妇产科杂志，2016，51（10）：721-723.

病例 3　输尿管子宫内膜异位症 1 例

【病历摘要】

患者女，42 岁。

主诉：痛经 20 年，进行性加重 5 年，发现肾积水 4 个月。

现病史：患者于入院前 20 年（1994 年）出现痛经，程度不重，自 2009 年开始痛经程度逐渐加重，需服止痛药，效果不满意。2011 年于当地医院行腹腔镜下左侧卵巢巧克力囊肿剥除术。2014 年 7 月前体检行腹部超声提示右肾积水，进一步行静脉肾盂造影示右侧肾盂、肾盏、输尿管未见显影。行泌尿系统 CT 并经我院（北京大学第一医院）影像科会诊，提示右侧肾及输尿管积水，右输尿管下段扩张与子宫后壁关系密切。2014 年 8 月就诊于我院，妇科检查行三合诊右侧骶韧带可及质硬结节，有触痛。行利尿肾动态显像提示右肾血流灌注减低，功能受损，右肾积水。行妇科超声提示子宫腺肌症、腺肌瘤。经我院泌尿外科及妇科门诊联合会诊，考虑到患者长期痛经，三合诊右侧骶韧带可及触痛结节，巧克力囊肿手术史，子宫腺肌病合并单侧肾积水，高度怀疑右侧输尿管子宫内膜异位症继发右肾积水。遂于我院泌尿外科膀胱镜下留置右侧输尿管 D-J 管，并予 GnRH-a（达菲林）治疗 3 个月。现为进一步手术治疗收入我院。患者自发病以来月经无改变，无腰痛及性交痛，大小便正常，饮食睡眠好，体重无明显变化。

既往史：否认高血压、糖尿病等慢性病史，否认肝炎、结核等传染病史，无外伤、输血史。否认药物、食物过敏史。

月经婚育史：平素月经规律，（3～4）天/25 天，量中，色红，有痛经，末次月经：2017 年 10 月 11 日。G1P1，1997 年顺产一女，现体健。

家族史：否认家族遗传病史及类似疾病史。

【体格检查】

T 36.7℃，P 66 次/分，R 18 次/分，BP 120/70 mmHg。一般情况好，心肺查体无特殊，腹平软，无压痛、反跳痛，双下肢不肿。

妇科检查：外阴（－），阴道畅，宫颈光滑，子宫前位，形态饱满，如孕 8 周大小，质硬，活动度差，无明显压痛，双侧附件区未及异常包块，无明显压痛，三合诊检查右侧骶韧带可及质硬结节，直径约 3 cm 大小，触痛（＋＋）。

【辅助检查】

妇科超声（2014 年 9 月 24 日我院）：子宫前位，大小约 98 mm×57 mm×66 mm，宫体饱满呈球形，后壁明显增厚，回声粗糙不均匀，可探及不规则低回声区，大小约 54 mm×46 mm×39 mm，边界欠清晰，血流欠清晰，RI 0.66，内膜厚 7 mm，未探及血流信号。提示：子宫腺肌症，腺肌瘤？子宫肌瘤。

静脉肾盂造影（2014 年 8 月 19 日廊坊市人民医院）：右侧肾盂、肾盏及输尿管未见显影。

下腹部＋盆腔增强 CT（2014 年 8 月 22 日廊坊市人民医院）：右肾及输尿管积水。

会诊外院腹部 CT（2014 年 8 月 27 日我院泌尿外科）：右肾及输尿管积水，右侧输尿管下段扩张与子宫后壁关系密切。

利尿肾动态显影报告（2014 年 9 月 10 日我院）：1. GFR 值：左侧 58 ml/min，右侧 19 ml/min，总 77 ml/min。2. 右肾血流灌注减低，功能受损，右肾积水。3. 左肾血流灌注和功能均正常，左侧上尿路引流通畅。

膀胱镜检查（2014 年 9 月 23 日我院）：未见膀胱尿道黏膜明显异常，经右侧输尿管开口置入 D-J 管顺利。

CA125（2014 年 9 月 11 日我院）：75.35 U/ml。

血生化（2014 年 9 月 12 日～15 日我院）：肾功能正常。

【初步诊断】

①子宫腺肌病。②盆腔子宫内膜异位症。③右侧输卵管子宫内膜异位症。④右肾积水。⑤腹腔镜左侧卵巢巧克力囊肿剥除术后。

【诊治经过】

患者于 2014 年 12 月 15 日入院，入院后经术前讨论，考虑：①患者痛经明显、无生育要求，子宫腺肌症且子宫明显增大，拟行全子宫切除术以解决痛经问题。②患者右侧输尿管子宫内膜异位继发右肾积水，伴右侧骶韧带触痛结节，拟行盆腔子宫内膜异位病灶去除术。③患者既往腹腔镜巧克力囊肿剥除术史，预计盆腔内粘连严重，故术中需警惕脏器损伤，必要时请相关科室台上会诊。

完善术前准备，于 2014 年 12 月 17 日全身麻醉下行腹腔镜下粘连松解＋全子宫切除＋深部子宫内膜异位病灶切除术。术中见子宫增大，前壁可见直径 2 cm 肌瘤样结节，右侧附件区与子宫后壁和骶韧带粘连，左侧附件区粘连于子宫后壁及左侧盆壁，后陷凹封闭，肠管与子宫后壁粘连，右侧骶韧带与子宫后壁致密粘连。

术中见右侧骶韧带与右侧输尿管粘连，右侧骶韧带、主韧带、输尿管表面均有深部浸润子宫内膜异位病灶，均予以切除。手术时间：143 min。术中出血：100 ml。子宫重量 130 g，剖开可见肌层明显增厚粗糙，可见蓝紫色结节及腺腔样结构，子宫内膜光滑，右侧输尿管异位病灶及右侧骶韧带结节。

术后病理回报：子宫腺肌症，肌壁间平滑肌瘤，增殖期子宫内膜，右输尿管异位病灶及右侧骶韧带结节为纤维脂肪组织，内可见子宫内膜腺体及间质，符合子宫内膜异位。

【术后诊断】

①盆腔子宫内膜异位症。②右侧输尿管子宫内膜异位症。③子宫腺肌病。④子宫肌瘤。⑤右肾积水。⑥右侧输尿管 D-J 管留置术后。⑦腹腔镜左侧卵巢巧克力囊肿剥除术后。

【术后治疗】

考虑患者美国生殖医学学会（ASRM）分期为四期，术后继续予 GnRH-a 注射 3 个月。术后半年及 1 年随访，无慢性盆腔痛表现，妇科超声未见明显异常。

【病例讨论】

子宫内膜异位症是育龄期女性的常见病，但输尿管子宫内膜异位症相对少见，其属于深部浸润型子宫内膜异位症，早期症状隐匿且缺乏特异性。

输尿管子宫内膜异位症病变通常位于距输尿管口 4～5 cm 处的下段输尿管，大部分位于左侧（可能与直肠和乙状结肠为经血逆流的子宫内膜细胞提供了一个解剖屏障，减少其被腹膜及巨噬细胞清除有关），累及双侧者占 10%～20%（Bosev，2009）。以是否侵犯输尿管肌层为界可将输尿管子宫内膜异位症分为腔内型、腔外型、混合型。其中腔外型最为多见，约占 80%（Chapron，2010）。该疾病症状不特异，包括痛经、慢性盆腔痛、不孕等子宫内膜异位症相关症状，以及尿路梗阻相关症状如腰痛、周期性血尿、反复肾盂肾炎，甚至高血压、肾衰竭等。

出现与月经有关的泌尿系统症状如腰痛、血尿、尿路梗阻表现，且既往有子宫内膜异位症病史的患者应高度怀疑本病的可能。Donnez 等报道了 405 例因直肠与阴道之间的子宫内膜异位结节而引起疼痛的患者，行静脉肾盂造影（intravenous pyelogram，IVP）发现 4.4% 的患者因子宫内膜异位而引起输尿管狭窄及积水，而触诊直肠与阴道之间结节＞3 cm 的患者发现输尿管子宫内膜异位症的概率高达 11.2%（Donnez，2002）。

治疗以手术治疗为主，药物治疗为辅，需泌尿外科与妇产科医师联合参与。手术方式包括开腹手术、腹腔镜手术、机器人手术、输尿管镜下病灶电灼术等。依据患者肾积水程度及肾功能情况，可选择输尿管粘连松解术、输尿管病灶切除术、输尿管膀胱再植术甚至肾及输尿管全长切除术。

输尿管子宫内膜异位症往往合并卵巢子宫内膜异位症或其他部位盆腔病灶，术中需一并处理，其中输尿管病灶切除手术损伤输尿管的风险较高，对手术技巧要求较高。随着对输尿管解剖认识的加深、腹腔镜手术技巧的提高，近年来腹腔镜手术在输尿管子宫内膜异位症中的应用比例逐渐升高。术前放置 D-J 管能够帮助术中辨认输尿管走行，增加手术安全性，维持术后泌尿系统引流。

围术期应用药物治疗能够降低复发率。常用药物与卵巢子宫内膜异位症相同，包括 GnRH-a 类、达那唑、孕三烯酮、高效孕激素等。

【专家点评】

输尿管子宫内膜异位症是一种少见但可能严重影响肾功能的疾病，其发病隐匿，易漏诊、误诊。对于盆腔子宫内膜异位症合并泌尿系统症状的患者，应高度怀疑本病。部分患者妇科超声并无附件区子宫内膜异位囊肿表现，临床仅表现为痛经合并泌尿系统症状，对于这部分症状，需要妇产科和泌尿外科医师提高警惕。手术治疗需根据患者肾积水程度及肾功能情况选择合适术式，并辅助药物治疗以减少复发率。

（北京大学第一医院　宋晗　彭超　周应芳）

参考文献

Bosev D，Nicoll LM，Bhagan L，et al. Laparoscopic management of ureteral endometriosis：the Stanford University hospital experience with 96 consecutive cases. J Urol，2009，182（6）：2748-2752.

Chapron C，Chiodo I，Leconte M，et al. Severe ureteral endometriosis：the intrinsic type is not so rare after complete surgical exeresis of deep endometriotic lesions. Fertil Steril，2010，93（7）：2115-2120.

Donnez J，Nisolle M，Squifflet J. Ureteral endometriosis：a complication of rectovaginal endometriotic（adenomyotic）nodules. Fertil Steri，2002，77（1）：32-37.

病例 4　直肠子宫内膜异位症 1 例

【病历摘要】

患者女，40 岁，已婚。

主诉：痛经 2 年，排便困难 1 年。

现病史：患者于入院前 2 年（2011 年）无明显诱因出现痛经，疼痛剧烈，伴性交后疼痛，需口服止痛药；经期延长至 12 天，经量无明显增多，月经周期无变化，无头晕、乏力，无腹痛、腹胀，无尿频、便秘、肛门坠胀感，无阴道异常排液，无同房后阴道出血，就诊于内蒙古妇幼保健院，妇科 B 超示：前位子宫，大小 5.3 cm×6.4 cm×5.0 cm，子宫前壁向外突出低回声区 4.3 cm×4.5 cm×4.4 cm，双侧卵巢未见异常。诊断为"子宫肌瘤、腺肌瘤"，未治疗。入院前 1 年患者出现排便困难，排便次数 1 次/天，为黄色成形软便，不伴血便，量少。就诊于我院（北京大学人民医院），妇科彩超示：前位子宫，大小 7.2 cm×8.6 cm×8.3 cm，后壁外突低回声结节 5.2 cm×5.1 cm×5.5 cm，内膜回声中等不均，厚 1.3 cm。门诊考虑为"子宫内膜异位症，子宫肌瘤"收入院。

既往史：体健。

月经婚育史：月经（5～7）天/28 天，近 2 年月经 12/28 天，G1P1，入院前 11 年剖宫产手术史。

家族史：母亲患有子宫肌瘤、高血压。

【体格检查】

一般状态可，T 36.2℃，P 76 次/分，R 18 次/分，BP 103/75 mmHg，一般情况好，双肺听诊无异常。妇科检查：外阴：已婚未产型。阴道：畅，分泌物少，无异味，色清，后穹窿挛缩，触痛明显，未见蓝紫色结节。宫颈：大小正常，轻度糜烂，无赘生物，无触血，触痛（＋＋＋）。子宫：前位，大小正常，质中，活动可，无压痛。双侧附件区：（－）。三合诊：子宫后壁下段、阴道后穹窿及直肠前方可及直径 5～6 cm 的实性、固定质硬、边界不清的不规则包块，结节压向直肠黏膜，触痛（＋＋＋），指血（－）。

【辅助检查】

肿瘤标志物（2013 年 4 月 22 日我院）：CA19-9 18.63 U/ml，CA125 77.23 U/ml，CP2（卵巢癌抗原）84.3 U/ml。

妇科彩超（2013 年 5 月 6 日我院）：子宫前位 7.1 cm×8.6 cm×7.7 cm，右后壁多核状低回声结节 7.0 cm×4.6 cm×4.8 cm，内膜回声中等不均，厚 1.3 cm。双侧卵巢（－），盆腔游离液（－）。子宫血流信号增多，子宫动脉 RI 0.67，PI 1.17，结节周边血流信号 RI 0.58，PI 0.93。提示：子宫肌瘤。

【初步诊断】

①盆腔子宫内膜异位症（深部浸润型？）。②子宫肌瘤。

【诊治经过】

　　术前经充分肠道准备，于 2013 年 5 月 17 日联合麻醉下行开腹探查术（全子宫切除术＋肠粘连分解术＋直肠表面子宫内膜异位病灶切除术）。术中见：子宫增大孕 8 周大小，子宫后壁近宫底处可见一直径约 6 cm 的肌瘤样结节，质韧，表面光滑，直肠子宫陷凹（道格拉斯腔）完全封闭。子宫下段，直肠前方可触及质硬结节，直径约 5 cm，与直肠前壁边界欠清，不活动。因子宫后壁肿物与直肠边界不清，暴露主骶韧带困难，故决定先行子宫肌瘤切除术。锐性分离子宫下方封闭的直肠子宫陷凹，游离直肠，处理肠表面病灶，肛门检查做指示（鼠齿钳夹病灶，剪刀锐性剥离，直肠表面病灶深达肌层）。切除过程中，直肠前壁破裂达黏膜层，破口直径约 0.3 cm。请示胃肠外科副主任医师，予 3-0 可吸收线连续缝合肠黏膜，肛管通气未见缝合口漏气。3-0 带针线单纯间断缝合肠浆肌层 7 针。甲硝唑溶液浸泡盆腔 5 min，生理盐水 2500 ml 冲洗盆腹腔，肠修补处留置腹腔引流，自右下腹穿出。

　　术后病理（图 4-1）：（盆腔异位病灶）纤维结缔组织中可见多灶子宫内膜样腺体及间质成分，结合临床病史，诊断盆腔子宫内膜异位症（深部浸润型）。全子宫切除标本：平滑肌瘤，直径 0.6 cm；分泌期子宫内膜，宫颈可见子宫内膜样组织，考虑子宫内膜异位症。

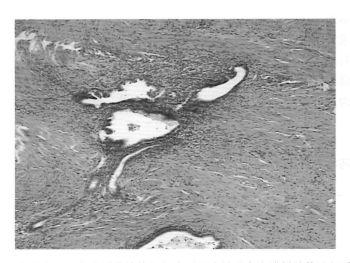

图 4-1　术后病理。盆腔纤维结缔组织中可见多灶子宫内膜样腺体及间质成分

【术后诊断】

　　①深部浸润型子宫内膜异位症。②子宫平滑肌瘤。

【术后治疗】

　　术后禁食水，留置胃管，给予静脉营养支持，保留引流管长期开放，抗感染治疗，预防血栓，维持电解质平衡等。术后患者逐渐由肠外营养过渡为肠内营养和饮食（禁食水-饮水-半流食-普食），后患者顺利排出成形大便。

术后长期管理：GnRH-a 6 个疗程。

【病例讨论】

1. 深部浸润型子宫内膜异位症（deep infiltrating endometriosis，DIE）的术前诊断

DIE 指病灶浸润深度≥5 mm，包括位于宫骶韧带、直肠子宫陷凹、阴道穹窿、直肠阴道隔、直肠或结肠壁的病灶，也可以侵犯至膀胱壁和输尿管（中华医学会妇产科学分会子宫内膜异位症协作组，2015）。结合患者痛经、异常阴道出血、便血等症状及妇科查体，大多能够做出初步判断。做出初步判断后可采取多种辅助检查充分评估 DIE 的浸润范围、损伤周围器官的程度，根据患者具体情况决定个体化手术方案。妇科检查必不可少，三合诊能够发现阴道后壁、直肠前壁、骶韧带附近的浸润结节。妇科彩超对 DIE 的判断敏感性稍差，MRI 检查能辅助判断病灶浸润范围。可疑直肠壁浸润者，建议术前行肠镜检查以判断浸润深度及宽度，从而初步确定肠壁病灶的处理方式（孔伟，2018）。

2. DIE 的治疗

治疗 DIE 时应根据症状的轻重、病灶的大小、患者的意愿（生育要求）等多方面因素制订个体化的方案。无症状者可随访观察，症状明显或出现肠道症状者应及时进行药物或手术治疗。目前 DIE 的治疗主要以腹腔镜手术为主。病灶切除的彻底性直接影响手术效果，故手术时应尽量切净 DIE 病灶。但当 DIE 病灶位置深，盆腔粘连重，特别是累及结直肠、膀胱、输尿管等重要器官时，手术难度大，病灶切净困难，手术效果常常不能令人满意，还容易引起周围器官或神经的损伤，手术并发症发生率明显增加（中华医学会妇产科学分会子宫内膜异位症协作组，2018）。因此，DIE 手术治疗需要充分权衡利弊，并与患者及家属充分沟通，选择安全有效的治疗方法，必要时开展多学科团队合作下的 DIE 手术。DIE 浸润深，手术难度大，手术并发症风险高，包括肠吻合口瘘、输尿管瘘等，对于肠壁损伤修补者，肠修补及肠吻合术后，手术局部充分引流是十分必要的。DIE 术后易复发，术后应给予药物治疗延缓复发（周应芳，2017）。

> **【专家点评】**
>
> DIE 是一种影响育龄期女性的妇科慢性疾病。病变多样、临床表现各异。DIE 病灶位置深，盆腔广泛粘连，给治疗带来诸多困难。术前应进行盆腔 MRI 检查评估病灶范围，必要时进行肠镜及膀胱镜检。目前 DIE 的治疗多选择腹腔镜手术，应尽量切净病灶。但由于手术困难，容易损伤周围器官，建议对发生并发症可能性较大的病例进行多学科团队合作手术。术后应进行长期药物治疗，延缓复发。

（北京大学人民医院　祝洪澜　梁旭东）

参考文献

孔伟，熊光武，徐惠成. 深部浸润型子宫内膜异位症的综合治疗：17 例临床经验. 中国微创外科杂志，2018，18（11）：1030-1034.

中华医学会妇产科学分会子宫内膜异位症协作组. 子宫内膜异位症长期管理中国专家共识. 中华妇产科
杂志, 2018, 53 (12): 836-841.

中华医学会妇产科学分会子宫内膜异位症协作组. 子宫内膜异位症的诊治指南. 中华妇产科杂志, 2015,
50 (3): 161-169.

周应芳. 子宫内膜异位症患者长期管理的必要性. 中华妇产科杂志, 2017, 52 (3): 145-146.

病例 5　腹壁子宫内膜异位症恶变 1 例

【病历摘要】

患者女，53 岁。

主诉：发现腹壁包块伴间断隐痛 10 年，自觉包块增大半年余。

现病史：患者于入院前 10 年（2007 年）自觉剖宫产腹壁瘢痕周围间断隐痛，与月经关系不确切，行超声检查提示腹壁切口下方深筋膜内可探及 3.0 cm×0.7 cm×0.6 cm 边界欠清的低回声，考虑子宫内膜异位病灶，建议手术切除，患者因疼痛可以忍受，未进一步诊治。2 年后体检发现卵巢囊肿，自诉为巧克力囊肿，大小不详，之后复查妇科超声发现卵巢囊肿消失；入院前 7 年绝经，入院前 6 年体检超声检查提示脐下剖宫产腹壁瘢痕肌层内可见 2.9 cm×1.4 cm 低回声结节，边界清，患者感疼痛症状无明显加重，故未治疗。入院前半年无明显诱因自觉腹壁包块逐渐增大，疼痛性质及程度与前比较无变化，偶有腹泻，遂就诊于我院（北京大学第三医院）。超声提示：腹直肌内侧缘可探及大小约 4.0 cm×2.2 cm 囊实性混合回声结节，边界清，形态不规则，与腹直肌分界欠清，周边可探及少量血流信号。肿瘤标志物正常。患者于 2017 年 11 月收入院。

既往史：2015 年体检发现子宫小肌瘤，G3P1，1990 年剖宫产分娩。人工流产 2 次，工具避孕。7 年前自然绝经，绝经后无雌激素替代治疗病史。否认家族遗传病史及肿瘤病史。药物过敏史（一）。

【体格检查】

生命体征平稳，下腹部脐下腹壁可见纵行瘢痕，在剖宫产瘢痕右侧上方可及直径 5 cm 的质硬包块，边界清，活动差，轻压痛。妇科检查：子宫及双侧附件区未及明显异常。

【辅助检查】

妇科超声：子宫后壁探及边界清的低回声 0.6 cm×0.4 cm，提示子宫肌瘤，右侧卵巢内探及不均质低回声 1.2 cm×1.2 cm，内未探及血流信号，提示右侧卵巢内异常回声；

复查腹部超声：右侧腹壁软组织层内可探及大小约 5.0 cm×3.4 cm 囊实性混合回声结节，边界清，形态不规则，内呈蜂窝样改变，内可见点状血流信号（图 5-1）。

【初步诊断】

①腹壁子宫内膜异位症。②子宫肌瘤。③剖宫产史。

【诊治经过】

患者于 2017 年 11 月 3 日在椎管内麻醉下行腹壁子宫内膜异位病灶切除术，术中见包块主要位于原剖宫产瘢痕右侧皮下脂肪及筋膜层，约 5 cm×4 cm×3 cm，与腹直肌轻度粘连，易分离，完整切除包块，剖视见包块切面色黄，散在褐色组织，质地硬。术后病理：

腹壁病灶形态符合子宫内膜异位症的交界性透明细胞腺纤维瘤，局灶恶变为透明细胞癌，免疫组化结果 CK7（＋），NapsinA（＋），ER（－），PR（－），NHF1β（＋），MSH2（＋），MSH6（＋），MLH1（＋），PMS2（＋），Ki-67（30%），WT-1（－），P53（野生型），PAX-8（＋）。

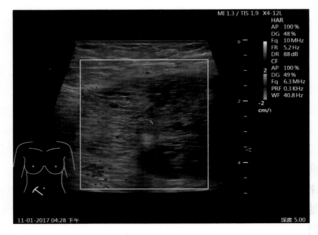

图 5-1　患者腹壁肿物超声影像

【术后诊断】

腹壁子宫内膜异位症恶变，交界性透明细胞纤维瘤，局灶透明细胞癌。

【随访】

2017 年 11 月 30 日行 PET-CT 提示：右侧腹壁及腹直肌术后改变，建议定期检查。2018 年 3 月至 2018 年 9 月紫杉醇＋卡铂方案（TC 方案）化疗 8 个疗程，目前随访至 2020 年 3 月，无肿瘤复发迹象。

【病例讨论】

瘢痕子宫内膜异位症是发生在腹壁切口及会阴切口瘢痕处的特殊类型的子宫内膜异位症。主要临床表现为腹壁切口或会阴切口瘢痕处的痛性包块，伴周期性包块体积增大及疼痛加重。子宫内膜异位症的恶变率约为 1%（Taburiaux，2015），主要恶变部位为卵巢，多为卵巢低级别恶性肿瘤，如卵巢浆黏液性癌、子宫内膜样癌、透明细胞癌等。其他部位如直肠阴道隔、腹壁或会阴切口内膜异位症恶变罕见。从 1986 年至今，腹壁子宫内膜异位症恶变国内外仅见 30 余例个案报道。

子宫内膜异位症恶变的诊断标准由 Sampson 于 1925 年提出（Marques，2017），Scott 于 1953 年补充，组织学必须符合以下 4 个条件才能诊断子宫内膜异位症恶变：①癌细胞与内膜异位症细胞并存于同一病灶中。②两者有组织学相关性，有类似于子宫内膜间质的组织围绕特征性子宫内膜腺体，或有陈旧性出血。③排除其他原发恶性肿瘤的存在，或癌组织发生于子宫内膜异位症病灶而不是从其他部位浸润转移而来。④有子宫内膜异位症向恶性移行的形态学证据，或良性子宫内膜异位症组织与恶性肿瘤组织相连接。

本例标本中不仅有子宫内膜异位病灶，且有交界性和癌的病灶，符合 Sampson 诊断标准。

Taburiaux 等回顾并系统综述了 1986—2014 年 27 例腹壁子宫内膜异位症恶变的病例（Taburiaux，2015），平均确诊年龄为 47 岁（38～60 岁），发生在剖宫产或其他子宫切除术后 8～41 年。由于子宫内膜异位症恶变的发生率极低，至今尚无标准治疗方案。个案报道中，大多数医生选择病灶局部扩大切除，部分使用网片修补或皮瓣移植修复组织缺损部位。少数病例实施全子宫双侧附件区切除或分期手术。

本例患者剖宫产术后 7 年发现腹壁子宫内膜异位病灶，但未及时治疗。这提示我们：瘢痕子宫内膜异位症一经诊断应及时手术切除，一方面可缓解患者的疼痛症状，另一方面，在病灶体积小时手术相对容易，待病灶体积增大并向周围组织浸润时，手术相对困难，且大面积组织缺损会影响腹壁结构的完整性，为避免腹壁疝的发生需要网片修补。由于腹壁子宫内膜异位症恶变的术前诊断困难，对于年龄较大、病程较长，特别是绝经后瘢痕子宫内膜异位症病灶不消失反而增大者，应高度怀疑子宫内膜异位症恶变。在不能除外恶性以及其他皮肤来源的良恶性肿瘤（如纤维瘤、腹膜来源间皮瘤、皮肤汗腺来源腺癌、恶性黑色素瘤及其他转移性肿瘤）时，术前病灶穿刺明确诊断病理是诊断本病的唯一标准。术前明确诊断有利于评估病变的程度和制订合理的治疗计划。

子宫内膜异位症是激素依赖性疾病，诊断腹壁子宫内膜异位症恶变后是否需要行全子宫双侧附件区切除术尚无定论，特别是对于绝经后发现病灶恶变的患者行全子宫双侧附件区切除的意义有待进一步研究。本例仅行腹壁子宫内膜异位病灶的局部切除，由于肿物切除后再次手术确定切除范围相对困难，与患者充分沟通后，未行二次手术。对于腹壁瘢痕子宫内膜异位症恶变术后是否进行辅助治疗，Taburiaux 等综述了 27 例患者，其中 74% 接受了化疗，少于 30% 接受了放疗，但辅助治疗的效果并不明确。24 例患者随访 6～60 个月，其中 11 例（44%）患者在诊断后 6～48 个月死亡，2 例患者复发。目前腹壁子宫内膜异位症恶变尚无标准的放疗、化疗方案，本例患者辅助治疗方案为 TC 方案化疗 8 个疗程，随访 28 个月无复发迹象。

总之，腹壁子宫内膜异位症恶变罕见，最佳治疗方案及其预后尚不明确。建议重视腹壁子宫内膜异位症的早期诊治，防止病程迁延发生恶变。

【专家点评】

　　绝经后患者子宫内膜异位病灶增长伴持续疼痛，提示有恶变可能，应及时手术。腹壁子宫内膜异位症亦有恶变的可能性，应注意鉴别诊断。如考虑到恶变可能，建议术中送冰冻病理，以指导临床医生选择合适的手术范围。

（北京大学第三医院　　侯征　王学举　张璐芳）

参考文献

孙金，郑寰宇. 腹壁子宫内膜异位症 51 例临床分析. 中国妇产科临床杂志，2019，20（4）：361-362.

王文仙，李阳，谢幸. 腹壁子宫内膜异位症恶变的临床研究进展. 现代妇产科进展，2018，27（7）：542-544.

张承，赵昊云，程文俊，等. 腹壁切口子宫内膜异位症恶变为透明细胞癌一例. 中华妇产科杂志，2018，53（12）：869.

中华医学会妇产科学分会子宫内膜异位症协作组. 子宫内膜异位症的诊治指南. 中华妇产科杂志，2015，50（3）：161-169.

Marques C，Silva TS，Dias MF. Clear cell carcinoma arising from abdominal wall endometriosis-Brief report and review of literature. Gynecol Oncol Rep，2017，20：78-80.

Taburiaux L，Pluchino N，Petignat P，et al. Endometriosis-associated abdominal wall cancer：A poor prognosis? Int J Gynecol Cancer，2015，25（9）：1633-1638.

病例 6   囊性子宫腺肌病 1 例

【病历摘要】

患者女，33 岁。

主诉：痛经进行性加重 6 年，发现子宫肌层占位 4 个月余。

现病史：患者于 2008 年痛经进行性加重，右下腹明显，需口服止痛药，最初有效，后止痛效果不明显。2014 年 8 月外院妇科超声提示子宫右侧壁近宫底处混合回声团，左侧卵巢囊肿。2014 年 10 月外院行卵巢囊肿穿刺术，术后痛经无明显缓解。2014 年 12 月我院（北京大学第一医院）妇科超声提示子宫腺肌症，左侧卵巢囊肿——巧克力囊肿？子宫右后壁不均质回声团。

患者自发病以来无月经改变，大小便正常，饮食睡眠好，体重无明显变化。

既往史：否认高血压、糖尿病等慢性病史，否认肝炎、结核等传染病史，无外伤、输血史。否认药物、食物过敏史。

月经婚育史：G0P0，无宫腔操作史。初潮 14 岁，平素月经规律，7 天/25 天，量中，色红，有痛经，末次月经 2014 年 12 月 21 日。

家族史：否认家族遗传病史及相关疾病史。

【体格检查】

患者一般情况好，心肺查体无特殊，腹平软，无压痛、反跳痛，双下肢不肿。

妇科检查：外阴（-），阴道畅，宫颈光滑，子宫中位，稍大，质中，活动度稍差，无压痛，左侧附件区增厚，无压痛，右侧附件区未及异常。

【辅助检查】

妇科超声（2014 年 12 月 9 日我院，图 6-1）：子宫中位，大小约 56 mm×41 mm×38 mm，宫体饱满呈球状，肌壁回声粗糙不均，后壁稍增厚。内膜厚约 9.3 mm，未探及明显血流信号。子宫右后壁可探及一不均质回声团，凸向浆膜下，大小约 24 mm×22 mm×20 mm，与肌层界限稍欠清晰，其内可探及血流信号，RI 0.74，中央可见不规则液性暗区，范围约 9 mm×5 mm。左侧卵巢内可探及一低回声囊区，大小约 36 mm×32 mm×26 mm，内为无回声伴密集点状低回声，外周可探及血流信号，呈高阻型。提示：子宫腺肌症，左侧卵巢囊肿——巧克力囊肿？子宫右后壁不均质回声团——内膜异位病灶？

CA125（2014 年 12 月 9 日我院）：26.62 U/ml。

【初步诊断】

①子宫腺肌病。②左侧卵巢囊肿。

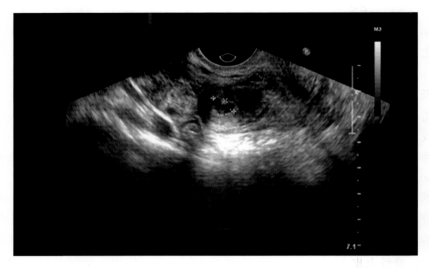

图 6-1　妇科超声

【诊治经过】

入院后完善术前准备，于 2014 年 12 月 31 日全身麻醉下行腹腔镜下子宫腺肌病病灶挖除＋左侧卵巢囊肿剥除＋盆腔子宫内膜异位病灶切除＋粘连松解术。手术时间：77 min。术中出血：20 ml。

术中见宫体右前壁近圆韧带处肌瘤样突起，直径 2^+ cm，质软。局部注入垂体后叶素盐水，单极切开子宫肌层，剪刀剪除腺肌病病灶，切开病灶见有囊腔，内有巧克力样液体流出。

术后病理回报：送检增生的平滑肌组织中见子宫内膜腺体及间质，符合子宫腺肌病。

【术后诊断】

①囊性子宫腺肌病。②盆腔子宫内膜异位症。③左侧卵巢子宫内膜异位囊肿。

【术后治疗】

予 GnRH-a 注射 4 针，痛经较前明显缓解，术后 6 个月自然受孕，后足月阴道分娩。产后恢复月经后，痛经症状完全消失。

【病例讨论】

囊性子宫腺肌病是子宫腺肌病的一种少见形式。其临床表现与经典的子宫腺肌病相似，最为常见的症状包括进行性加重且难以忍受的痛经，以及月经量增多、异常子宫出血、慢性盆腔痛等。囊性子宫腺肌病病灶多位于子宫侧壁近圆韧带起点处。病灶与子宫肌层之间的界限较经典子宫腺肌病病灶更为清晰，这也为手术完整切除病灶创造了条件。

目前认为囊性子宫腺肌病可分为两型：青少年型囊性子宫腺肌病（juvenile cystic adenomyosis）和成年型囊性子宫腺肌病。青少年型囊性子宫腺肌病患者起病年龄在月经初潮 5 年之内或 18 岁之前，目前多采用 Takeuchi 等提出的青少年型子宫腺肌瘤（juvenile cystic adenomyoma，JCA）的诊断标准：①年龄小于 30 岁。②病灶内囊性区与宫腔不相通，且直径大于 1 cm，被覆增生肥大的子宫肌层。③伴严重痛经（Takeuchi，2010）。多数学者认为，青少年型子宫腺肌病是一种先天性疾病，可能是由于胚胎发育过程中米勒管受到损伤或形成双折叠，与对侧米勒管融合形成残留囊腔或上皮，月经初潮后囊腔内膜或上皮功能性出血，腔内压力升高引起痛经（刘秀，2015）。成年型囊性子宫腺肌病患者发病年龄＞30 岁，多有宫腔操作手术史、生育史，存在子宫内膜结合带损伤的高危因素。子宫内膜结合带受损后，基底层子宫内膜侵入子宫肌层，并最终发展成为囊性子宫腺肌病（彭超，2017）。

术中所见及术后病理学检查是准确诊断囊性子宫腺肌病的手段。囊性子宫腺肌病的病理学特点为：囊壁上皮由子宫内膜腺体与间质排列而成，囊壁周围被覆增生的子宫平滑肌组织。囊性子宫腺肌病无特异性彩超表现，且超声定位病灶位置及明确其与宫腔的关系有一定难度，常将其误诊为附件肿物。盆腔 MRI 在判断病灶位置、大小、内容物性质等方面有一定优势。囊肿中的液体成分在 T1 加权像呈高信号，T2 加权像呈中高信号，而周围肥大增生的肌层在 T2 加权像呈低信号。这可以与子宫肌瘤变性进行鉴别，后者的 MRI 表现为 T1 加权像高信号、T2 加权像低信号。

大部分病例使用药物治疗效果不佳，最终仍需要手术治疗。目前报道的大部分病例是在初始经验性药物治疗无效后明确囊性子宫腺肌病的诊断。手术去除病灶后，症状往往能够得到有效缓解，且很少复发。

目前关于囊性子宫腺肌病手术治疗后妊娠的报道较少。该患者术后 6 个月即顺利自然受孕并最终足月阴道分娩，说明腹腔镜手术治疗后的囊性子宫腺肌病患者有自然受孕及阴道分娩的机会，对此类患者的处理有一定的借鉴意义。

【专家点评】

囊性子宫腺肌病是一种少见疾病，目前临床医师对其认识不够深入，易误诊、漏诊。对合并严重痛经且影像学检查提示宫角部位肌层囊性占位的患者，应考虑该病。囊性子宫腺肌病需要与梗阻性子宫畸形、Robert 子宫、子宫肌瘤囊性变、附件肿物等进行鉴别。还需要与伴有内部出血的子宫腺肌病病灶进行鉴别，后者在组织病理学检查中不能观察到囊腔表面被覆基底层子宫内膜样组织。应重视术前影像学检查，必要时完善盆腔 MRI。手术是目前最为确切的治疗手段。对于青少年型或有生育要求的患者，病灶去除术作为根治性治疗手术可缓解症状、改善生活质量，并可保留生育功能。

（北京大学第一医院　宋晗　彭超　周应芳）

参考文献

刘秀，刘海元，史宏晖，等. 囊性子宫腺肌病三例报告及文献复习. 中华妇产科杂志，2015，50（12）：946-948.

彭超，宋晗，黄艳，等. 囊性子宫腺肌病的临床特点及腹腔镜手术治疗. 中国性科学，2017，26（2）：28-32.

Takeuchi H，Kitade M，Kikuchi I，et al. Diagnosis，laparoscopic management，and histopathologic findings of juvenile cystic adenomyoma：a review of nine cases. Fertil Steril，2010，94（3）：862-868.

病例 7　盆腔器官脱垂术后复发 1 例

【病历摘要】

患者女，62 岁，盆腔器官脱垂术后复发。

主诉：全子宫切除术后 3 年，自觉阴道脱出块状物 2 年。

现病史：患者于入院前 3 年（2011 年）于体力劳动或长期站立行走后发现阴道脱出块状物，休息或平卧时可自行还纳，就诊于当地医院，考虑为子宫脱垂，遂于 2011 年行阴式子宫切除＋阴道前后壁修补术。入院前 2 年（2012 年）患者自觉阴道再次脱出块状物，并逐渐加重，约为拳头大小，平卧时可自行或经手还纳，偶有咳嗽、打喷嚏时漏尿。

既往史：高血压 10 年，最高 150/100 mmHg，现口服依那普利、阿替洛尔及氢氯噻嗪降压治疗，平时血压控制于 135～140/85～95 mmHg；1967 年曾因肠梗阻行手术治疗，具体不详；2011 年行阴式子宫切除术。无肝炎、结核等传染病史；无外伤、输血史；否认药物、食物过敏史。

月经婚育史：月经初潮 14 岁，（4～5）天/30 天，量多，无痛经，58 岁绝经，绝经后无阴道出血。20 岁结婚，配偶体健。G2P2，初产 21 岁，末产 22 岁，1973 年及 1974 年各足月顺产一女、一男婴，均体健。

家族史：否认家族遗传史及肿瘤病史。

【体格检查】

患者生命体征平稳，一般情况可，心肺查体无特殊，腹软，无压痛、反跳痛，肠鸣音正常，4 次/分，双下肢无水肿。专科查体：外阴老年型；阴道畅，外阴阴裂大，阴道壁潮红，少量白色分泌物，屏气用力时阴道前壁呈半球形突出，阴道黏膜皱襞消失，阴道后壁部分脱出阴道口；阴道断蒂正常，双侧附件区未触及明显异常。

POP-Q 评分如下：

阴道前壁（Aa）：＋2 cm	阴道前壁（Ba）：＋6 cm	宫颈或穹隆（C）：＋3 cm
阴裂大小（gh）：6.5 cm	会阴体长度（pb）：1.5 cm	阴道总长度（TVL）：8 cm
阴道后壁（Ap）：－1 cm	阴道后壁（Bp）：－1 cm	阴道后穹隆（D）：/

【辅助检查】

妇科 B 超：子宫全切术后声像图，阴道前壁及膀胱脱垂膨出（Valsalva 动作时，可见阴道前壁及膀胱向下移膨出）。

双下肢动脉彩超：双下肢动脉粥样硬化。

腹部 B 超：脂肪肝。

超声心动图：左心室对称性肥厚，左心室射血分数正常，二尖瓣轻度反流，主动脉轻度反流。

尿动力学检查（图 7-1）：充盈前膀胱残余尿 10 ml。尿流率 17 ml/s。充盈期膀胱顺应性可，感觉敏感。测压容积正常。嘱患者逐渐用力咳嗽未见漏尿（将脱出物还纳）。腹压压力点 80 cmH$_2$O 左右（患者腹压仅达此压）。排尿期呈低压低流模式。最大尿流率 21.2 ml/s。逼尿肌收缩力偏弱。最大尿道压 95 cmH$_2$O。最大尿道闭合压 75 cmH$_2$O。功能尿道长 2.7 cm。提示：不除外膀胱过度活动症。尿流率偏低。逼尿肌收缩力偏弱。

尿垫试验：0.7 g。

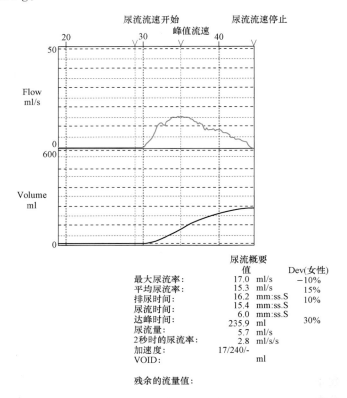

尿流概要		
	值	Dev(女性)
最大尿流率：	17.0　ml/s	−10%
平均尿流率：	15.3　ml/s	15%
排尿时间：	16.2　mm:ss.S	10%
尿流时间：	15.4　mm:ss.S	
达峰时间：	6.0　mm:ss.S	
尿流量：	235.9　ml	30%
2秒时的尿流率：	5.7　ml/s	
加速度：	2.8　ml/s/s	
VOID：	17/240/-	
	ml	

残余的流量值：

图 7-1　尿动力-尿流率图

【初步诊断】

①阴道前壁膨出 IV 期（复发）。②穹窿脱垂 III 期。③阴道后壁膨出 II 期。④阴式全子宫切除及阴道前后壁修补术后。⑤高血压 2 级极高危。

【诊疗经过】

该患者由于盆腔器官脱垂严重影响其生活质量，要求手术治疗。入院后完善相关检查，无明确手术禁忌。由于其盆腔器官脱垂术后复发，且为重度盆腔器官脱垂，又鉴于患者为 62 岁中老年女性，配偶体健，仍有性生活，不适宜行阴道封闭术，建议可行全盆底重建术或前盆底重建术＋骶棘韧带悬吊术或骶前固定术＋阴道前后壁修补术，向患者及家属交代各种术式手术风险及术后复发可能，患者及家属商量后要求行全盆底重建术。遂于2014 年 10 月 16 日于手术室全身麻醉下行全盆底重建＋会阴体修补＋膀胱镜检查术。手术顺利，术后恢复好，如期出院。

【病例讨论】

盆腔脏器脱垂（pelvic organ prolapse，POP）与尿失禁共同被称为女性盆底功能障碍性疾病（pelvic floor dysfunction，PFD）。流行病学调查显示，其人群发病率 50～59 岁约占 12.5%（Hendrix，2002），60 岁以上者占 76.7%（Mant，1992），随着人口老龄化，POP 患者会逐渐增多。已确定的 POP 危险因素包括产次多、高龄和肥胖。

POP 患者的初次手术选择需综合考虑多方面的因素，包括脱垂的解剖部位、是否存在尿失禁或大便失禁、年龄、性生活要求、健康状况以及患者意愿等。脱垂术后复发的危险因素包括肛提肌撕裂、重度盆腔脏器脱垂及 POP 家族史。脱垂术后最需要注意的事项包括避免提重物、长时间蹲位，避免慢性咳嗽、便秘等慢性腹压增加性疾病。

传统的阴道前壁或后壁膨出的修补并不能修复阴道顶端的下降，因脱垂行子宫切除术以及未行顶端悬吊是进行再次脱垂手术的危险因素（Blandon，2007；Altman，2008）。如果仅采用阴式子宫切除术治疗脱垂，术后 10 年内的再次手术率为 7.4%；如果在行子宫切除术时进行盆底修补，则 10 年内的再次手术率仅为 2%。阴道顶端的支持作用相当重要，这一观点已经通过生物力学研究得到量化。在 3 期或 4 期阴道顶端脱垂的患者中，阴道顶端支持可消除 63% 患者的阴道前壁松弛（Lowder，2008），这些分析说明，超过 70% 的阴道前壁膨出是由子宫缺失或阴道顶端脱垂导致的（Summers A，2006；Hsu，2008）。

本例患者为 62 岁中老年女性，前次手术仅行阴式子宫切除＋阴道前后壁修补术，未同时行阴道顶端悬吊术，术后仅一年即出现 POP 复发，且阴道前壁膨出Ⅳ期，穹窿脱垂Ⅲ期。该患者可选择的手术方式包括：全盆底重建术、前盆底重建术＋骶棘韧带悬吊术、骶前固定术＋阴道前后壁修补术等。

骶前固定术修补阴道顶端脱垂的复发率低，经阴阴道顶端脱垂修补术（如骶棘韧带固定、双侧高位骶韧带悬吊）的恢复较快且并发症发生率较低。如果能充分地将阴道顶端肌层悬吊，许多（有一项研究显示为 55%）（Lowder，2008）阴道前壁缺陷和部分阴道后壁缺陷将被解除。盆底重建术对于各盆腔的脱垂手术治疗效果好，复发率低，但有术后网片侵蚀、暴露的风险。在充分向患者及家属交代病情后，患者选择全盆底重建术（图 7-2 和图 7-3）。

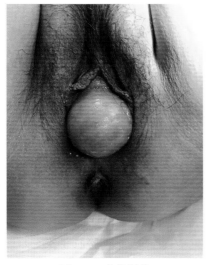

图 7-2　术前照片

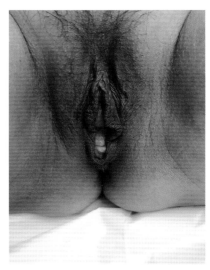

图 7-3　术后照片

【专家点评】

　　脱垂术后复发的危险因素包括肛提肌撕裂、重度盆腔脏器脱垂及 POP 家族史。脱垂术后最需要注意的事项是避免慢性腹压增加性疾病。对于中盆腔脏器脱垂的患者，不能仅行子宫切除，术中应同时行阴道顶端悬吊。既往重建手术失败或将来脱垂风险高的女性，建议使用盆底网片（盆底重建或骶前固定术）修复，而不是自体组织修复，因为网片修复的脱垂复发率和重复脱垂手术率更低。盆腔脏器脱垂患者初次手术的选择很重要，需要综合各方面因素考虑，以避免二次手术。

（北京大学第一医院　王宇　陆叶）

参考文献

Altman D，Falconer C，Cnattingius S，et al. Pelvic organ prolapse surgery following hysterectomy on benign indications. Am J Obstet Gynecol，2008，198（5）：572.

Blandon RE，Bharucha AE，Melton LJ，et al. Incidence of pelvic floor repair after hysterectomy：A population-based cohort study. Am J Obstet Gynecol，2007，197（6）：664.

Hendrix SL，Clark AC，Nygaard I，et al. Plevic organ prolapsed in the Women's Health Initiative gravity and gravidity. Am J Obstet Gynecol，2002，186（6）：1160-1166.

Hsu Y，Chen L，Summers A，et al. Anterior vaginal wall length and degree of anterior compartment prolapse seen on dynamic MRI. Int Urogynecol J Pelvic Floor Dysfunct，2008，19（1）：137-142.

Lowder JL，Park AJ，Ellison R，et al. The role of apical vaginal support in the appearance of anterior and posterior vaginal prolapse. Obstet Gynecol，2008，111（1）：152.

Mant J，Painter R，Vessey M. Epidemiology of genital prolapsed：observations from the Oxford Family Planning Association study. Am J Obstet Gynecol，1997，104（5）：579-585.

Summers A，Winkel LA，Hussain HK，et al. The relationship between anterior and apical compartment support. Am J Obstet Gynecol，2006，194（5）：1438.

病例 8　子宫内膜间质结节剥除术后宫颈复杂重度粘连闭锁 1 例

【病历摘要】

患者女，29 岁，子宫内膜间质结节剥除术后，宫颈复杂重度粘连闭锁。

主诉：宫颈肌瘤剥除术后 1 年，闭经伴周期性腹痛。

现病史：患者因"子宫肌瘤"于 2014 年 11 月 21 日全身麻醉下行开腹探查术＋宫颈肌瘤剥除；术中探查见子宫下段及宫颈右侧凸向阔韧带内一结节，直径约 8 cm，瘤蒂根部粗大，位置深在，蒂部切除时穿透子宫下段进入宫腔。术后病理：子宫内膜间质结节。患者术后闭经 1 年余，周期性腹痛 5 次，分别于 2015 年 2 月 11 日、2015 年 5 月 22 日行超声引导下宫颈粘连松解术。术中超声引导下以探针由宫颈外口探入宫颈，至距宫颈外口约 2 cm 处无法继续进入，感觉前方组织质硬，阻力极大，反复尝试始终无法进入宫腔。手术失败。期间以口服米非司酮暂缓月经复潮。

既往史：既往体健，否认内外科慢性病史；否认传染病史；否认手术外伤及输血史；否认药物过敏史。个人史无特殊。

月经婚育史：平素月经规律，（6～7）天／（28～30）天，量中，痛经（＋），末次月经 2014 年 11 月 10 日；G1P1，2013 年顺产 1 子。

家族史：父母体健，独生女，否认家族遗传史及恶性肿瘤病史。

【体格检查】

生命体征平稳、正常；心肺（－）；全腹平软，未及包块，无压痛及反跳痛；叩诊移动性浊音（－）；听诊肠鸣音正常。双下肢无水肿。

专科查体：外阴已婚型，阴道通畅，宫颈轻度糜烂，举痛（－）；子宫：前位，正常大小，光滑，活动正常，无压痛，双侧附件区未及异常。

【辅助检查】

1. MRI 检查提示宫腔线分离（考虑积血），宫颈部向右后上方移位，宫颈管与宫腔连续性失常，宫颈管内未见明显异常信号（图 8-1）。B 超检查提示宫颈管与宫腔间未见连续（图 8-2）。

2. 经阴道三维盆腔超声扫查：子宫前位，大小 6.2 cm×5.5 cm×5.2 cm，肌壁回声尚均匀，子宫冠状面观双侧宫角显示不满意，宫颈管与宫腔间未见连续，内膜厚约 0.53 cm，宫腔线分离，径约 0.21 cm，宫腔内液性暗区，范围约 3.7 cm×2.9 cm×3.0 cm，其内透声差，内另可见 2～3 个偏高回声，与宫底前壁内膜相连。

【初步诊断】

①继发性闭经。②宫颈复杂闭锁。③子宫内膜间质结节剥除术后。

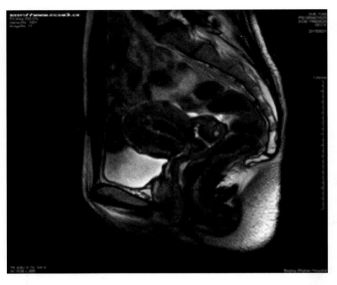

图 8-1 盆腔 MRI。子宫内膜间质结节剥除术后，子宫腔内被条样短 T1 短 T2 信号占据，致宫腔线分离（考虑积血），结合带完整，子宫肌层内未见明显异常信号，子宫浆膜面完整。宫颈部向右后上方移位，宫颈管与宫腔连续性失常，宫颈异常扭曲

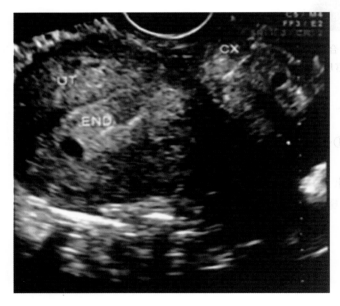

图 8-2 子宫内膜间质结节剔除术后超声。提示宫颈管与宫腔间未见连续，宫腔内液性暗区

【诊治经过】

1. 完善评估

患者于 2015 年 12 月 1 日入院，12 月 6 日进行全院相关科室（妇科、普外科、泌尿外科、超声科、磁共振科）讨论。超声和磁共振成像提示：宫颈瘢痕扭曲变形，多个成角达

90°，诊断为宫颈严重复杂闭锁，需行宫颈重建手术，讨论决定拟手术方式：①先行腹腔镜下探查以了解腹腔粘连情况。②B 超引导下宫腔镜检查，尝试宫腹腔镜下瘢痕切除及宫颈管重建。③如宫腔镜下操作困难或失败，改腹腔镜下宫体纵行切开达宫腔后在宫腔镜引导下切除宫颈处瘢痕重建宫颈通道。

  2. 完成评估后与患者及家属沟通同意行宫腹腔镜联合探查术

  患者术前行膀胱镜下双侧输尿管 D-J 管置入术。腹腔镜探查（图 8-3）：宫颈管形态正常，顶端呈瘢痕样封闭，超声探测宫腔内膜线与宫颈管成 90°夹角，腹腔镜下切开宫体后壁进入宫腔后，在宫腔镜光源引导下剪开宫腔下段瘢痕组织，可见膨宫液流出，更换 6 号扩宫棒经子宫颈进入宫腔，用探针做指引将 3.0 号新生儿气管导管放入宫腔，可吸收线连续缝合子宫后壁切口，由宫颈外口取出探针，并在导管气囊内注入生理盐水 1 ml 将其固定于宫腔内，尾端距宫颈外口外 2 cm，超声再次确定导管位于宫腔内，膀胱镜下取出 D-J 管，手术顺利。

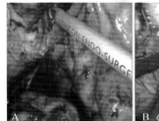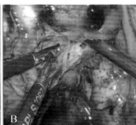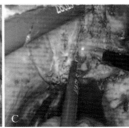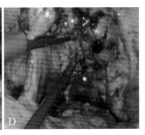

图 8-3　宫腹腔镜联合手术过程（瘢痕切除及宫颈管重建）。A. 宫颈顶端呈瘢痕样封闭。B-C. 腹腔镜下切开宫体后壁进入宫腔后，在宫腔镜光源引导下剪开宫腔下段瘢痕组织。D. 更换 6 号扩宫棒进入宫腔

【术后诊断及治疗】

  术后诊断：①子宫内膜间质结节剥除术后宫颈复杂重度粘连闭锁。②宫颈重建术后。③瘢痕子宫。

  术后治疗：术后月经规律复潮，定期每月更换宫腔内导管保证经血通畅。于 2016 年 7 月 28 日行宫腔镜探查，宫颈管内口与子宫下段后壁连接处表面内膜覆盖良好，留置导管于半年后去除。

【病例讨论】

  子宫内膜间质结节（endometrial stromal nodule，ESN）从 23 岁至 86 岁均可发病，平均发病年龄 53 岁。ESN 无典型临床症状（Conklin，2014；Dionigi，2002），常表现为阴道出血、腹部不适或疼痛，影像学检查如 B 超及 MRI 检查无特征性表现（Ozaki，2016），即使采用更先进的方法，如扩散加权磁共振成像或 18 氟脱氧葡萄糖正电子发射断层扫描，在 ESN 差异方面无效（Maruyama，2015），因此，术前诊断 ESN 非常困难。ESN 常被误诊为子宫内膜间质异位、间质增生或子宫肌瘤（Zhang，2011）。往往需要术后病理诊断来明确，本例患者查体发现盆腔包块。B 超检查提示子宫前方可见一等回声团，超声提示：宫颈肌瘤？本例术后病理确诊 ESN。

术后病理检查对于确诊 ESN 至关重要，ESN 通常为质地柔软、黄色或黄褐色的结节，一般直径为 7 cm 左右，部分可达 22 cm（Dionigi，2002；Tavassoli，1981），镜下 ESN 界限清楚（Nucci，2016），肿瘤细胞类似于增生期子宫内膜基质细胞，呈圆形、梭形（Nucci，2016），密集排列（Ali，2015），ESN 常呈膨胀扩张生长，但无侵犯；少数肿瘤边界可有小的不规则及指样突起表现，一般突起＜3 mm，且突起数＜3，无血管或淋巴侵犯（Dionigi，2002；Tavassoli，1981）；免疫组织化学对鉴别子宫内膜间质肿瘤更有帮助。采用单个标志物特异性不强，联合多个标志物进行分析诊断可提高准确率（Oliva，2002）。本例患者为 29 岁年轻女性，术后病理大体显示肿瘤均质、细腻，边界较清，镜检可见梭形细胞肿瘤组织，核分裂 1/50HP，未见明确坏死，边界清楚。免疫组化：A3：CD10（部分＋），Ki-67（2%，＋），SMA（＋）caldesmon（＋），A1：CD10（＋）。综上，符合 ESN 的病理表现。

色素易位的复发会导致特异性基因重排。在子宫内膜间质肿瘤中，最常见的遗传异常是由 JAZF1-SUZ12 基因的（7；17）（p15；q21）易位融合引起（Kurihara，2008；Koontz，2001）。通过对遗传改变的鉴定，我们提高了分辨子宫内膜间质肿瘤的能力。

患者为 29 岁年轻女性，术后应用辅助手段（超声、放射等）进行随访。术后临床随诊发现患者月经未复潮，周期性腹痛 5 次，影像学检查提示宫颈管与宫腔连续性失常、宫颈异常扭曲。考虑出现宫颈复杂粘连闭锁，本例报道中患者子宫内膜间质结节病变部位位于子宫下段与宫颈连接处，病灶大且靠近内膜，由于部位特殊，故本患者极易发生术后并发症。在剥除过程中穿透内膜导致术后创面渗血、炎症反应，手术导致局部解剖结构失常、瘢痕牵拉（Zhao，2015）等形成宫颈异常扭曲闭锁。

本病例发生的宫颈粘连的影像学表现极为复杂，成角畸形，从 MRI 上可以看到宫颈与宫体呈"盘旋成角楼梯"表现，此情况非常少见，故为解决患者的临床症状，拟行手术治疗，由于该并发症的特殊性和复杂性，我们进行了周密的术前多科室讨论，商讨了 6 套手术方案：①切除宫颈，直接与阴道缝合。②尝试上下打通将宫颈挪下复位。③破坏性治疗，45 度从上到下强行打通。④开放性手术，从底部切口子宫，从上到下打通。⑤开腹手术。⑥腹腔镜了解粘连情况，宫腔镜在 B 超辅助下进行，可予腔内超声探查，超声监测上下同时导通。考虑该患者宫颈已畸形愈合，多处粘连瘢痕，已失去正常解剖关系，强行恢复原解剖结构困难，为避免出现其他脏器受损，减少手术创伤，故选择最后一种手术方案。

Darwish、Ali（Darwish，2013；Ali，2010）等报道了分别采用带硅胶引流管、Folley 尿管的穿刺针经腹由宫底中心穿透宫颈，将带孔引流管留置宫腔，尾端固定阴道及前庭处，来起到引流作用以解决月经问题。亦有报道（Hong，2015）用宫腔型节育器下连接 18 号硅胶导尿管，在宫腔内的节育器可起到固定防脱落的作用，硅胶尿管可支撑成形宫颈管以防发生粘连、狭窄和闭锁。针对本例患者，经术前全面评估，确定采用 B 超辅助下行宫腹腔镜联合上下再造隧道打通，将引流管由阴道内经宫颈放入宫腔，B 超指导探查、扩张宫颈，避免因盲目操作、置镜造成的损伤。多篇文献报道了单纯再造隧道极易发生再次粘连闭锁，故宫腔内留置导管对预防再次粘连至关重要，一方面作为支架组织支撑，另一方面起到引流积液的作用。此外，为避免术后感染，给予患者抗生素，定期更换导管，手术顺利并达到预期效果。

综上，本例患者患有子宫内膜间质结节，为罕见疾病，术后病理明确诊断，该病例子宫内膜间质结节生长部位特殊，极易出现手术后并发症，从中我们得出以下四点经验：第一，根据术中情况，结节位置较低且巨大，该患者术中切口长，在穿透子宫下段进入宫腔，并且达到宫颈时，缝合时应注意子宫下段及宫颈管的情况，严密止血、保持解剖形态，避免形成狭窄、扭曲或术后粘连，可在缝合前先在宫腔内放入一导尿管或硅胶引流管，经子宫下段、宫颈管从阴道引出（Lin，2012）。术后可作为支架放置 1～2 周，以减少粘连及畸形愈合，避免宫颈扭曲。第二，子宫内膜间质结节切除术后应密切随访，及时发现问题，及早干预，避免时间过长，瘢痕、增生严重，手术难度加大，创伤加大。第三，该患者宫颈异常扭曲，成角畸形，宫颈重建术前要做充分的影像学评估，首选 MRI，因其具有良好的软组织分辨率，可详细区别宫体、宫颈及阴道各段，以掌握宫颈的形态、宫颈管走行及与周围组织的关系，对手术方案的制订有很大帮助。第四，患者宫颈失去正常解剖结构，强行恢复正常解剖困难，易损伤周围脏器，故再造隧道，解决月经问题。

【专家点评】

　　子宫内膜间质来源的肿瘤是一种少见的妇科肿瘤，占所有子宫肿瘤的 2% 以下（Ali，2015）。随着分子遗传学技术的发展，2014 年世界卫生组织认定了 4 类子宫内膜间质肿瘤：子宫内膜间质结节（ESN）、低度子宫内膜间质肉瘤（LG-ESS）、高级别子宫内膜间质肉瘤（HG-ESS）和未分化子宫肉瘤（Conklin，2014）。其中 ESN 更为罕见，其特征为良性和非活动性（Borg，2015）。往往无典型临床表现，需通过术后病理确诊。本例患者为 29 岁的年轻女性，对其进行了宫颈部位子宫内膜间质结节的诊断及治疗，在术后随诊过程中患者出现了并发症——宫颈复杂粘连闭锁，其影像学表现极其复杂。在治疗过程中，我们对宫颈复杂重度粘连闭锁的手术方式提出了自己的建议，并成功进行了瘢痕切除及宫颈管重建。希望通过本病例引起同行重视并对如何避免同样错误导致术后并发症（宫颈粘连闭锁）及并发症的治疗有一定帮助。

（北京世纪坛医院　张蕊　顾蓓　白文佩）

参考文献

Ali RH，Rouzbahman M. Endometrial stromal tumours revisited：an update based on the 2014 WHO classification. J Clin Pathol，2015，68（5）：325-332.

Borg CS，Humaidan P，Noer H，et al. Endometrial stromal nodule：A rarity and a pathological challenge. Case Rep Obstet Gynecol，2015，2015：376817.

Conklin CM，Longacre TA. Endometrial stromal tumors：The new WHO classification. Adv Anat Pathol，2014，21（6）：383-393.

Darwish AM. Balloon cervicoplasty：a simplified technique for correction of isolated cervical atresia. Eur J Obstet Gynecol Reprod Biol，2012，10（1）：86-89.

Dionigi A，Oliva E，Clement PB，et al. Endometrial stromal nodules and endometrial stromal tumors with limited infiltration：a clinicopathologic study of 50 cases. Am J Surg Pathol，2002，26（5）：567-581.

Hong D，Qian HL，Jin HM. Principles and methods of surgical treatment of cervical dysplasia. J Prac Obstet Gynecol，2015，31（2）：86-87.

Koontz JI，Soreng AL，Nucci M，et al. Frequent fusion of the JAZF1 and JJAZ1 genes in endometrial stromal tumors. Proc Natl Acad Sci，2001，98（11）：6348-6353.

Kurihara S，Oda Y，Ohishi Y，et al. Endometrial stromal sarcomas and related high-grade sarcomas：immunohistochemical and molecular genetic study of 31 cases. Am J Surg Pathol，2008，32（8）：1228-1238.

Lin ZQ. Surgical treatment of uterine fibroids. Chinese Journal of Family Planning and Gynecotokology，2012，4（3）：38-45.

Maruyama S，Sato Y，Satake Y，et al. Diffusion-weighted MRI and FDG-PET in diagnosis of endometrial stromal nodule. Case Rep Obstet Gynecol，2015，2015：540283.

Nucci MR. Practical issues related to uterine pathology：endometrial stromal tumors，Modern Pathology，2016，29（Suppl 1）：92-103.

Oliva E，Young RH，Amin MB，et al. An immunohistochemical analysis of endometrial stromal and smooth muscle tumors of the guterus：a study of 54 cases emphasizing the importance of using a panel because of overlap in immunoreactivity for individual antibodies. Am J Surg Pathol，2002，26（4）：403-412.

Ozaki K，Gabata T. Magnetic resonance imaging of an endometrial stromal nodule. J Obstet Gynaecol Res，2016，42（1）：99-102.

Tavassoli FA，Norris HJ. Mesenchymal tumours of the uterus. Ⅶ. A clinicopathological study of 60 endometrial stromal nodules. Histopathology，1981，5（1）：1-10.

Zhang XY，Qiao YH. The diagnosis and treatment of endometrial stromal nodule combined with abdominal cocoon：a case report. Chinese General Pratice，2011，14（8）：2662-2664

Zhao HW，Sun LX，Miao RQ，et al. Clinical study of cervical atresia and treatment after conization of cervix. J Pract Med Tech，2015，12（12）：1309-1311.

病例 9 盆腔炎性肿物 1 例

【病历摘要】

患者女，17 岁，盆腔炎性肿物。

主诉：阑尾术后 5 个月，右下腹痛 2 个月，加重 1 个月。

现病史：患者于 2017 年 2 月 24 日因为急性阑尾炎在外省某县级医院行腹腔镜下阑尾切除术，术后恢复好。2017 年 5 月初开始出现右下腹隐痛，5 月底疼痛加重，伴有发热，体温最高达 38.7℃，超声提示膀胱壁厚 0.47 cm，右下腹探及范围约 9.67 cm×1.95 cm 强回声区，边界欠清，形态欠规则，内回声欠均匀；当地医院诊断膀胱炎，给予静脉抗感染治疗后体温恢复正常，但仍有右下腹痛。6 月 3 日行 CT 检查提示右下腹及盆腔区结构紊乱合并斑片状高密度，右侧附件区低密度。超声提示膀胱内实性凸起，行膀胱镜检查，病理回报：被覆增生尿路上皮的疏松纤维结缔组织慢性炎症合并乳头状增生。行 MRI 检查提示盆腔占位，考虑来源于卵巢、膀胱。为进一步诊治患者于 2017 年 7 月 12 日入院。患者自 2017 年 2 月以来，睡眠饮食尚可，5 月起出现尿频，大便较前无明显变化，2 月至入院体重下降约 5 kg。

既往史：体健，2017 年 2 月 24 日因急性阑尾炎在山东滨州某县医院行腹腔镜下阑尾切除术，术后诊断急性化脓性阑尾炎，病理符合化脓性阑尾炎。否认药物过敏史。

月经婚育史：未婚，否认性生活史，12 岁月经初潮，月经规律 7 天/30 天，量中，无明显痛经，末次月经：2017 年 6 月 21 日。

家族史：否认家族遗传史或肿瘤病史。

【体格检查】

患者生命体征平稳，体温 36.5℃，一般情况好，心、肺、上腹查体无异常，右下腹可及实性肿物的上极，固定，轻微压痛。专科查体：外阴未婚型，肛门指诊：盆腔偏右侧可及实性肿物，直径约 13 cm，界限清楚，固定，质地硬，轻微压痛。

【辅助检查】

2017 年 5 月 26 日外院超声：右下腹可探及范围约 9.67 cm×1.95 cm 的强回声区，边界欠清，形态欠规则，内回声欠均匀。

2017 年 6 月 3 日外院 CT：右下腹及盆腔区结构紊乱合并斑片状高密度；右侧附件区低密度；盆腔肠系膜区密度增高。

2017 年 7 月 10 日当地医院 MRI：盆腔占位，考虑来源于卵巢、膀胱。

2017 年 7 月 10 日当地医院行膀胱镜检查和活检：膀胱三角区黏膜光滑，未见新生物，右侧输尿管口呈"裂隙"状，蠕动好，膀胱右侧壁及左侧壁可见多个滤泡状肿瘤，无蒂，基底宽大，表面可见坏死，基底部充血明显。活检病理诊断：被覆增生尿路上皮的疏松纤维结缔组织慢性炎症合并乳头增生。

2017 年 7 月 10 日当地医院肿瘤标志物：CA125 37.77 U/ml，其他指标在正常范围内。

2017 年 7 月 13 日我院增强 CT（图 9-1 和图 9-2）：阑尾切除术后改变，右下腹可见不规则软组织肿块影，周围可见多发渗出影，增强扫描呈不均匀强化，其内可见多发不规则低强化区，膀胱右侧壁及上壁受侵，局部膀胱壁不均匀增厚，增强扫描呈不均匀强化。双肾外形正常，肾实质未见异常密度影。双侧肾盂肾盏未见积水扩张。双侧输尿管走行大致正常，未见明显扩张或梗阻征象。子宫形态尚规则，前壁局部与膀胱肿块分界不清。腹盆腔未见明显肿大淋巴结影。盆腔内可见液体密度影。诊断：膀胱右侧壁及上壁广泛不规则肿块，首先考虑膀胱肿瘤性病变，侵犯右侧附件区可能性大，子宫前壁局部与膀胱肿块分界不清；阑尾切除术后改变。盆腔积液。

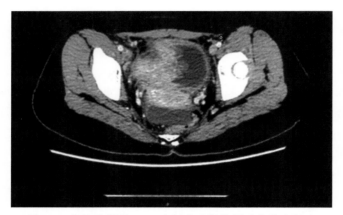

图 9-1　盆腹腔增强 CT。右侧盆腔肿物累及膀胱右侧壁

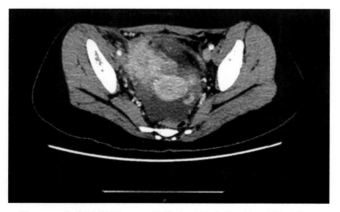

图 9-2　盆腹腔增强 CT。肿物内可见多发不规则低强化区

2017 年 7 月 13 日我院化验：血常规正常，肿瘤标志物正常，C 反应蛋白正常。

2017 年 7 月 14 日我院介入超声检查提示：1. 阑尾切除术后，右下腹可见不规则低回声区，考虑为炎症病变。2. 膀胱右侧壁改变，提示炎症后改变。介入超声科医生口述因患处血流较丰富，且与肠管结合紧密，不除外肠管粘连可能，故不宜穿刺活检。

2017 年肠镜未见异常。

【初步诊断】

①盆腔肿物性质待查。②阑尾切除术后。

【诊治经过】

患者于 2017 年 7 月 14 日行超声引导下细针穿刺活检示盆腔肿物为炎症或肿瘤，由于诊断不清，拟先行超声引导下细针穿刺活检，根据活检病理决定下一步治疗方案。介入超声科医生考虑病灶周围血供较丰富，且与肠管结合紧密，不除外肠管粘连可能，副损伤风险大，不宜穿刺活检，考虑炎症病变。

再次经妇科全科讨论，结合本病发病经过、临床症状、体征、辅助检查及相关文献复习，考虑患者为盆腔炎症病变可能性大，结合文献复习，其比较符合放线菌感染导致的盆腔放线菌病，故给予经验性应用抗生素治疗。

2017 年 7 月 17 日至 25 日予以注射用青霉素钠（480 万 IU）每 8 h 1 次静脉点滴抗感染治疗。

抗感染治疗 1 周后查体肿块无变化，仍有下腹隐痛和尿频。经多学科协作（multiple disciplinary team，MDT）讨论决定剖腹探查并根据病理结果决定下一步治疗方案。

患者于 2017 年 7 月 26 日在我院行全身麻醉下膀胱镜检查＋双侧输尿管 D-J 管置入术（预防性置入）＋开腹探查术＋盆腔肿物部分切除术＋盆腔粘连松解术，膀胱镜下见膀胱右侧壁呈多发性、广泛性水泡样隆起，突入膀胱，表面黏膜光滑，质地柔软；剖腹探查见右下腹有一质地坚硬的包块，与膀胱右后方连为一体，与右侧盆壁致密粘连，无缝隙，与大网膜疏松粘连，与子宫前壁下段和右侧前腹壁致密粘连。子宫大小正常，双侧附件区未见异常。分离包块周围的粘连，结扎粘连的大网膜，将肿物头端游离切除，送冰冻病理回报：纤维脂肪样组织内见脂肪坏死和灶性炎症细胞浸润。切除肿物大小约 4 cm，再次探查见肿物与右侧盆壁相连，与膀胱连为一体，因为继续切除有进入膀胱或损伤右侧盆腔大血管的可能，故未再继续切除。

术后病理（图 9-3）：（盆腔肿物）送检纤维脂肪样组织，胶原纤维及梭形细胞增生活跃，部分形成编织状及漩涡样排列，并散在急慢性炎症浸润，局灶见小脓肿。结合免疫组化、临床病史及术中所见，考虑为促结缔组织增生型/硬化型恶性间皮瘤。

图 9-3　术后病理

2017 年 7 月中国医学科学院肿瘤医院病理会诊：炎症所致的肌纤维母细胞增生性病变。

2018 年 1 月北京大学第三医院病理科会诊：急性化脓性阑尾炎继发穿孔及阑尾周围炎，伴周围软组织粘连和包裹，以及腹膜内肌纤维母细胞和间皮细胞的反应性增生，后者导致盆腔包块的临床表现，未见肿瘤性病变。

【术后诊断】

①盆腔炎症性肿物。②膀胱炎症性病变。③阑尾炎术后。

【术后治疗】

术后予以注射用青霉素钠（480 万 IU）每 8 h1 次静脉点滴抗感染治疗 1 周后出院，建议继续口服抗生素和中草药治疗慢性炎症。尿频和腹痛逐渐好转至消失。

2017 年 12 月 5 日尿频加重至北京清华长庚医院泌尿外科拟行手术治疗，经过全院多科室会诊，考虑手术难度大未予手术，于 12 月 27 日出院。

2018 年 1 月至北京大学第三医院就诊，妇科、泌尿外科和风湿免疫科多科会诊，完善一系列检查后不建议手术，建议激素治疗，患者未遵从医嘱。

2018 年 2 月至中国人民解放军总医院（301 医院）就诊，风湿免疫科建议不行激素治疗；泌尿外科就诊考虑炎症所致，建议回当地静脉点滴第三代头孢菌素抗感染治疗半个月再复查。

2018 年 3 月当地医院静脉点滴头孢他啶/头孢西丁和奥硝唑 20 天，并加理疗，尿频症状逐渐改善，住院 26 天后出院，继续中医理疗和中药治疗。

2018 年 6 月当地医院复查 MRI 提示：盆腔肿块完全消失，膀胱壁基本恢复正常，患者腹痛和泌尿系统症状消失，完全康复。

【病例讨论】

本例患者是一例酷似盆腔恶性肿瘤的盆腔炎症性疾病，病史长达 1 年之久，患者辗转到北京各大医院诊治，保守治疗效果很差，故患者多次要求手术治疗，但经多学科讨论后均慎重决定采用保守治疗，最终避免了可能的巨大手术创伤，最终结局良好，经长时间抗炎后治愈，理疗及中药治疗可能也发挥了一定作用。故在此讨论该盆腔炎性肿物病例。

患者为青年女性，17 岁，盆腔实性肿物，起病时伴有发烧，且发病前 3 个月有阑尾炎手术史，结合病史、体征和辅助检查，考虑炎症可能性大，试图行超声引导下穿刺活检，因肿瘤内部血供丰富，肿物周边与肠管结合密切，不除外粘连，而未能穿刺。抗感染治疗效果不佳，且患者肿物增长迅速，质地硬，固定，伴有体重下降，结合 MRI 和 CT 等辅助检查，不除外盆腔恶性肿瘤可能。该患者行剖腹探查的决定是正确的，但对于当时的保守性手术（盆腔肿物部分切除），是否行根治性切除手术仍存顾虑，考虑到术中病理为炎症病变，继续行根治性切除手术风险大，故行保守性手术，从患者最后的转归来看，保守性手术的决定是绝对正确的。

患者的病史之长，在临床中很少见。患者于 2018 年底再次出现尿频症状加重，辗转北京各大医院继续诊治。各医院均积极组织多学科会诊，考虑炎症性疾病，未行进一步手术治疗。若行膀胱手术，由于肿物和右侧盆壁关系密切，故术中大出血风险大，且膀胱受累约占 2/3，故若要切除病灶，会切除大部分膀胱，右侧输尿管也需进行较大创伤的手术。

因此各大医院均未行更进一步的手术治疗。该患者经过积极的长期抗感染治疗，并配合一段时间的理疗和中药治疗后症状消失，病灶也逐渐消失。总病程长达 12 个月。

本病的发病经过、临床症状和体征酷似盆腔恶性肿瘤，而长期抗感染治疗有效非常接近盆腔放线菌病，但最终病理不能提供支持，故未能诊断该病。鉴于该病例和盆腔放线菌病发病的相似性，在此进行简单的文献复习。

放线菌病是一种罕见的、慢性的、具有破坏性和侵袭性的革兰氏阳性细菌感染（Dehe，2018）。放线菌因其导致化脓性和肉芽肿病变，常会在病灶处出现粘连，并可形成纤维包块，所以酷似肿瘤（Garcia-Garcia，2017）。因为其发病率较低，所以常被误诊。放线菌病通常从口腔或腹腔扩散（Mishra，2018）。感染病灶的病理学对于放线菌病的诊断具有重要意义，镜下发现的"硫黄颗粒"是诊断放线菌病的金标准（Valour，2014）。目前放线菌病的治疗仍沿用 1960 年的方法，即大量、长期应用抗感染药物，以期利用大剂量药物穿透脓肿包壁，杀灭硫黄颗粒核心部分的细菌，彻底杀灭放线菌，长期服用药物既可以有效维持药效，又可预防疾病复发（Atad，1999）。该病例与盆腔放线菌病的相似处很多，如具有阑尾脓肿切除的诱因，有多种细菌继续在盆腔扩散导致病变的机会；形成了盆腔实性质硬肿物，探查术中盆腔粘连严重，病程很长，抗感染治疗有效等；但由于缺乏病理支持，仅诊断为盆腔炎症反应性病变。

该患者病程中支持炎症的证据较多，如发病初始时有发烧（38℃左右），伴有血象增高，白细胞达 10×10^9/L；最重要的是膀胱镜下活检病理为炎症，且剖腹探查切除大小为 4 cm 的实性肿块，病理经过多个医院会诊仍然考虑为炎症反应。故虽反复就诊，但未进行进一步手术，经过抗感染治疗，取得肿物消失治愈的结局。综上，在临床工作中应对类似的病例提高警惕，牢记这类高度酷似盆腔恶性肿瘤的盆腔炎性疾病，其以盆腔放线菌病最为典型，长期抗感染治疗有效，故切勿急于进行创伤性大的破坏性手术，正如该患者若进行膀胱部分切除手术和输尿管再植手术，其破坏性巨大，且相应的术后并发症会很多很重。同样，虽然不能明确该患者的病因，但还是考虑和阑尾脓肿手术有关，故进行类似阑尾脓肿手术时应保持无菌操作、充分冲洗和彻底盆腔引流，减少后续盆腔感染的发生。

【专家点评】

该例患者为特殊的盆腔感染，以盆腔实性肿物为最主要表现，多个方面酷似盆腔恶性肿瘤，病程长，抗感染治疗效果非常缓慢但有效。故临床中需要在盆腔恶性肿瘤的鉴别诊断中考虑到此类特殊的感染性疾病，如盆腔放线菌病或其他未明确病原体的炎症性疾病。在这些临床患者中，多数有阑尾炎手术史，且发病于阑尾手术后。故在取得病理学证据除外恶性肿瘤后，宜给予足量、规范和长期的抗感染治疗，配合理疗或中药治疗，手术以取得病理样本为主要目的，不建议进行破坏性大的手术。同时提醒普外科同仁在进行阑尾炎手术时应抓住最佳手术时机，术中尽量充分冲洗盆腔，保留引流，减少术后继发类似盆腔炎症性疾病的风险。

（中日友好医院　张庆霞　陈庆云　阳艳军　王杨）

参考文献

Atad J，Hallak M，Sharon A，et al. Pelvic actinomycosis. Is long-term antibiotic therapy necessary? J Reprod Med，1999，44（11）：939-944.

Dehem J，Deloose S，Feys C. Rare case of male pelvic actinomycosis. J Belg Soc Radiol，2018，102（1）：16.

Garcia-Garcia A，Ramirez-Duran N，Sandoval-Trujillo H，et al. Pelvic Actinomycosis. Can J Infect Dis Med Microbiol，2017，2017：9428650.

Mishra A，Prabhuraj AR，Bhat D，et al. Intracranial actinomycosis presenting as aparenchymal mass lesion：acase report and review of literature. World Neurosurgery，2019，122：190-194.

Valour F，Senechal A，Dupieux C，et al. Actinomycosis：etiology，clinical features，diagnosis，treatment，and management. Infect Drug Resist，2014，7：183-197.

病例 10 直肠癌合并盆腔脓肿 1 例

【病历摘要】

患者女，52 岁，直肠恶性肿瘤合并盆腔感染。

主诉： 下腹痛 2 天，加重半天。

现病史： 患者于入院前 2 天无明显诱因突发全腹疼痛，以下腹正中为著，呈持续性，可间断缓解，无恶心、呕吐、腹泻、尿频、尿急等不适。入院前 1 天阴道少量出血，入院前半天腹痛加重，急诊来院。发病以来精神食欲差、二便及体重无明显变化。

既往史： 体健。

月经婚育史： 初潮 13 岁，既往月经规律，近两年来月经周期 3～6 个月，经期 6 天，末次月经：2015 年 6 月 10 日，痛经（一）。G3P1。工具避孕。

家族史： 否认家族遗传史及肿瘤病史。

【体格检查】

患者身高 160 cm、体重 51.5 kg，入院呈痛苦面容，T 39℃，P 115 次/分，BP 117/75 mmHg，心肺（一），全腹肌紧张，压痛（＋），反跳痛（＋），移动性浊音（一）。

妇科检查：外阴：已婚经产式；阴道：通畅，少许血性分泌物；宫颈：光滑，举痛（＋）；子宫前位，宫体饱满，压痛（＋）；双侧附件区压痛（＋），扪诊不满意。

【辅助检查】

妇科经阴道超声（2015 年 10 月 20 日）：子宫肌壁间肌瘤，较大者位于右侧壁，约 4.0 cm×3.1 cm，内膜显示不清。双侧附件区低回声包块，左侧约 5.1 cm×4.1 cm，其内可见血流信号，右侧约 4.7 cm×3.1 cm。盆腔内液性暗区，约 7.0 cm×1.7 cm，其内透声较差。

腹部 B 超（2015 年 10 月 20 日）：阑尾区未见异常，盆腔积液。

血常规（2015 年 10 月 20 日）：白细胞 $6.46×10^9$/L，中性粒细胞百分比 97.9%，血红蛋白 116 g/L，血小板 $314×10^9$/L。

【初步诊断】

①急性盆腔腹膜炎。②双侧附件区占位：双侧输卵管积脓？输卵管卵巢脓肿？③阴道出血原因待查。④围绝经期。

【诊治经过】

患者入院后监测生命体征、感染指标、肿瘤标志物等，予第三代头孢菌素 3 g 每日 2 次＋奥硝唑 0.4 g 每日 2 次抗感染治疗，请外科会诊：考虑急性盆腔炎。

　　入院第一天（2015 年 10 月 21 日）患者腹痛明显缓解，体温波动于 37.4～38.1℃，全腹肌紧张，压痛、反跳痛（＋）。血常规：白细胞 9.42×10⁹/L，中性粒细胞百分比 97.9%，C 反应蛋白 224.3 mg/L，降钙素原 42.13 ng/ml。血 β-人绒毛膜促性腺激素（human chorionic gonadotropin，hCG）＜5 IU/L。肿瘤标志物：CA125 51.6 U/ml，癌胚抗原（carcinoembryonic antigen，CEA）72.58 ng/ml，CA19-9、CA153、甲胎蛋白（α-fetoprotein，AFP）均正常。

　　入院第二天（2015 年 10 月 22 日）患者主诉腹痛减轻，腹泻 4 次，体温波动于 37.0～38.7℃，全腹肌紧张，压痛、反跳痛（＋）。血常规：白细胞 15.65×10⁹/L，中性粒细胞百分比 92.80%，C 反应蛋白 337.9 mg/L，降钙素原 22.32 ng/ml。两次粪便常规提示：棕色稀便；镜检白细胞（4～15）/HP，镜检红细胞（10～25）/HP。考虑可能与炎症刺激肠道有关，给予双歧杆菌三联活菌（培菲康）治疗。

　　入院第三天（2015 年 10 月 23 日）患者主诉腹痛轻，排稀便 1 次，体温 36.1～39.3℃，全腹肌紧张，压痛、反跳痛（＋）。血常规：白细胞（13.0～13.94）×10⁹/L，中性粒细胞百分比 92.8%～97.3%。C 反应蛋白 225.2～270.8 mg/L；降钙素原 13.20～8.14 ng/ml。液基薄层细胞学检查（thin-prep cytology test，TCT）及 HPV 检查无明显异常。入院时血培养提示无细菌生长。阴道分泌物培养为凝固酶阴性葡萄球菌，咽拭子为正常菌群。再次进行血培养（后提示无细菌生长）。妇科超声：子宫多发肌瘤，内膜厚度 0.4 cm；左侧附件区可见混合回声，范围约 5.4 cm×3.9 cm，内可见管状无回声，透声差，彩色多普勒血流图（color Doppler flow imaging，CDFI）示混合回声内可见血流信号，RI 0.64。该混合回声较固定，活动度差。右侧附件区可见条状低回声，范围约 5.2 cm×1.5 cm。盆腔液性暗区，范围约 4.5 cm×2.4 cm，其内透声差（图 10-1 和图 10-2）。胃肠道及阑尾区域超声：上腹部肠管增宽，最宽处直径约 4.4 cm；肠间隙积液约 6.3 cm×3.0 cm；阑尾未见明显肿大。血气分析大致正常。

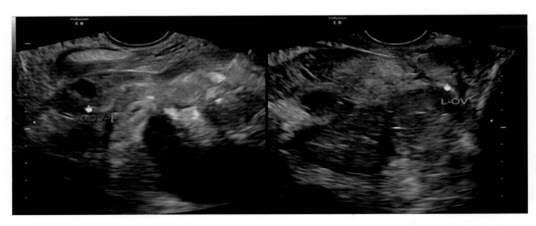

图 10-1　超声提示双侧附件图像

　　入院第四天（2015 年 10 月 24 日）患者腹痛加重，无排气、排便。T 39.3℃，P 120 次/分，BP 130/70 mmHg，R 20 次/分，双肺呼吸音急促，全腹压痛、反跳痛，移动性浊音（＋），肠鸣音弱。血常规：白细胞（15.02～15.23）×10⁹/L，中性粒细胞百分比 89.3%～92.8%；C 反应蛋白 223.1～193.1 mg/L；降钙素原（5.08～7.01）ng/ml。腹

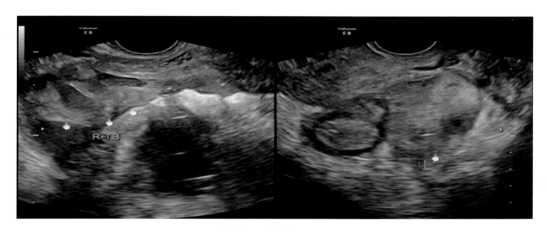

图 10-2　超声提示输卵管及盆腔包块图像

部 CT：考虑肠梗阻和腹膜炎，符合盆腔脓肿改变，部分囊性结构内似可见少许气状影（肠腔影？产气杆菌感染？消化道穿孔？），肝右叶低密度病灶，肠管节段扩张。

【术前诊断】

①盆腔脓肿。②急性盆腔腹膜炎。③麻痹性肠梗阻。④围绝经期。

【诊治经过】

使用第三代头孢菌素联合奥硝唑抗感染治疗，但炎症控制效果不佳，改为美罗培南（海正美特）＋依替米星抗感染治疗，并立即行腹腔镜探查＋脓肿切开引流术。

患者于 2015 年 10 月 24 日在腹腔镜下行盆腔粘连松解＋盆腔脓肿引流＋右侧卵巢活检术。术中所见：大网膜充血水肿、糟脆，紧密粘连于盆腹腔脏器表面，可见脓苔；大网膜覆盖下的肠管胀气明显，以乙状结肠为著，并与子宫、附件致密粘连；直肠子宫陷凹（道格拉斯腔）完全封闭；盆腔内可见游离脓液约 300 ml，吸出脓液行细菌培养＋药敏试验。子宫外形不规则，前壁可见直径 3 cm 肌瘤样结节凸起。小心分离肠管与附件的致密粘连，见双侧输卵管明显充血增粗、扭曲变形，并与同侧卵巢粘连成团，与侧盆壁、子宫后壁致密粘连；分离输卵管、卵巢粘连时均流出大量脓液；右侧卵巢组织局部色白，糟脆，左侧卵巢外观尚可。取部分右侧卵巢组织送病理检查；取脓液行分泌物培养；充分冲洗盆腔，并放置盆腔引流。

【术后诊断】

①输卵管卵巢脓肿。②盆腔多发脓肿。③急性盆腔腹膜炎。④麻痹性肠梗阻。⑤围绝经期。

【术后治疗】

强力抗感染（美罗培南＋万古霉素）。保留胃肠减压，支持治疗，充分引流。多脏器功能监测及维护。

　　术后第四天（2015 年 10 月 28 日）患者大便 3 次，稀便，伴有血丝。粪便常规：不消化便，镜检白细胞 5 个/HP，红细胞 50 个/HP。追问病史：患者发现大便习惯改变半年余，由每日 1 次黄色软便变为每日 3 次黄色稀便，肉眼未见脓血，无饮食及体重变化。给予口服益生菌治疗，更换抗生素（头霉素＋替硝唑）治疗。

　　患者反复出现便血时，须警惕！完善盆腔 MRI、PET-CT。请外科再次会诊。PET-CT：①盆腔多发肿瘤灶可能性大（较大者位于左侧乙状结肠移行部周围，大小 3.3 cm×5.4 cm）。②肝右叶肿瘤灶转移可能。③右侧髂血管旁结节，考虑为转移瘤可能。④双侧胸腔少量积液。恶性肿瘤：妇科？外科？盆腔 MRI 平扫＋增强：①乙状结肠异常对比增强，考虑恶性占位，结肠癌，伴肠梗阻可能（乙状结肠壁不规则增厚，最厚处 2.5 cm，局部管腔狭窄）。②双侧附件区异常对比增强，考虑炎症性改变，左侧附件区病灶与乙状结肠病灶关系密切。③腹盆腔内多发脓肿，盆腔积液。④子宫肌层及左侧阔韧带内肌瘤（图 10-3 和图 10-4）。

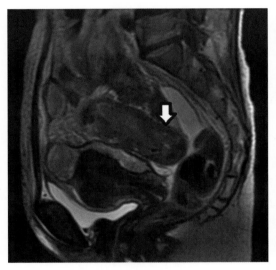 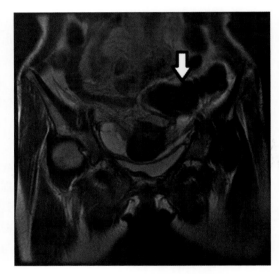

图 10-3　盆腔 MRI 矢状面　　　　　　　　图 10-4　盆腔 MRI 冠状面

　　术后第五天（2015 年 10 月 29 日）病理结果回示：（右侧卵巢部分囊壁）纤维结缔组织内可见中分化腺癌浸润。免疫组化：CK20（＋），CK7（－），CA125（－），Calretinin（－），CAM5.2（＋），Ki-67（40％＋）。P53（＋），Pax8（－），WT-1（－），P16（个别＋），CDX-2（＋）。

　　协和医院病理科会诊：（右侧卵巢）纤维组织内见腺癌浸润。修正思路：考虑存在盆腔多发转移癌、盆腔多发脓肿。肿瘤原发灶不除外源自于乙状结肠，存在盆腔脓肿为乙状结肠穿孔所致的可能性。

　　2015 年 11 月 5 日复查肿瘤标志物：CA125 214 U/ml，CEA 145.14 ng/ml，CA19-9、CA153、AFP 均正常。

　　肠镜检查提示：肛门上方 15 cm 处可见病灶，病理提示中分化腺癌。

【最终诊断】

①直肠癌Ⅲ期。②盆腔多发转移癌。③盆腔多发脓肿。

【治疗】

外科继续治疗，辅助化疗 2～3 个疗程后，评估并选择手术时机及范围。

【病例讨论】

据文献报道，结直肠癌穿孔的发生率为 1.7％～9.5％，直肠癌癌性穿孔是指癌肿部位坏死、破溃穿孔，常见于溃疡型癌（Badia，1987）。在穿孔周围形成脓肿后其病理改变属于亚急性穿孔，盆腔脓肿形成后，患者症状无特殊，体征不明显，因此较难做出正确诊断，易误诊。姚远等认为以下几方面对明确诊断很有帮助：①年龄较大，有血便或黏液脓血便。②慢性腹痛逐渐加重，甚至急剧恶化。③B 超提示盆腔包块或有积液。④肠镜提示直肠肿瘤（姚远，2002）。

急性盆腔炎包括急性子宫内膜炎、子宫肌炎、急性输卵管炎、输卵管积脓、输卵管卵巢脓肿、急性盆腔结缔组织炎及盆腔腹膜炎。由于盆腔较小，单个脏器的炎症往往会累及其他部位，其治疗原则也一致，故诊断上统称为急性盆腔炎。盆腔炎症性疾病的最低标准是宫颈举痛、子宫压痛或附件区压痛；特异标准是子宫内膜活检组织学证实子宫内膜炎，阴道超声或 MRI 检查显示输卵管增粗、输卵管积液，伴或不伴有盆腔积液、输卵管卵巢肿块，或腹腔镜检查发现盆腔炎症性疾病征象。据国外报道，按临床诊断标准诊断的盆腔炎与采用腹腔镜诊断的盆腔炎符合率仅为 65％，12％为其他疾病，包括急性阑尾炎、盆腔内出血及子宫内膜异位症，23％未发现盆腔病理改变。

盆腔脓肿感染灶可能是局部或多灶性，症状可以从很轻微至严重，临床表现复杂多样又无特异性，易造成误诊（张宇迪，2012）。有报道显示，43 例盆腔脓肿中误诊 16 例，误诊率 37.2％（郝增平，2007）。临床上当遇到无明显诱因的盆腔炎征象时，需重视病史采集，包括精神、饮食、睡眠、大小便、体重变化情况。恶性肿瘤的腹痛病史均较长，慢性盆腔痛可能是慢性盆腔炎，也可能存在其他恶性肿瘤变性坏死合并感染，本例患者因反复出现便血情况，考虑到不能排除胃肠道来源的疾病，因此对于病程长而症状和体征类似妇科慢性盆腔炎急性发作的患者，应引起重视。

依据该患者初诊时的病史、体征、辅助检查，应与乙状结肠癌、直肠癌、卵巢输卵管肿瘤、胃肠道炎症相鉴别。梳理本例患者病史：发现大便习惯改变半年余，由每日 1 次黄色软便改变为每日 3 次黄色稀便，肉眼未见脓血，无饮食及体重变化。以急性腹痛就诊，因盆腔脓肿行腹腔镜下盆腔粘连松解＋盆腔脓肿引流＋右侧卵巢活检术，病理提示中分化腺癌。术后持续大便，每日 1～3 次，粪便常规提示异常，CEA、CA125 升高。盆腔 MRI 示乙状结肠壁不规则增厚，最厚处 2.5 cm，局部管腔狭窄。盆腔及双侧附件区多发异常信号。PET-CT：盆腔多发氟代脱氧葡萄糖（fluorodeoxyglucose，FDG）摄取增高灶，较大者位于左侧乙状结肠移行部周围，大小 3.3 cm×5.4 cm。最终肠镜确诊为直肠癌Ⅲ期（中分化腺癌）。

【专家点评】

　　盆腔脓肿是以厌氧菌为主要病原体的急性盆腔结缔组织炎，可引起腹腔弥漫性炎症，不及时治疗可导致败血症、脓毒血症、休克等。该病宜给予抗生素药物治疗为主的综合治疗，必要时手术切开引流或清除脓肿。该病例抗感染治疗效果差，遂行腹腔镜下脓肿切开引流，术中取少许病灶组织送检，病理提示为恶性肿瘤，为我们后续的诊疗打开了新思路。

（北京世纪坛医院　刘杨　龚萍　白文佩）

参考文献

郝增平，吴珊珊，常桂英. 盆腔脓肿 43 例临床分析. 中国现代医药杂志，2007，9（9）：29-31.

姚远，万进，林锋，等. 直肠癌癌性穿孔及盆腔脓肿的外科治疗. 广东医学，2002，23（10）：1050-1051.

张宇迪，李慧，卢丹. 盆腔脓肿病例误诊分析并文献复习. 中国临床医生杂志，2017，45（12）：93-95.

Badia JM. Colon cancer perforation with 36 cases review. In J Colorectal Dis，1987，（21）：187.

病例 11 特殊稽留流产 1 例

【病历摘要】

患者女，22 岁。

主诉：停经 83 天，间断性下腹痛 30^+ 天，加重 8 天。

现病史：患者平素月经规律，4 天/28 天，末次月经：2017 年 6 月 5 日，停经 30 天查尿 hCG（＋），并开始出现间断性下腹痛，2017 年 7 月 7 日昌平区妇幼保健院 B 超：胎囊 1.4 cm×1.0 cm×0.9 cm，2017 年 8 月 6 日 B 超示：胎囊 3.8 cm×2.6 cm×2.4 cm，可见卵黄囊，胎芽 0.5 cm，未见胎心搏动，提示 6^{+5} 周。考虑自然流产，建议患者清宫，患者及家属拒绝。2017 年 8 月 21 日自觉下腹痛加剧，无阴道出血。再次就诊于昌平区妇幼保健院复查 B 超：宫腔内见胎囊 2.9 cm×2.8 cm×2.0 cm，见似胎芽组织约 0.4 cm，未见胎心搏动。胎囊后 2.9 cm×2.4 cm 不均回声，考虑出血？查血 hCG：13357 IU/L。患者选择住院治疗。于昌平区妇幼保健院予米非司酮＋米索前列醇配伍行药物流产，下腹痛较前加重，无阴道出血。2017 年 8 月 24 日复查 B 超：宫腔内可见 3.0 cm×3.0 cm×1.4 cm 非纯囊液区，隐约见卵黄囊，未见胎心搏动。宫底见 3.9 cm×2.6 cm×2.8 cm 非纯囊区，子宫肌层组织疏松，见粗大血管，肌层血管最粗内径为 1.0 cm，复查血 hCG：5388 IU/L，2017 年 8 月 25 日复查 B 超：宫腔下段不均回声（7.5 cm×5.4 cm×6.3 cm），内见 2.5 cm×2.6 cm×2.2 cm 胎囊回声，周围见丰富血流信号，最粗 1.0 cm。于 2017 年 8 月 28 日转诊我院（北京大学人民医院），查血 hCG：4143.10 IU/L，彩超提示：子宫下段到宫颈膨大范围 6.3 cm×7.6 cm×7.0 cm，距宫颈外口 1.0 cm，前后宫壁增厚 2.5 cm，内均为血窦区，最大直径 1.0 cm，达浆膜层。以"稽留流产"收住我院计划生育科。

既往史：体健，无肝炎、结核病史。

月经婚育史：2016 年因双侧输卵管粘连于河南省周口市博爱医院行腹腔镜下双侧输卵管通液术。G1P0。

【体格检查】

T 36.2℃，R 17 次/分，P 82 次/分，BP 109/65 mmHg，一般状况好，心肺（－），腹平软，下腹无压痛、反跳痛。妇科检查：外阴：已婚未产型，阴道：通畅，穹窿正常，少量白色分泌物。宫颈口紧闭，无出血。子宫前位，妊娠 6 周大小，质软，轻压痛，双侧附件区未及包块。

【辅助检查】

血常规：白细胞 $6.40×10^9$/L，中性粒细胞百分比 59.1%，血红蛋白 133 g/L。

经阴道超声检查（2017 年 8 月 28 日）：子宫前位变形，子宫下段到宫颈膨大，子宫上段 4.0 cm×5.4 cm×4.6 cm，表面不平，回声不均，宫腔上段内膜厚 0.4 cm，宫腔下段囊实性范围 4.4 cm×3.9 cm×3.4 cm，片状实性区直径 3.0 cm，宫腔前壁到宫颈管内偏低不均回声区 3.7 cm×3.6 cm×1.7 cm，未见妊娠囊。子宫下段到宫颈膨大范围 6.3 cm×7.6 cm×7.0 cm，距宫颈外口 1.0 cm，前后宫壁增厚 2.5 cm，内均为血窦区，最大直径 1.0 cm，达浆膜层。双侧卵巢（一），盆腔游离液（一），CDFI：子宫血流信号丰富，子宫动脉 RI 0.61，PI 1.08，宫壁滋养层血流信号 RI 0.31，PI 0.37。检查结论：子宫增大充血（滋养细胞肿瘤待排）；宫腔下段到宫颈管内不均回声待查（稽留流产？积血？），见图 11-1。

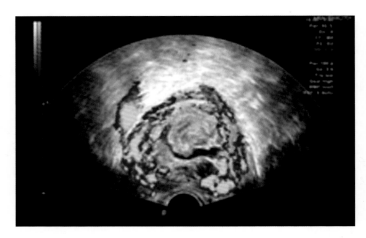

图 11-1　超声。宫腔下段到宫颈管内不均回声待查，血供丰富（稽留流产？积血？）

【初步诊断】

稽留流产。

【诊治经过】

2017 年 8 月 28 日予甲磺酸左氧氟沙星（利复星）＋奥硝唑静脉滴注抗感染，米非司酮 50 mg，每日 2 次口服。

2017 年 8 月 29 日予头孢哌酮钠舒巴坦钠（舒普深）＋奥硝唑静脉滴注抗感染，米非司酮 50 mg，每日 2 次口服。

2017 年 8 月 30 日予甲氨蝶呤 75 mg 肌内注射 1 次，米非司酮 50 mg，每日 2 次口服。治疗期间无腹痛，无阴道流血及其他不适主诉。2017 年 8 月 30 日血 hCG：2479.59 IU/L，2017 年 9 月 4 日血 hCG：1478.85 IU/L。2017 年 9 月 1 日复查 B 超无明显变化。

2017 年 9 月 5 日转入妇科，2017 年 9 月 6 日行双侧子宫动脉及髂内动脉异常分支超选择性栓塞术（图 11-2）。

2017 年 9 月 6 日 CT：子宫体饱满，子宫壁增厚，腔内密度混杂，见点状气体密度影，液性密度影及片状出血密度影，增强扫描动脉期增厚子宫壁内点线状强化，静脉期强化范围加大，以内膜为著，呈片状强化。影像学结论：子宫动脉栓塞术后，子宫腔内密度混杂，内合并少量出血，子宫壁肌层内血管丰富，请结合临床。盆腔 MRI：子宫明显增大，宫壁增厚，增强扫描示明显不均匀强化，宫壁内多发血窦呈迂曲走行，增强扫描示明显强化；宫腔下段到宫颈管内不规则长 T1 长 T2 信号影，增强扫描未见明显强化；宫腔内片

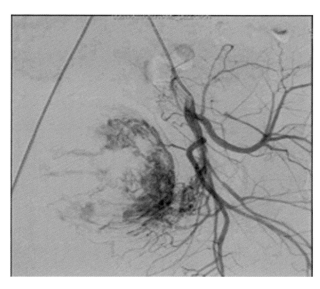

图 11-2　第一次子宫动脉栓塞（2017 年 9 月 6 日）。双侧子宫动脉明显增粗、迂曲，分支增多，可见大量血窦，并见多发髂内动脉分支发出侧支血管向子宫供血，左侧为著

状短 T1 长 T2 信号影，宫腔内另类圆形长 T1 长 T2 信号影，大小约 3.2 cm×3.0 cm，均未见明显强化。宫旁可见大量迂曲走行血管影，增强扫描部分未见强化。双侧附件区未见异常信号影及强化。扫及肠管未见明显异常。膀胱充盈欠佳，膀胱腔内见球囊。盆腔未见肿大淋巴结影。

2017 年 9 月 7 日行脊椎麻醉（腰麻）下超声引导下宫腔组织钳夹术及宫腔球囊压迫术。术前先行双侧输尿管置管术，后在超声引导下手术，宫腔出血较多，以宫颈管为重，予缩宫素 20 U 宫颈注射，出血仍较多，给予垂体后叶素 6 U 稀释至 20 ml 后宫颈注射，继续超声引导下吸宫，共吸出组织物 50 g，宫腔内留置尿管，尿管球囊内充水 30 ml，压迫子宫下段及宫颈管，出血明显减少，术中出血 500 ml。

2017 年 9 月 8 日血 hCG：186.87 IU/L。

2017 年 9 月 12 日复查 B 超：子宫下段到宫颈膨大区内均为血窦区，最大直径 1.2 cm，达浆膜层。血 hCG：67.35 IU/L。

患者于 2017 年 9 月 12 日出院。术后病理回报：（宫腔残余物）绒毛及蜕膜组织，部分伴变性及坏死（图 11-3）。

【术后诊断】

稽留流产伴感染。

【术后治疗】

患者出院后阴道仍有持续性出血，量少，色红，不伴有腹痛、发热等不适。2017 年 9 月 18 日 16:00 突然出现阴道出血增多，色鲜红，量约 300 ml，伴少量血块。不伴腹痛、腹胀、发热、咳嗽等不适，无肛门坠胀感。至我院急诊就诊，查血 hCG：39.67 IU/L，查 B 超：宫壁可见一圈血窦形成，范围 1.6 cm×1.0 cm，宫腔下段中低不均回声范围为 1.4 cm×2.3 cm×1.2 cm。以"宫腔残留"收入院。

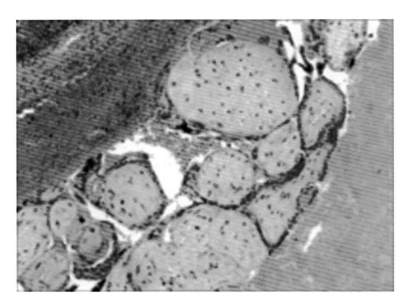

图 11-3　术后病理。绒毛及蜕膜组织，部分伴变性及坏死

患者入院后予止血、抗感染治疗后（氨甲环酸、米非司酮 5 mg 每日 2 次），出血逐渐减少。2017 年 9 月 20 日复查彩超：宫壁可见一圈血窦形成，范围 1.6 cm×1.0 cm，宫腔下段内非纯囊实不均回声区范围 3.5 cm×3.4 cm×2.5 cm，片状中等实性区直径 2.4 cm，距外口 1.5 cm。入院后病情平稳，无明显出血，继续予米非司酮 50 mg 每日 2 次口服，出院随诊。

2017 年 9 月 24 日无明显诱因再次出现大量阴道流血，色鲜红，量约 500 ml，伴少量血块，不伴腹痛、腹胀、发热。查血 hCG：36.66 IU/L。给予止血、补液及抗感染治疗。激素六项检查（2017 年 9 月 27 日）：黄体生成素（luteinizing hormone，LH）5.59 IU/L，卵泡刺激素（follicle-stimulating hormone，FSH）5.20 IU/L，雌二醇（estradiol，E2）58.34 pg/ml，孕酮（progesterone，P）2.18 ng/ml，催乳素（prolactin，PRL）13.05 ng/ml，睾酮（testosterone，T）1.63 nmol/L。

患者于 2017 年 9 月 27 日再次行双侧子宫动脉及髂内动脉异常分支超选择性栓塞术（图 11-4）。2017 年 9 月 28 日介入术后（清宫术前）复查经阴道超声：子宫前位 6.4 cm×5.2 cm×5.1 cm，表面平，回声不均，宫壁可见一圈血窦形成，宫腔上段内膜厚 0.5 cm，宫腔下段中低不均回声范围 2.5 cm×3.0 cm×2.3 cm，内有散在强回声，最大直径 0.7 cm。双侧卵巢（－）。盆腔游离液 0.4 cm。CDFI：子宫血流信号增多，子宫动脉 RI 0.55，PI 0.84，宫壁血窦形成，血流信号 RI 0.35，PI 0.45。

患者于 2017 年 9 月 28 日行宫腔镜检查术＋宫腔组织钳夹术及宫腔球囊压迫术。术后病理回报：（宫腔刮出物）变性坏死组织中可见退变绒毛组织。术后无明显阴道出血，考虑患者病情平稳，于 2017 年 9 月 30 日出院。

随访情况：2017 年 10 月 9 日复查血 hCG：1.56 IU/L，复查 B 超：单层内膜厚 0.3 cm，宫腔上段液性分离 0.6 cm，宫腔下段液性分离 0.8 cm，宫腔内片状中等回声区直径 1.4 cm。无阴道出血。术后激素六项检查（2017 年 10 月 10 日）：正常。

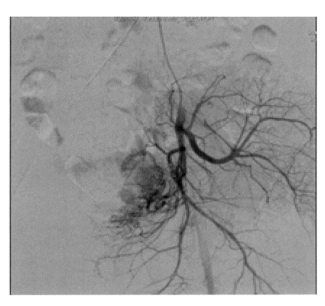

图 11-4　第二次子宫动脉栓塞（2017 年 9 月 27 日）。双侧子宫动脉明显增粗、迂曲，分支增多，可见大量血窦，并见多发髂内动脉分支发出侧支血管向子宫供血

【病例讨论】

　　稽留流产是一种特殊的流产类型，由于胚胎在宫内稽留的时间较长，可能会导致患者凝血功能出现异常，当胚胎组织发生机化后，会和子宫粘连在一起，容易产生感染、出血等多种并发症。该患者 2017 年 7 月 7 日超声诊断为"胚胎停止发育"，因个人因素未及时清宫，直至 6 周后才住院行药物流产，此时药物治疗效果不明显，超声等影像学检查均提示稽留流产伴感染，转入我院后给予抗生素静脉输液并同时继续药物流产。因药物流产未成功，而行双侧子宫动脉及髂内动脉异常分支超选择性栓塞术，栓塞后行超声引导下清宫术。术后给予止血、抗感染治疗。出院后患者仍持续阴道出血，并出现 2 次阴道大出血，第一次清宫术后 2 周后因阴道大出血、超声提示宫腔残留而再次住院，行双侧子宫动脉及髂内动脉异常分支超选择性栓塞术，栓塞后行宫腔镜宫腔残留病灶去除术。在该患者的治疗过程中，共进行 2 次双侧子宫动脉及髂内动脉异常分支超选择性栓塞术，减少了后续清宫术和宫腔镜手术发生不可控阴道出血的可能性。目前，子宫动脉栓塞是妇产科保全子宫行之有效的止血方法之一，其作用及优势包括：①栓塞双侧子宫动脉可阻断妊娠囊血供，使胚胎缺血、缺氧，胚胎组织萎缩、坏死，从而减少后续清宫术的出血风险。②在合并大出血时，可准确了解盆腔动脉出血部位及情况，直接对出血的血管进行栓塞。③动脉栓塞时的栓塞剂采用中效吸收性明胶海绵颗粒，可有效进行栓塞止血，且吸收性明胶海绵通常可在 14～21 天被吸收，从而使被阻塞的子宫动脉恢复再通，子宫功能不受影响（周应芳，2014；王秀丽，2009）。

【专家点评】

　　稽留流产若不及时清宫，容易伴发宫腔感染。治疗时应在积极抗感染的基础上及时清宫，但发生宫腔感染时直接清宫可能会引起难以控制的大出血，可在子宫动脉栓塞后进行超声引导下清宫术。术后仍需密切随访，若再次发生阴道出血，仍需积极诊治，以求保全子宫。

（北京大学人民医院　祝洪澜　梁旭东）

参考文献

王秀丽，黄美琴，蒋联群．双侧子宫动脉栓塞术应用于子宫下段妊娠的治疗与护理．中国妇幼保健，2009，24（11）：1594-1595．

周应芳，杨慧霞．重视剖宫产术后子宫瘢痕妊娠的预防和处置．中华妇产科杂志，2014，49（1）：3-5．

病例 12　宫颈原位腺癌盆腔腹膜外转移分化 1 例

【病历摘要】

患者女，49 岁，体检发现左侧附件区包块，腹腔镜探查为盆腔腹膜外肿块，术后病理证实为宫颈来源恶性肿瘤并呈多样性分化，目前没有相应分期标准。

主诉：体检发现左侧附件区包块 12 天。

现病史：入院前 12 天常规体检查超声提示："左侧附件区包块，约 54 mm×50 mm，不均质强回声，外形欠规则，其内可见点状低回声及动脉血流信号，卵巢癌可能"。肿瘤标志物提示 CA125＞5111 U/ml，CEA 222 ng/ml。患者未感特殊不适。门诊以"盆腔包块待查：卵巢癌？"收入院。近 2 个月内体重减轻 2 kg。

既往史：乙肝表面抗原阳性病史 20 余年，肝功能间断异常；2013 年因宫颈上皮内瘤变（cervical intraepithelial neoplasia，CIN）Ⅲ级累及腺体行宫颈锥切术。

月经婚育史：平素月经规律，5 天/30 天，量中，无痛经，末次月经：2018 年 6 月 16 日。G3P1，足月阴道分娩 1 次，人工流产 2 次。

家族史：否认家族遗传史及肿瘤病史。

【体格检查】

患者生命体征平稳，一般情况好，心、肺、腹查体无异常。专科查体：阴道、宫颈、宫体均未及异常，左侧附件区可及一约 5 cm×5 cm 实性包块，靠近左侧盆壁，与盆壁界限欠清，活动差，压痛（−）；右侧附件区未及异常。

【辅助检查】

盆腔超声（2018 年 6 月 12 日）：子宫前位，形态正常，大小约 53 mm×60 mm×37 mm，子宫肌层回声均匀，子宫内膜厚约 9 mm，宫腔内可及中强回声，大小 12 mm×6 mm，CDFI：周边可见血流信号，PS 30.2 cm/s，RI 0.66；宫颈管扩张，宽约 9 mm，内可见少量不规则低回声，可见分隔；左侧附件区包块约 54 mm×50 mm，不均强回声，外形欠规则，其内可见点状低回声及动脉血流信号，卵巢癌？右侧卵巢大小 27 mm×28 mm，内可见无回声，大小 25 mm×14 mm，后方回声增强，意见：左侧附件区占位性病变（卵巢癌？）；子宫内膜息肉？恶性病变待除外；宫颈管内低回声；右侧卵巢囊肿。

盆腔 MRI（2018 年 6 月 23 日）：宫颈术后改变，宫颈管内可见类圆形异常信号，T2 高信号；增强后子宫体强化不均匀，可见多发强化结节。左侧附件区可见一卵圆形异常信号影，大小约 5.3 cm×3.0 cm，病灶信号混杂，呈 T1 等信号、T2 稍高信号，病灶内可见更高的 T2 信号，DW1 呈不均匀高信号，增强后明显不均匀强化。右侧附件区可见囊性

T2 高信号。盆底和双侧腹股沟区未见肿大淋巴结，盆腔内未见明显积液。意见：左侧附件区囊实性占位，考虑恶性病变可能性大；右侧卵巢囊肿可能；子宫肌瘤不除外；宫颈术后改变，宫颈管囊肿（图 12-1）。

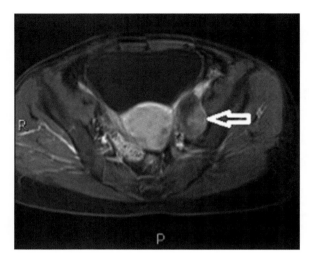

图 12-1 盆腔 MRI。左侧附件区包块，可见一卵圆形异常信号影，大小约 5.3 cm×3.0 cm，病灶信号混杂，呈 T1 等信号、T2 稍高信号，病灶内可见更高的 T2 信号，DW1 呈不均匀高信号，增强后明显不均匀强化

　　肿瘤标志物：近 5 年 AFP、CA19-9 均正常，CA125 及 CEA 详见表 12-1。HPV 分型详见表 12-2。TCT 结果详见表 12-3。

表 12-1 肿瘤标志物

指标	日期（年）					
	2013	**2014**	**2015**	**2016**	**2017**	**2018**
CA125（U/ml）	16	24.10	33.90	84.40	111.40	＞5111
CEA（ng/ml）	3.8	7.0	10.9	15.3	32.1	222.9

表 12-2 HPV 分型

指标	日期（年）					
	2013	**2014**	**2015**	**2016**	**2017**	**2018**
HPV-16	阳性	阴性	阴性	阴性	阴性	阴性
其他型 HPV	阴性	阴性	阴性	阴性	阴性	阴性

表 12-3 TCT

指标	日期（年）					
	2013	**2014**	**2015**	**2016**	**2017**	**2018**
TCT	HSIL	无异常	无异常	无异常	无异常	无异常

宫颈活检病理（2013 年 5 月 30 日）：宫颈（3、9、10、11、12、1 点）被覆复层鳞状上皮之黏膜组织，呈 CIN Ⅲ 级，局灶可疑浸润；（宫颈 6 点）被覆复层鳞状上皮之黏膜组织，呈慢性炎症；宫颈管黏膜息肉（图 12-2）。

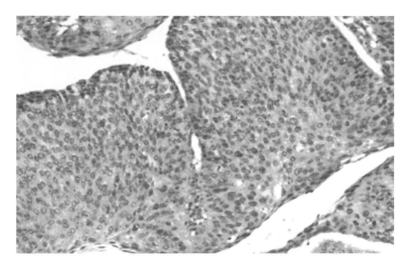

图 12-2 宫颈活检病理。CIN Ⅲ 级，局灶可疑浸润

宫颈锥切术后石蜡病理（2013 年 7 月 5 日）：CIN Ⅲ 级伴累及腺体（宫颈 1～6 点、10 点），切缘净。免疫组化结果：CD20（＋），CD3（＋），P16（＋），P53（弱＋）被覆鳞状上皮之黏膜组织，呈慢性炎症（宫颈 7～9 点、11～12 点）。少许宫颈管黏膜组织慢性炎症，局灶呈乳头异型增生，缺少正常的间质，并可见 1 块脱落的鳞状上皮呈 CIN Ⅲ 级（图 12-3）。

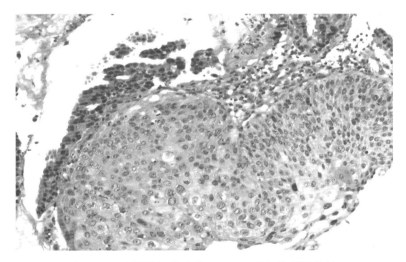

图 12-3 宫颈锥切术后病理。CIN Ⅲ 级伴累及腺体

盆腔 MRI（2013 年 6 月 27 日）：子宫增大，子宫体弥漫性不均匀增厚，增强扫描可见不均匀明显强化；宫颈局部壁增厚，可见团状 T1 等信号 T2 稍高信号影，增强扫描可见不均匀强化，子宫颈壁可见小圆形 T1 低信号 T2 高信号影，边界清晰，增强扫描无强化；阴道壁偏右侧可见小圆形 T1 低信号 T2 高信号影，边界清晰，增强扫描无强化。盆

底可见稍肿大淋巴结影，盆腔内未见明显积液。所见骨盆各骨骨质未见明显异常信号改变。意见：①宫颈占位，考虑为恶性病变可能性大；盆底稍肿大淋巴结。②子宫腺肌病可能。③子宫颈腺囊肿（纳氏囊），阴道壁小囊肿（图 12-4）。

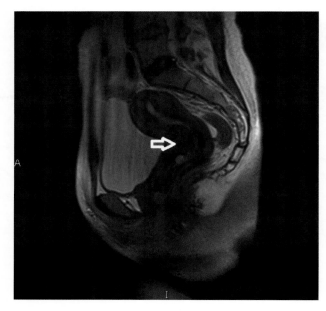

图 12-4　2013 年盆腔 MRI。宫颈占位，考虑为恶性病变可能

【初步诊断】

①卵巢癌。②子宫肌瘤。③宫颈锥切术后。④慢性乙型肝炎。

【诊治经过】

因高度怀疑卵巢癌，于 2018 年 6 月 27 日全身麻醉下行腹腔镜探查术，术中见全子宫双侧附件区外观正常，盆腹腔未发现异常包块，腹膜光滑，仅左侧盆壁稍隆起（图 12-5A）。打开左侧腹膜，在左侧髂外静脉下方发现一肿大淋巴结约 2 cm×3 cm×1 cm，切除后冰冻病理回报"良性"。继续向左侧闭孔窝探查，在左侧闭孔神经外下侧紧贴盆壁和盆底发现 1 个约 5 cm×6 cm×7 cm 的包块，畸胎瘤样外观，但与周围组织粘连较致密，血供丰富（图 12-5B-C），切除过程中包膜破裂，见包块近头侧为囊性，含有脂肪组织，没有毛发；脚侧为实性，含有豆花样糟脆组织（图 12-5C），冰冻病理回报"浆液性癌"。故根据卵巢癌全面分期原则，腹腔镜下切除子宫、双侧附件区、阑尾、大网膜并予以盆腔及腹主动脉旁淋巴结（腹主动脉肾血管水平）清扫（图 12-5D）。

2018 年 7 月 10 日术后石蜡病理回报：腹膜外病灶为中-低分化腺癌，结合免疫组化，考虑为宫颈腺来源（图 12-6），免疫组化结果：CK20（＋），ER（－），Ki-67（约 70％＋），P53（－），P40（－），PR（－），ER（－），CA125（＋），CEA（灶状＋），P16（弥＋），PAX-8（＋），WT-1（－），CKAE1/3（＋），P63（－），EMA（＋），SALL4（－），CDX2（－），Napsin A（－），Villin（－）。子宫内膜息肉。增殖期子宫内膜。慢

性宫颈炎。右侧卵巢滤泡囊肿。双侧输卵管及左侧卵巢未见显著改变。慢性阑尾炎。大网膜未见肿瘤。盆腹腔淋巴结均未见癌转移。

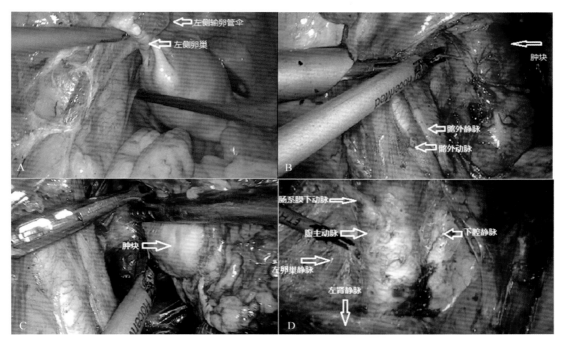

图 12-5　术中所见。A. 全子宫双侧附件区外观正常，盆腹腔未发现异常包块，腹膜光滑，仅左侧盆壁稍隆起。**B.** 打开左侧腹膜，在左侧闭孔神经外下侧紧贴盆壁和盆底发现 1 个约 5 cm×6 cm×7 cm 的包块，畸胎瘤样外观。**C.** 切除过程中包膜破裂，见包块近头侧为囊性，含有脂肪组织，没有毛发；脚侧为实性，含有豆花样糟脆组织。**D.** 按卵巢癌全面分期原则，腹腔镜下切除子宫、双侧附件区、阑尾、大网膜并予以盆腔及腹主动脉旁淋巴结（腹主动脉肾血管水平）清扫

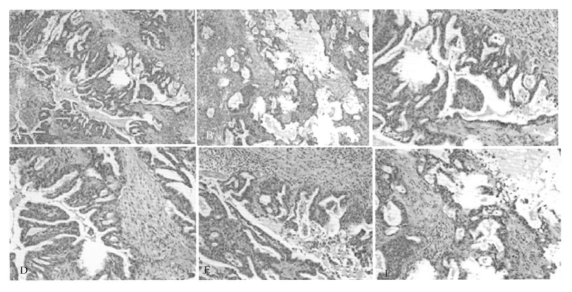

图 12-6　术后病理。 中-低分化腺癌，结合免疫组化，考虑为宫颈腺来源

为慎重起见，请北京大学第三医院病理科会诊：左侧盆腔腹膜后包块，结合病史、形态及初步免疫组化结果，混合性宫颈癌转移至腹膜后淋巴结可能性大，癌组织中可见明确腺癌及印戒细胞癌分化，部分区域可疑高级别神经内分泌癌及鳞状细胞癌（鳞癌）分化。子宫内膜息肉，其内腺体呈不伴细胞非典的子宫内膜增生，增殖期子宫内膜，慢性宫颈炎，慢性阑尾炎，单侧卵巢滤泡囊肿，双侧输卵管及另一侧卵巢未见显著改变。送检淋巴结未见癌转移。北京大学第三医院病理科再次对 2013 年宫颈锥切标本阅片后意见：宫颈原位腺癌（图 12-7）。

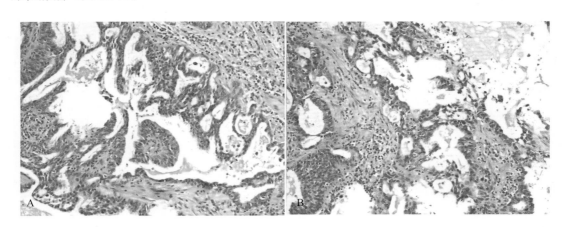

图 12-7 混合性宫颈癌转移至腹膜后淋巴结可能性大，癌组织中可见明确腺癌及印戒细胞癌分化，部分区域可疑高级别神经内分泌癌及鳞癌分化

【术后诊断】

宫颈原位腺癌远处转移导致的盆腔腹膜外混合型癌（出现印戒细胞癌、可疑高级别神经内分泌癌及鳞癌分化）。

【术后治疗】

按照宫颈腺癌的治疗原则，于 2018 年 7 月 4 日和 2018 年 7 月 25 日分别行紫杉醇＋卡铂方案化疗两个疗程。2018 年 8 月北京大学国际医院病理科会诊亦诊断宫颈原位腺癌，于 8 月至 10 月行补充放疗。2018 年 11 月及 12 月再次行紫杉醇＋卡铂方案化疗两个疗程。目前临床随访中，未发现异常。

【病例讨论】

宫颈原位腺癌（adenocarcinoma in situ，AIS）于 1952 年首次被 Hepler 描述，为侵袭性宫颈腺癌的癌前病变。虽然宫颈癌筛查手段的普及已使大量宫颈鳞癌癌前病变被早期发现从而使宫颈癌的患病率降低了将近 80％，然而宫颈腺癌的发病率却在升高，从 1973 年到 1996 年，宫颈腺癌的发病率增加了 29.1％，增加的患者人群主要集中在年轻女性，20～34 岁的年轻女性宫颈腺体病变（AIS 和侵袭性宫颈腺癌）增加了 3 倍（Sar，2018）。宫颈腺癌发病率增高的一个主要原因是目前宫颈癌的筛查策略（即 TCT 联合 HPV 检测）并不能有效检测出 AIS 或者侵袭性宫颈腺癌（Munro，2017）。AIS 在被发现的前 3 年，52％患者的 TCT 结果为正常或为低度鳞状上皮内病变（low-grade squamous intraepithelial lesion，LSIL），表明 TCT 并不是一种敏感性较高的 AIS 筛查手段。AIS 不能被 TCT 有效检出主要有两方面原因，一是宫颈腺体细胞主要集中于宫颈管内，尤其是宫颈内口，这会导致取样困难，腺体细胞的数量过少使做出正确诊断的难度显著增加；二是 AIS 与表层的子宫内膜细胞、具有管状化生或反应性的宫颈管内细胞在形态上非常相似，有时 AIS 细胞与 HSIL 或者分化良好的侵袭性宫颈鳞状细胞癌的细胞在形态上亦非常相似，这导致 AIS 很容易被认为是良性或被诊断为 HSIL 或宫颈鳞状细胞癌。本例患者在 2013 年的宫颈锥切标本及宫颈管诊刮的标本中仅获得有限的腺体细胞，而被诊断为 CIN Ⅲ 累及腺体，当时未能被及时确诊为 AIS，也印证了上述分析的合理性。因此，对于宫颈腺体病变，应进行修订或改进目前的 TCT 联合 HPV 检测策略，以能更灵敏地检出宫颈腺体病变。有些专家认为应用 TCT、HPV 及阴道镜三者联合进行 AIS 的筛查和随访可能是目前更优的策略，但其敏感性仍差强人意。

宫颈腺体病变在 HPV 基因型、高危因素、预后因素等方面均不同于宫颈上皮内瘤样病变（CIN），其生物学行为也与 CIN 有着诸多不同（Kong，2014）。50% 的 AIS 会与 CIN 伴随发生。当 AIS 与 CIN 伴随发生时预后较差（Meg，2017）。AIS 的发生与 HPV 感染有一定关系，主要为 HPV-16、18 或 45 型感染。HPV 感染相关的 AIS 或宫颈腺癌预后好于非 HPV 感染相关的 AIS 或宫颈腺癌。但 HPV 检测对于 AIS 的特异性较低，与 CIN 或侵袭性宫颈鳞状细胞癌的 HPV 感染率为 95%～98% 相比，约 90% 的 AIS 或侵袭性宫颈腺癌患者为 HPV 阳性。本例患者 2013 年 HPV-16 型阳性，2014—2018 年 HPV 均为阴性，而在 HPV 阴性的这 5 年中，该患者的 AIS 发生远处盆腔淋巴结转移并在该淋巴结内进一步分化。因此，HPV 在宫颈腺体病变中的角色尚有待进一步调查分析。

AIS 作为宫颈腺癌的癌前病变，其进展周期较宫颈腺癌长（被认为 5～15 年不等）。因其进展周期较长，对于 AIS 的治疗倾向于保守，宫颈锥切术和 LEEP 术都被认为是有效的治疗手段（Jiang，2017）。但 AIS 常是多点病变，有时甚至是跳跃性而非连续性病变，即使病变切缘阴性，仍有可能在远处发现 AIS 病变，有时即使非常少量且表浅的 AIS 细胞都可能导致 AIS 的复发。而且，由于宫颈锥切术后或 LEEP 术后 AIS 残留病变的概率较高，且 12% 的患者会复发或在 3 年内进展为侵袭性宫颈腺癌，目前建议若 AIS 患者无生育要求，应进行全子宫切除术，并进行行术后 10 年以上的随访。

本例患者虽在 2013 年时漏诊 AIS，但 2018 年全子宫切除后的标本中并未发现 AIS 原发病灶，表明 5 年来 AIS 在宫颈的原发病灶没有进展或宫颈锥切术完全去除了 AIS 的原发病灶，证明当时的宫颈锥切术是有效的。但由于宫颈腺体病变有"跳跃式转移"的特点，该患者只因发现盆腔转移灶进而追根溯源证实为 AIS，提示 AIS 的生物学行为更加活跃，需要更有效的手段来随访监测。上文提到 TCT 联合 HPV 并不能高效检出 AIS 及宫颈腺癌，而其在 AIS 及宫颈腺癌治疗后随访监测中的价值仍待提高。有专家认为，在 AIS 及宫颈腺癌治疗后随访监测的过程中，除应用 TCT 联合 HPV 以外，最好进行阴道镜检查，有条件者应用盆腔超声或 MRI 检查可能更有利于发现宫颈外的病灶。虽然宫颈腺癌和宫颈鳞状细胞癌均可经淋巴转移，但宫颈腺癌的淋巴转移率更高，跳跃式转移的特点更加明显，而盆腔 MRI 对于发现盆腔或腹腔的淋巴结转移病灶具有较高价值。因此，对于复发风险较高或仅行宫颈锥切术治疗的 AIS 或宫颈腺癌患者，定期进行盆腔 MRI 检查值得推荐。此外，肿瘤标志物 CA125 及 CEA 在 AIS 及宫颈腺癌的随访中虽特异性不高但也具有一定价值。由于 AIS 或宫颈腺癌病灶为腺体来源，若病变进展，CA125 及 CEA 通常呈上升趋势。本例患者 CA125 及 CEA 在 5 年内持续升高，直到 CA125＞5111 U/ml 且 CEA 222 ng/ml 在 AIS 经宫颈锥切术治疗的 5 年后经超声及盆腔 MRI 才发现转移病灶。因此，在 AIS 或宫颈腺癌临床随访时，若发现 CA125 或 CEA 升高，应高度警惕转移灶的发生或者原发病灶及残余病灶进展。

因宫颈腺体细胞的取材相对困难，若无足够的宫颈腺体细胞，做出 AIS 的诊断非常困难。而 AIS 包括宫颈管型、肠型、透明细胞型及内分泌型等多种病理类型，宫颈管型是最常见的病理类型，肠型及内分泌型可与宫颈管型共存，而且宫颈管型可向其他类型转化。混合型 AIS 预后更差。因此，需要经验丰富的病理科医生或多个病理科医生共同做出 AIS 的诊断及分型。

一般来讲，肿瘤转移灶的病理类型与原发灶的病理类型一致。但 AIS 的腺体细胞易在刺激因素下进行多向分化，其转移灶的病理类型与原发灶不尽相同。本例患者原发灶为 AIS 的宫颈管型，而盆腔的转移灶病理提示为混合性宫颈癌，具有腺癌、印戒细胞癌、可疑高级别神经内分泌癌及鳞癌分化，很好地证明了上述理论。转移灶多向分化往往是预后不良的标志。然而，宫颈腺癌对放疗的敏感性低于宫颈鳞癌，亦缺乏针对宫颈腺癌的疗效较好的标准化化疗方案，且在病灶存在多种分化细胞时选择有针对性的化疗药物极其困难，因此，AIS 转移后的治疗方案目前尚无定论，仍需高级别的临床试验证据。

总之，AIS 从筛查、诊断到治疗等多方面均存在比较棘手的问题有待解决和改进。妇科肿瘤医生和病理科医生在 AIS 的诊断和处理上要积极沟通并配合，以尽量减少 AIS 的误诊和漏诊。

【专家点评】

AIS 是一类患病率逐渐升高的癌前病变，现有的宫颈癌筛查预防手段对其的诊断作用有限，有漏诊和误诊的可能。该病例 5 年前被诊断为 CIN Ⅲ级，此次手术后复查当时的病理标本，经反复辨析确定为 AIS，AIS 可发生远处转移或跳跃式转移，虽然当时的锥切术去除了原发病灶，但有肿瘤细胞转移到左侧闭孔淋巴结，并在该淋巴结内持续增殖并分化出印戒细胞癌、可疑高级别神经内分泌癌及鳞癌。该病例极为罕见，对 CIN Ⅲ级以及小于 ⅠA1 的锥切患者的术后随访增加影像学检查的必要性提供了依据。此外，这种病例能否按照目前的宫颈癌美国国立癌症综合网络（National Comprehensive Cancer Network，NCCN）或国际妇产科联盟（International Federation of Gynecology and Obstetrics，FIGO）指南进行分期？其手术方式该如何选择？此次按照卵巢癌的全面分期手术范围进行手术是否合适？后续补充放化疗的依据等问题都值得进一步深入探讨。

（北京地坛医院　许艳丽　康楷）

参考文献

Jiang Y，Chen C，Li L. Comparison of cold-knife conization versus loop electrosurgical excision for Cervical Adenocarcinoma In Situ（ACIS）：a systematic review and meta-analysis. PLoS One，2017，12（1）：e0170587.

Kong TW，Son JH，Chang SJ，et al. Value of endocervicalmargin and high-risk human papillomavirus status after conization for high-grade cervical intraepithelial neoplasia，adenocarcinoma in situ，and microinvasive carcinoma of the uterine cervix. Gynecol Oncol，2014，135（3）：468-473.

Meg W，Ashwini S，Elaine W，et al. Surveillance of high-grade cervical cancer precursors（CIN III/AIS）in four population-based cancer registries，United States，2009—2012. Prev Med，2017，103：60-65.

Munro A，Codde J，Spilsbury K，et al. Risk of persistent and recurrent cervical neoplasia following incidentally detected adenocarcinoma in situ. Am J Obstet Gynecol，2017，216（3）：272. e1-272. e7.

Sar A，Duan Q，Khalil M，et al. Cervical adenocarcinoma：a comparison of the reproducibility of the World Health Organization 2003 and 2014 classifications. J Low Genit Tract Dis，2018，22（2）：132-138.

病例 13 复发晚期宫颈癌盆腔廓清术 1 例

【病历摘要】

患者女，53 岁，已婚。

主诉：宫颈癌术后 8 个月，腹痛半个月。

现病史：患者因子宫颈鳞癌Ⅰ B1G3 期于 2015 年 1 月 23 日行腹腔镜下宫颈癌根治术，术后建议后续辅助治疗，患者因恐惧放化疗副作用，未行后续放化疗，术后未复查。入院前半个月自觉左侧腰骶部疼痛，为持续性，无发热，就诊外院，查超声提示左肾积水，宽约 1.5 cm，输尿管上段内径 0.3 cm，复查超声提示左侧肾盂扩张约 20.1 mm×16.9 mm，考虑肾结石，予体外冲击波碎石治疗及哌替啶（杜冷丁）止痛、头孢菌素抗感染治疗，未见明显好转，疼痛逐渐加剧。入院前 7 天就诊外院，查超声提示左肾积水。入院前 4 天起停止排气排便，自觉寒战，有恶心、呕吐，呕吐物为胃内容物。外院查 CT 提示左肾明显扩大，左侧肾盂内有低密度病变，使肾盂高度扩张。入院前 1 天就诊于我院，查彩超提示盆腔包块，考虑宫颈癌术后复发，给予吗啡肌内注射，疼痛稍有缓解，为进一步治疗收入院。

既往史：2009 年我院行腹腔镜下左侧附件区切除术，2015 年 1 月我院行腹腔镜下宫颈癌根治术。

月经婚育史：绝经 4 年。G3P2。

家族史：无肿瘤及传染病家族史。

【体格检查】

T 36.7℃，P 76 次/分，R 18 次/分，BP 142/84 mmHg。一般情况较差，表情痛苦，心肺听诊无异常。腹部平坦，腹软，左腹压痛明显，有反跳痛，无肌紧张。妇科检查：外阴：已婚已产型。阴道：畅，长约 4 cm，分泌物量少，色清，无异味，阴道断端愈合好，阴道壁左侧黏膜僵硬，阴道断端上缘至处女膜缘内 1 cm 可触及质硬包块，表面不平，活动差，无明显压痛，未达盆壁，左侧附件区无压痛，右侧附件区压痛明显。

【辅助检查】

妇科超声（2015 年 9 月 19 日我院）：阴道断端厚 1.7 cm，阴道断端向下近阴道外口实性低回声肿物，范围 2.8 cm×3.1 cm×3.3 cm，断端上方不规则实性包块，边界毛糙，范围 2.6 cm×3.2 cm×2.0 cm，其突向膀胱实性回声包块范围 1.1 cm×1.0 cm×2.1 cm。断端与实性包块血流信号丰富，RI 0.63，PI 1.05。提示术后复发。

腹部超声（2015 年 9 月 29 日我院）：双肾位置大小形态可，实质回声未见明显异常，左侧肾盂、肾盏扩张，肾盂宽约 1.8 cm，右侧肾盂、肾盏未见扩张，血流分布未见明显异常。左侧输尿管上段宽约 0.7 cm，跨髂血管段处宽约 0.7 cm，余段显示不清，右侧输尿管未见扩张。膀胱充盈尚可，壁光滑，内未见明显异常回声。提示左肾积水、左侧输尿管上段扩张。

【初步诊断】

①宫颈鳞状细胞癌ⅠB1G3 术后复发。②左肾积水。

【诊治经过】

患者入院后行膀胱镜检查，提示右侧输尿管开口位置正常，左侧输尿管口未见，左侧三角区及左侧壁被膀胱外肿物压迫变形，该区域膀胱黏膜水肿明显，可见大量菜花样肿物。

盆腔 CT（图 13-1）：宫颈癌术后，盆腔左侧闭孔内肌内侧、直肠下段前方、膀胱之间可见肿块影，大小约 3.3 cm×4.6 cm，边界不清，侵及膀胱壁、左侧输尿管下段，致左侧输尿管积水，与直肠下段关系密切，肠周脂肪密度增高并可见条索影，肿块与膀胱下方区域可见迂曲血管影，肿块密度不均匀，环周密度稍高，内部密度稍低，CT 值约 40HU，增强扫描不均匀强化；盆腔可见散在小淋巴结，大者约 0.5 cm×0.7 cm，盆腔内未见液体密度影。诊断：宫颈癌术后，盆腔左侧肿块考虑肿瘤转移或复发，侵及膀胱壁、左侧输尿管下段，致左侧输尿管积水，与直肠下段关系密切。

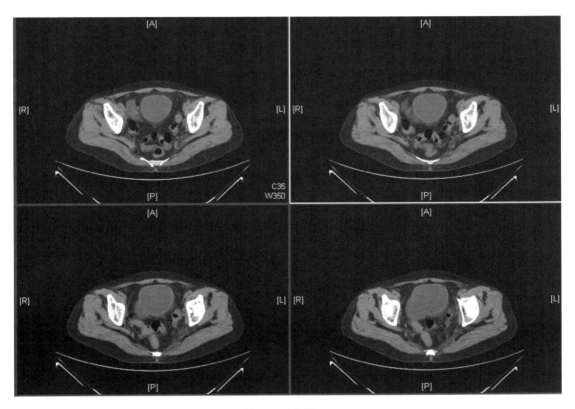

图 13-1　盆腔 CT

盆腔 MRI：宫颈癌术后，盆腔左侧闭孔内肌内侧、直肠、膀胱之间可见异常信号肿物，大小约 4.5 cm×3.6 cm×4.5 cm，呈 T1 稍高信号 T2 稍高信号，DWI 呈高信号，边界不清楚，膀胱左后壁增厚并可见 T2 低信号改变，膀胱壁内可见肿瘤信号，左侧输尿管下段为肿瘤所包绕，并可见其以输尿管扩张；肿物与直肠下段关系密切，二者间脂肪间隙消失，直肠固有肌层内可见肿瘤信号。盆腔可见散在小淋巴结，大者约 0.5 cm×0.7 cm，盆腔内未见液体密度影。结论：宫颈癌术后复发，侵犯直肠下段，侵犯膀胱壁、左侧输尿管下段，致左侧输尿管积水。

下肢血管彩超：双下肢上述静脉血流通畅，右侧腘窝囊性结构。

腹部 CT：左侧肾盂及左侧输尿管积水，合并左侧肾盂、输尿管炎症性改变，增强扫描左肾侧静脉内片状充盈缺损，血栓可能。肝内钙化灶、小囊肿。胆囊底部壁略增厚。

经全院多学科查房讨论，该病例有手术指征，向患者及家属充分交代病情及风险，于 2015 年 10 月 20 日在全身麻醉下行剖腹探查术＋盆腔廓清术（包括膀胱切除伴尿道切除术＋阴道病损切除术＋输尿管造瘘术＋直肠-乙状结肠部分切除术＋乙状结肠-腹壁固定术＋左侧闭孔内肌切除术）。手术困难，过程顺利，术后给予补液、静脉营养、抗感染、雾化吸入等治疗，术后病理：（膀胱、尿道、阴道、直肠＋部分乙状结肠）根治标本：膀胱后壁、阴道壁及直肠肠壁内见异型细胞呈巢片状浸润（图 13-2），结合临床病史及免疫组化染色结果，符合非角化型鳞状细胞癌，考虑为宫颈癌复发，肿瘤侵及膀胱壁全层，阴道壁外膜及肌层、肠壁外膜及肌层。（左侧输尿管断端）未见癌侵犯，右侧输尿管断端、尿道断端、阴道断端、双侧肠管断端未见癌侵犯。肠周淋巴结未见癌转移（0/9）。（左侧盆壁闭孔内肌）可见癌侵犯。（大网膜）网膜组织，未见癌侵犯。术后于 2015 年 11 月 23 日、2015 年 12 月 22 日、2016 年 1 月 18 日、2016 年 2 月 17 日、2016 年 3 月 11 日、2016 年 4 月 7 日、2016 年 5 月 12 日、2016 年 6 月 9 日给予博来霉素＋异环磷酰胺＋顺铂（BIP 方案）化疗，现定期门诊随访，无复发。

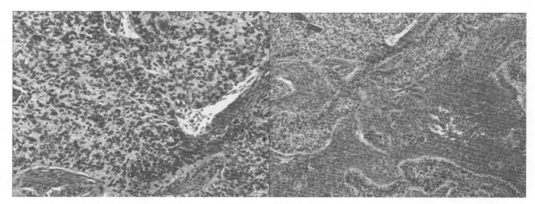

图 13-2　术后病理。 异型细胞呈巢片状浸润，符合非角化型鳞状细胞癌，考虑为宫颈癌复发

【术后诊断】

①宫颈鳞癌ⅠB1G3 术后复发。②宫颈鳞癌膀胱转移。③宫颈鳞癌闭孔内肌转移。

【病例讨论】

盆腔廓清术是指整块切除膀胱、内生殖器官、盆段输尿管、直肠及乙状结肠、盆腔腹膜及淋巴结。根据切除盆腔脏器的范围可分为：全盆腔脏器切除（包括膀胱、内生殖器官、直肠）、前盆腔脏器切除（包括膀胱及内生殖器官）、后盆腔脏器切除（包括直肠及内生殖器官），甚至骨盆的部分切除（陈明，2014；阳志军，2012）。盆腔廓清术最早由 Brunsehwig 等在 1948 年报道（Brunsehwig，1948），当时被认为是一种姑息性治疗手段，只有不足 20% 的生存率。经过 60 多年的不断摸索，随着手术适应证的明确、手术技巧的熟练及围术期管理的进展，术后患者的病死率已由 23.0% 降至 0%～5.3%。手术的目的也由姑息性向根治性、治愈性转变（陈明，2014；阳志军，2012；徐颖娟，2016）。

广义而言，盆腔廓清术的主要指征包括：晚期或复发性宫颈癌；复发性子宫内膜癌；伴阴道、尿道、直肠浸润的外阴癌；卵巢癌；阴道癌；晚期膀胱癌；晚期直肠癌（阳志军，2012）。复发或同步放化疗后的持续宫颈癌是盆腔廓清术的主要手术指征，采用盆腔廓清术达到治愈目的的适应证为中心性复发病灶、无腹主动脉旁淋巴结转移、无腹腔病灶（Chiva，2008）。但不同国家间有差别（Marnitz，2009）：与德国医院相比，对于盆腔和（或）腹主动脉旁淋巴结阳性的病例，美国医院更多选择放弃手术；在德国，43% FIGO ⅣA 期宫颈癌患者行初次盆腔廓清术，但在美国则不推荐；对于腹腔细胞学阳性患者，86% 的德国医院选择继续手术。因扩大骨盆侧方切除手术可切除肿瘤浸润的盆壁肌肉，达到切缘无瘤，从而获得较好的临床预后，在一些欧洲医院盆腔侧壁肿瘤浸润不再是盆腔廓清术的禁忌证。肿瘤相关性瘘、治疗无效的出血性膀胱炎或直肠炎、顽固性疼痛导致生活质量严重下降是姑息性盆腔廓清术的指征（阳志军，2012）。

盆腔廓清术的并发症主要包括：术中术后大出血、尿瘘、粪瘘、术后感染、切口愈合不良。尿瘘、粪瘘最常见于放疗后患者。随着手术技术、设备的改进及术后管理的加强，并发症较前有所下降。在复发性宫颈癌患者中影响盆腔廓清术后患者预后的因素主要包括手术切缘状态、原发肿瘤的 FIGO 分期、初治至复发的时间、淋巴脉管癌栓、累及直肠、肿瘤≥4 cm 等。

近年来，微创技术如腹腔镜下或机器人盆腔廓清术逐渐应用于临床，盆腔廓清术后脏器功能的重建，包括尿流改道、粪流改道、盆底会阴阴道重建已得到越来越多的关注，同时也需要关注患者的心理康复。

【专家点评】

　　盆腔廓清术成功的关键是选择合适的病例、彻底完整地切除肿瘤达到切缘阴性、术中注意防止肿瘤播散、选择合适的术后重建技术。因此，术前应通过 MRI 和 PET-CT 等影像学检查筛选无瘤转移的可行性患者，术中要做到多学科合作手术并重建，术后加强专业护理，从而使患者从廓清术中得到最大的临床益处。

（北京大学人民医院　祝洪澜　梁旭东）

参考文献

陈明，潘凌亚. 盆腔廓清术在复发性子宫颈癌患者中应用的系统评价. 中华妇产科杂志，2014，49（6）：460-465.

徐颖娟，刘心，娄阁. 根治性放疗后复发性宫颈癌行盆腔廓清术的研究进展. 实用癌症杂志，2016，31（7）：1213-1215.

阳志军，李力. 盆腔脏器廓清术在妇科恶性肿瘤中的应用. 妇产与遗传（电子版），2012，2（3）：6-8.

Brunsehwig A. Complete excision of pelvic viscera for advanced carcinoma: a one-stage ahdominoperineal operation with end colostomy and bilateral ureteral implantation into the colon above the colostomy. Cancer, 1948, 1: 177-183.

Chiva LM, Lapuente F, Gonzalez-Cortijo L, et al. Surgical treatment of recurrent cervical cancer: state of the art and new achievements. Gyneco Oncol, 2008, 110 (3 Suppl2): s60-s66.

Marnitz S, Dowdy S, Lanowska M, et al. Exenterations 60 years after first description: results of a survey among US and German Gynecologic Oncology Centres. Int J Gynecol Cancer, 2009, 19 (5): 974-977.

病例 14 妊娠滋养细胞肿瘤 1 例

【病历摘要】

患者女，29 岁，妊娠滋养细胞肿瘤（Ⅲ：6）。

主诉：停经 9 周，阴道少量流血 2 周，检查发现可疑葡萄胎 1 天。

现病史：患者现停经 9 周，入院前 2 周（停经 7 周）无明显诱因出现阴道少量流血，暗红色，伴有严重恶心、呕吐等早孕反应，无腹痛、腹胀，无组织物排出，未就诊。入院前 1 天于我院（北京世纪坛医院）门诊检查 B 超提示：宫腔内异常回声（不除外滋养细胞疾病），血 hCG＞280 000 IU/L。入院前 2 小时阴道流血量增多，似月经量，色暗红，并伴恶心、呕吐、心悸、乏力等不适，遂急诊以"葡萄胎"收入院。自发病以来，精神、食欲、睡眠可，大小便正常，近期体重无明显变化。

既往史：2015 年行腹腔镜左侧卵巢囊肿剥除术，否认心、肺、肝、肾病史，否认传染病史，药物过敏史（－）。个人史无特殊。

月经婚育史：14 岁初潮，5/30 天，量中，痛经（－），末次月经：2016 年 10 月 15 日，G1P0，胎停育 1 次。

家族史：配偶堂哥的妻子曾患滋养细胞肿瘤并行化疗。

【体格检查】

T 36.5℃，P 80 次/分，R 20 次/分，BP 120/80 mmHg。身高 158 cm，体重 64 kg。一般情况可，心肺查体无异常，甲状腺无肿大，腹部平坦，无压痛、反跳痛，会阴及双下肢无水肿。妇科检查：外阴：已婚型；阴道：通畅，少量血性分泌物；宫颈：光滑，触血（－）；宫体：子宫前位，质软，如孕 10 周大小，活动可，压痛（－）；附件：双侧附件区未及异常包块及压痛。

【辅助检查】

妇科超声（2016 年 12 月 16 日）：宫腔内可见高回声，范围约 6.4 cm×4.0 cm，其内散在无回声，较大者直径 0.5 cm，CDFI 示其内可见血流信号，RI 0.41，提示：宫腔内异常回声（不除外滋养细胞疾病）。hCG＞280 000 IU/L。

【初步诊断】

葡萄胎。

【诊治经过】

患者于 2016 年 12 月 20 日在静脉麻醉下行超声引导下清宫术，清出组织物约 200 g，其内可见大量水泡样组织，直径 0.2～0.5 cm，似见少量绒毛，未见明显胚胎成分，术中共出血 50 ml。术后预防感染，促进子宫收缩。术后 1 日复查血 hCG 为 211 127 IU/L，术后

6 日降至 17 501 IU/L。病理：CD34（血管＋），Ki-67（index70％），P57（－），hCG（＋），P63（＋），P53（＋），符合完全性葡萄胎。术后 1 周超声造影提示清宫术后部分胎盘绒毛组织残留（图 14-1）。于 2016 年 12 月 29 日行第 2 次清宫术，清出少量蜕膜组织，病理：蜕膜组织纤维素性坏死伴中间型滋养叶细胞增生。

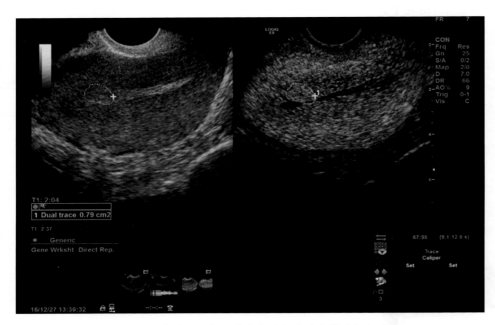

图 14-1　超声造影。提示清宫术后部分胎盘绒毛组织残留

经过二次清宫排除清宫后残留，患者 hCG 仍继续升高（图 14-2），考虑妊娠滋养细胞肿瘤。故进一步系统检查评估病情：①头颅 MRI 检查（－）。②胸部 CT 提示：双肺少许炎症；双肺胸膜下小结节及左肺下叶外侧段结节；双侧胸膜增厚。③盆腔三维彩超及超声造影：子宫大小 5.4 cm×6.3 cm×4.8 cm，肌壁回声不均匀，于子宫右侧壁紧邻右侧壁内

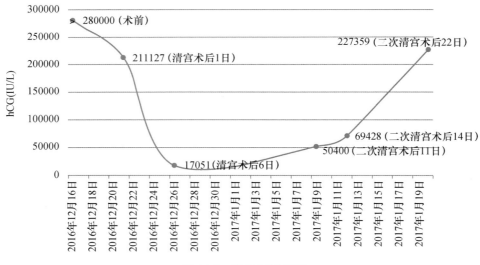

图 14-2　患者 hCG 变化

膜可见一不均质偏高回声团范围约 2.8 cm×2.5 cm，内可见不规则无回声，呈自发显影现象，CDFI 示其内可见丰富血流信号，RI 0.55；经肘静脉弹丸式注射（团注）声诺维超声造影剂 2.4 ml，可见子宫右侧壁不均质偏高回声团块于增强早期先于正常肌层显影，呈快速高增强，边界尚清，形态欠规则，局部达浆膜层，范围约 3.5 cm×3.6 cm，该区域造影剂于增强晚期消退晚于正常子宫肌层，提示绒毛肌层浸润合并动静脉瘘（图 14-3）。考虑诊断：妊娠滋养细胞肿瘤（Ⅲ：6）。

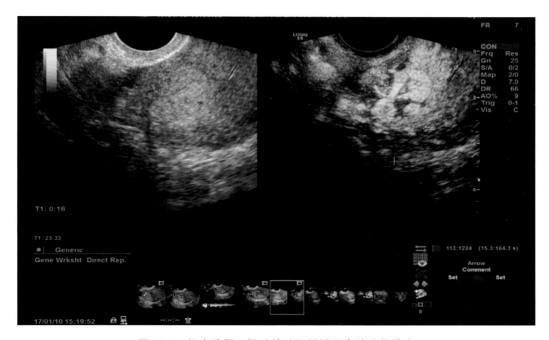

图 14-3　超声造影。提示绒毛肌层浸润合并动静脉瘘

2017 年 1 月 21 日给予 5-FU＋KSM 方案（5-氟尿嘧啶＋放线菌素 D）化疗，8 天总量 5-FU 13 250 mg，KSM 3000 μg。化疗期间出现严重副作用：恶心、呕吐、腹泻、口腔溃疡、胸部及背部出现皮疹及瘙痒、持续高热、Ⅳ度骨髓抑制及药物性肝损害。hCG 由化疗前 227 359 IU/L 下降至 3020 IU/L，但在化疗结束后 20 天 hCG 翻倍至 6094 IU/L。考虑 5-FU＋KSM 化疗方案副作用大且效果不佳，更改为 EMA-CO 方案（依托泊苷＋甲氨蝶呤＋放线菌素 D＋环磷酰胺＋长春新碱）。患者对此化疗方案敏感且耐受性好，仅出现上腹痛、腹泻、手麻及Ⅲ度骨髓抑制，给予升白细胞及营养神经等对症处理后好转。在第 4 疗程后 hCG 降至正常（图 14-4），继续巩固 3 个疗程，随访至今 hCG＜0.6 IU/L。

【随访】

该患者按预后评分系统虽属于低危患者，但已临近高危，故选择联合化疗。5-FU 联合 KSM 化疗方案对于本例患者来说化疗副作用较剧烈，且出现 hCG 回升现象，所以果断选择 EMA-CO 方案，患者对此化疗方案敏感且耐受性好。经历 4 个疗程 EMA-CO 方案化疗，hCG 降至正常，予以巩固 3 个疗程。现化疗结束已 19 个月，随访 hCG 均正常。

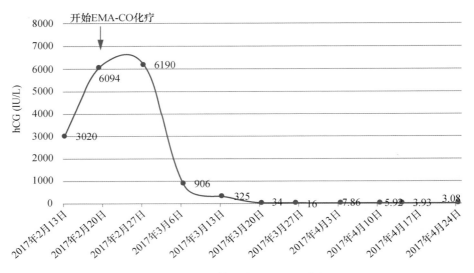

图 14-4　患者第 4 疗程后 hCG 变化

【最终诊断】

妊娠滋养细胞肿瘤（Ⅲ：6）。

【病例讨论】

妊娠滋养细胞疾病（gestational trophoblastic disease，GTD）包括一系列非正常受精后由胎盘滋养细胞（组织）发育、分化异常而导致的疾病，分为葡萄胎妊娠和非葡萄胎妊娠，有良性和恶性之分。完全性葡萄胎（complete hydatidiform moles，CHM）和部分性葡萄胎（partial hydatidiform moles，PHM）为具有良性行为的 GTD。恶性 GTD 又被称为妊娠滋养细胞肿瘤（gestational trophoblastic neoplasia，GTN）。GTN 根据组织学特征又分为四个亚型：侵蚀性葡萄胎（invasive mole，IM）、绒毛膜癌（choriocarcinoma，CC）、上皮样滋养细胞肿瘤（epithelioid trophoblastic tumor，ETT）和胎盘部位滋养细胞肿瘤（placentalsite trophoblastic tumor，PSTT）（Santaballa，2018）。

葡萄胎患者清宫后出现 hCG 水平升高通常是继发 GTN 的最初证据。对于所有可疑患有 GTD 的患者均应行盆腔彩色多普勒超声以明确是否合并正常妊娠，测量子宫的大小/体积、病灶在盆腔的范围以及血流情况。经肘静脉盆腔超声造影对于诊断 GTN 也是比较可靠的辅助检查。除了盆腔情况，还需要综合评估患者其他脏器有无受累。

根据 2018 年 FIGO 指南，葡萄胎清宫后需要每周监测血清 hCG 水平，如果发生以下情况之一者即可诊断为 GTN：①间隔 3 周、4 次（即第 1、7、14、21 天）测定血清 hCG 呈持续平台，平台的定义为血清 hCG 较上一周上升或下降不超过 10%。②连续 2 周、3 次（即第 1、7、14 天）监测血清 hCG 均较上一周上升超过 10%。③有组织病理学诊断为侵蚀性葡萄胎或绒毛膜癌（Ngan，2018）。值得注意的是该版指南较既往指南删除了"血hCG 持续升高 6 个月以上"这项诊断标准。本例患者葡萄胎二次清宫排除残留后 hCG 仍持续上升，及时诊断为滋养细胞肿瘤。

在明确诊断的基础上，根据患者既往病史及相关检查结果做出正确的临床分期，根据预后评分来评定患者风险等级，以决定采用单药方案或多药联合化疗方案。由 FIGO 和

WHO 于 2000 年制定的解剖学分期和修订后的预后评分系统是目前使用最为广泛的评价系统。对于低危患者（FIGO Ⅰ～Ⅲ期：评分<7），通常采用单药化疗方案即可，但可能需要联合用药；虽然评分 5～6 分的患者发生耐药的风险更高，但总体生存率接近 100%；对于高危患者（FIGO Ⅱ～Ⅲ期：评分≥7 或Ⅳ期），建议进行多药联合化疗。向阳教授建议对低危患者进行分层，5～6 分者或治疗前血清 β-hCG 水平较高者（≥10 000 U/L）直接选用联合化疗更为合适（向阳，2017）。因此，目前对于 FIGO/WHO（2000 年）预后评分 5～6 分患者的治疗仍然存在争议（王丽娟，2019）。2018 年北京协和医院对 1420 例滋养细胞疾病患者进行回顾分析发现，年龄、治疗前 β-hCG 水平和肿瘤最大直径不是独立的预后危险因素，而前期妊娠、妊娠终止至化疗开始的时间、转移瘤数量和化疗失败史是独立的预后危险因素，因而提出上述滋养细胞肿瘤分期系统的准确性有待提高，应去除不相关的预后因素，并适当调整其他因素的权重（Jiang，2018）。

国外指南建议 GTD 患者开始化疗的标准：清宫术后 hCG 数值不下降或呈上升趋势；或组织学证据提示为绒毛膜癌；或存在脑、肝、胃肠道等部位的转移病灶；或肺部转移灶>2 cm；或清宫术后 4 周血 hCG 水平≥20 000 IU/L（有子宫穿孔的风险）；或出现大量阴道出血或腹腔内或胃肠道出血（Santaballa，2018）。一般患者在血 hCG 降至正常水平后应继续巩固 6 周化疗，对于存在不良预后特征的患者（如存在肝或脑转移）应在血 hCG 降至正常水平后继续巩固 8 周化疗。2019 年 NCCN 指南将"葡萄胎后 GTN"的处理单独列出，提出"初始治疗方法根据是否存在子宫外转移而定。若无子宫外转移，可以考虑再次扩宫和刮宫或全子宫切除术，术后每 2 周检测 1 次血 hCG，直至连续 3 次正常后，改为每月检测 1 次，连续监测 6 个月。若监测过程中血 hCG 持续高水平（平台或上升），则需要化疗。若存在子宫外转移，则直接给予化疗"（Abu-Rustum，2019）。

FIGO 指南及国外文献中采用的联合化疗方案为 EMA-CO 方案，国内滋养细胞诊治中心采用的联合化疗方案为 FAV 方案（氟尿嘧啶、放线菌素 D、长春新碱）、FAEV 方案（氟尿嘧啶、放线菌素 D、依托泊苷、长春新碱）或 EMA-CO 方案。在 EMA-CO 方案中，"EMA"和"CO"以周为单位交替给予，是高危疾病患者最常用的初始治疗方案。根据现有证据，这种方案对治疗高危 GTN 患者最有效且不良反应最易被接受，完全缓解率为 62%～78%，长期生存率为 85%～94%（Abu-Rustum，2019）。本例患者二次清宫术后 hCG 数值不下降反呈上升趋势，考虑葡萄胎后的 GTN，尽管属于低危组，但预后评分为 6 分，故选择联合药物化疗，5-FU 联合 KSM 化疗方案对于本例患者来说化疗不良反应较剧烈，且出现 hCG 回升现象，及时改用 EMA-CO 方案，患者病情控制迅速，不良反应可耐受，预后良好。

【专家点评】

　　妊娠滋养细胞疾病是一种罕见但可治愈的疾病。目前尚无病理组织学特征能预测哪些葡萄胎患者会发展为持续性妊娠滋养细胞疾病或妊娠滋养细胞肿瘤，因此对所有葡萄胎患者清宫术后均须严密监测 hCG 数值的动态变化，若 hCG 呈平台或上升趋势，应警惕妊娠滋养细胞肿瘤，及时行影像学评估，对患者进行正确的分期和预后评分。对于预后评分为高危或临界高危的妊娠滋养细胞肿瘤患者采用 EMA-CO 方案化疗的疗效好且不良反应小。

（北京世纪坛医院　章静菲　赵率红　白文佩）

参考文献

王丽娟，林仲秋. 妊娠滋养细胞疾病 FIGO 肿瘤报告（2018 年）更新与 NCCN（2019）指南的异同与分析. 实用妇产科杂志，2019，35（6）：424-428.

向阳，赵峻. 妊娠滋养细胞疾病诊治进展. 中国实用妇科与产科杂志，2017，33（1）：14-18.

Abu-Rustum NR，Yashar CM，Bean S，et al. Gestational Trophoblastic Neoplasia，Version 2. 2019，NCCN Clinical Practice Guidelines in Oncology. J Natl Compr Canc Netw，2019，17（11）：1374-1391.

Jiang F，Wan XR，Xu T，et al. Evaluation and suggestions for improving the FIGO 2000 staging criteria for gestational trophoblastic neoplasia：A ten-year review of 1420 patients. Gynecol Oncol，2018，149（3）：539-544.

Ngan HYS，Seckl MJ，Berkowitz RS，et al. Update on the diagnosis and management of gestational trophoblastic disease. Int J Gynecol Obstet，2018，143（Suppl. 2）：79-85.

Santaballa A，GarcíaY，Herrero A，et al. SEOM clinical guidelines in gestational trophoblastic disease. Clin Transl Oncol，2018，20（1）：38-46.

病例 15　低度恶性子宫内膜间质肉瘤保留生育功能 1 例

【病历摘要】

患者女，26 岁。

主诉：彩超发现盆腔包块 1 周。

现病史：患者于入院前 1 周体检时行彩超发现盆腔包块，提示为"子宫肌瘤"，无腹痛、异常子宫出血、尿频、尿急、便秘等不适。来我院（北京大学第一医院）门诊复查，行彩超示："宫底部可及一 5.0 cm×4.0 cm×3.9 cm 不均质低回声团，与肌壁界限清"。要求手术治疗入院。自发病以来精神、饮食、睡眠可，大小便如常，体重无明显变化。

既往史：否认高血压、糖尿病、心脏病、肾病病史，否认肝炎、结核等传染病史，否认外伤、手术、输血史，否认药物过敏史。

月经婚育史：初潮 14 岁，7 天/37 天，月经量多，无痛经，末次月经：2009 年 6 月 26 日，未婚，G0P0。

个人史：生于北京、久居北京，无烟酒嗜好。

家族史：父母体健，否认家族遗传病史。

【体格检查】

T 36.4℃，P 82 次/分，R 18 次/分，BP 110/70 mmHg。身高 170 cm，体重 55 kg。一般情况好，心、肺、腹查体无异常。妇科检查：外阴未婚型，阴道畅，分泌物不多，宫颈光滑，子宫前位，增大如孕 6 周，宫底可触及直径约 5 cm 突起，质硬，活动好，无压痛，双侧附件区未及异常。

【辅助检查】

妇科彩超：宫底部可及一 5.0 cm×4.0 cm×3.9 cm 不均质低回声团，与肌壁界限清。

TCT：未见上皮内病变及恶性细胞。

血红蛋白 84 g/L。

【入院诊断】

①子宫肌瘤。②轻度贫血。

【诊治经过】

入院后完善各项检查，考虑子宫肌瘤诊断可能性大，手术指征明确，无手术禁忌证，拟行腹腔镜子宫肌瘤剔除术。完善术前准备后，于 2009 年 7 月 22 日在全身麻醉下行腹腔镜子宫肌瘤剔除术，术中见子宫前壁近宫底处有一约 6.5 cm×5.5 cm×5 cm 大小肌瘤样突起，表面光滑，与周围组织无粘连，双侧附件区外观未见异常，手术顺利，术中出血

10 ml，剖视标本见子宫肌瘤质韧，不糟脆，称重 50 g。患者术后平安返回病房，予补液、抗感染、止血治疗。患者术后恢复好，术后第 5 天出院。出院诊断：①子宫肌瘤。②轻度贫血。

术后第 8 天病理结果回报：（宫底前壁）平滑肌组织间穿插生长子宫内膜间质细胞，细胞异型不明显，核分裂象 5 个/10HP，综上，子宫内膜间质肉瘤，低级别（SMA＋，CD10－）。

经多学科主任查房讨论，低度恶性子宫内膜间质肉瘤原则上建议患者行全子宫及双侧附件区切除术，但考虑患者年轻（26 岁），未婚未育，病理示核分裂象 5 个/10HP，细胞异型不明显，参考国外同类案例报道，预后良好，若患者及家属要求保留生育功能，可考虑行化疗＋孕激素治疗。

经与患者及家属沟通后，其保留生育功能意愿强烈，要求进一步完善影像学检查。术后 20 天行 PET-CT 示：子宫前壁有大小为 2.2 cm×2.3 cm 的 FDG 摄取增多灶，结合病史，考虑肿瘤可能，除子宫外其他部位未见明确肿瘤征象。术后 1 个月复查彩超提示宫底部不均质低回声团 2.3 cm×1.7 cm，边界欠清，血流较丰富，宫内占位 1.55 cm×0.85 cm×0.7 cm。遂行宫腔镜检查术＋超声引导下分段诊刮术，术后病理结果回报：增殖期子宫内膜，可见小灶坏死合并纤维组织增生，急慢性炎症细胞浸润。

再次向患者及家属充分交代风险后，其要求保留生育功能，进一步行化疗＋孕激素治疗。以异环磷酰胺 2.0 g 每日 1 次×5 天为 1 个周期，每月 1 次共化疗 4 个周期，同时口服醋酸甲羟孕酮片 250 mg 每日 1 次共 7 个月，治疗期间定期复查血尿常规、肝肾功能、胸部 X 线检查、心电图均无异常。

【随访】

患者术后每半年复查彩超及盆腔 MRI 均未见异常。后自然受孕，于 2012 年 5 月 18 日孕 37 周因初产臀位行剖宫产娩出一女婴，出生体重 2837 g，术中探查子宫无异常，盆腔无粘连。随访至今，母女均体健。

【病例讨论】

子宫内膜间质肉瘤（endometrial stromal sarcoma，ESS）是一种罕见的子宫恶性肿瘤，占所有子宫恶性肿瘤的 0.2%，年发病率为 1/1 000 000～2/1 000 000，高发年龄为 42～58 岁（Puliyath，2012）。ESS 根据组织病理学特征可分为低度恶性（LGESS，核分裂象＜10 个/10HP，细胞异型性不明显）和高度恶性（HGESS，核分裂象＞10 个/10HP，细胞异型性明显），后者的预后明显差于前者。ESS 最常见的症状为阴道不规则出血、下腹部包块、下腹痛、分泌物增多等。由于症状和影像学表现均缺乏特异性，故术前难以诊断，多为术后病理确诊。本例患者因月经量多继发贫血，体检超声诊断子宫肌瘤而行腹腔镜子宫肌瘤剔除术，术中肉眼观大体标本与常见的子宫肌瘤无差别，待术后病理回报后才予以诊断。

LGESS 属于 ESS 中预后较好的一类，其标准治疗方法为全子宫切除＋双侧附件区切除，术后辅以放疗和（或）化疗，常可有较好的疗效。但对于术后辅助治疗的具体方案，目前还缺少足够的循证医学证据。激素治疗也是治疗 ESS 的重要方法，但使用的剂量、时间尚无明确的依据，一般使用大剂量孕激素。由于雌孕激素受体在 ESS 中高表达，高浓度孕酮可与其受体结合并在细胞中产生大量结合蛋白，结合蛋白与细胞内的生长因子作用并使之失活，进而导致肿瘤生长减慢或停止。

ESS 有晚期复发的特点，盆腔为常见的复发部位，复发相关因素与病理类型、手术病理分期、手术方式等相关。王雪卿等的一项研究显示，LGESS 的复发率（37%）显著低于 HGESS（87%）（$P<0.001$）；病理分期为早期的病例和晚期病例的复发率分别为 19% 和 43%（$P<0.05$）；LGESS 行全子宫切除＋双侧附件区切除者随访 57 个月复发率为 7%，保留一侧或双侧卵巢者随访 87 个月复发率为 93%，表明保留卵巢的肿瘤复发率明显增加（$P<0.01$），可能和雌激素对残留肿瘤细胞的持续刺激有关（王雪卿，2008）。马绍康等报道了 41 例 LGESS 患者治疗后 5 年和 10 年的生存率分别为 87.5% 和 77.8%，复发率为 43.9%，平均复发时间为 31 个月（马绍康，2007）。国外有报道 LGESS 的复发时间从 3 个月到 23 年不等，平均约 3 年（Koskas，2009）。建议在术后 1 年内每 3 个月复查 1 次，接下来的 4 年内每半年复查 1 次，之后则每年复查 1 次（Puliyath，2012）。

由于 LGESS 患者发病年龄常偏小，故部分患者有保留生育功能的要求，而此类病例在国内外的报道中均非常少见。孙桂臻等报道了 1 例 27 岁患 LGESS 并接受肿瘤切除＋术后 3 次 EP 方案（铂类＋依托泊苷）化疗 4 年后顺利受孕足月剖宫产分娩的病例，且剖宫产术中取子宫后壁 4 个点活检送病理未见肿瘤复发（孙桂臻，2007）。Lissoni 等报道了对 6 例要求保留生育功能的年轻患者（5 例 LGESS 和 1 例 HGESS）进行了完整的肿瘤剥除，切缘距肿瘤至少 2 mm，术后未接受辅助治疗，中位随访时间 51 个月，所有患者均存活，其中 2 例自然受孕足月分娩，1 例孕 8 周时流产（Lissoni，1997）。本例患者年轻且未婚未育，患者本人及家属均有保留生育功能的意愿，予异环磷酰胺化疗＋孕激素治疗，患者在治疗后成功妊娠并分娩，自发病起至今已 9 年余，尚未发现肿瘤复发。由于该病患病人数少，保留生育功能者更加罕见，关于术后辅助治疗及激素治疗方案，国内外尚无统一标准，多参考子宫平滑肌肉瘤进行。

Koskas 等报道了 1 例 34 岁的 LGESS 患者在进行保留生育功能的手术治疗后受孕并分娩，但在分娩后盆腔出现复发，考虑到 LGESS 有晚期复发的特点，仍建议在生育之后及时进行全子宫切除＋双侧附件区切除（Koskas，2009）。本例患者目前随访时间已超过文献报道的平均复发时间，虽尚未复发，但在有条件的情况下仍需继续对患者进行密切随访，警惕复发可能。

国内外关于保留生育功能的 LGESS 病例的报道均较少，对于保留生育功能的适应证及化疗方案和激素治疗方案的选择尚无统一标准，患者的预后亦需对更大样本量的观察，此病例供临床工作者参考借鉴。

【专家点评】

　　低度恶性子宫内膜间质肉瘤是一种少见的子宫恶性肿瘤，保留生育功能的案例更为罕见，临床上亦无统一治疗标准。对于年轻且有生育要求的患者可在充分交代风险后慎重选择保留生育功能的手术，术后辅以化疗及孕激素治疗，同时严密随访，完成生育后可考虑进行全子宫切除＋双侧附件区切除术。

（北京大学第一医院　詹瑞玺　尹玲）

参考文献

马绍康，张宏图，吴令英，等. 低度恶性子宫内膜间质肉瘤 41 例临床分析. 中华肿瘤杂志，2007，29（1）：74-78.

孙桂臻，张丰春. 子宫内膜间质肉瘤术后足月妊娠 1 例. 中国社区医师，2007，9（3）：67-68.

王雪卿，潘凌亚，戴志琴，等. 70 例子宫内膜间质肉瘤的临床分析. 生殖医学杂志，2008，17（3）：161-164.

Koskas M，Morice P，Yazbeck C，et al. Conservative management of low-grade endometrial stromal sarcoma followed by pregnancy and severe recurrence. Anticancer Res，2009，29（10）：4147-4150.

Lissoni ACG，Perego P，Gabriele A，et al. Conservative management of endometrial stromal sarcoma in young women. Int J Gynecol Cancer，1997，7（5）：364-367.

Puliyath G，Nair MK. Endometrial stromal sarcoma：a review of the literature. Indian J Med Paediatr Oncol，2012，33（1）：1-6.

病例 16　子宫内膜癌合并感染 1 例

【病历摘要】

患者女，76 岁，子宫内膜低-未分化癌Ⅳ期合并盆腔感染。

主诉：绝经 24 年，阴道流液半年，发热 3 个月。

现病史：患者于入院前 24 年自然绝经，绝经后无异常子宫出血，未使用激素替代治疗。入院前半年出现阴道大量排液，色黄有异味，入院前 3 个月余开始出现间断发热，最高达 38.6℃，偶有下腹隐痛，无阴道出血、咳嗽、咳痰、尿频、尿急等不适。外院彩超示：宫腔内 3.7 cm×3.0 cm 低至无回声区。血常规：白细胞 $18.35×10^9$/L，中性粒细胞百分比 83.9%，C 反应蛋白 24.3 mg/L。遂于外院行宫腔镜检查＋分段诊刮术，术中见宫腔流出黄色脓液，子宫内膜薄，表面可见脓苔，术后病理刮出物可见黏液及炎症性渗出。考虑"宫腔积脓"，术后予莫西沙星 400 mg 每日 1 次及头孢哌酮钠舒巴坦钠 3 g＋奥硝唑 0.5 g 每 12 h 1 次静脉抗感染治疗 2 周后出院。出院后仍间断阴道排液伴低热，最高达 37.5℃，下腹隐痛较前无明显缓解。遂就诊于我院（北京大学第一医院），阴道彩超示"子宫右后方包块——性质待查，宫腔积液，子宫多发肌瘤"，盆腔 MRI 示"右侧附件区占位，恶性可能性大，宫腔积脓"，故急诊收入院。患者自发病以来，饮食、睡眠、二便正常，体重减轻 10 kg。

既往史：糖尿病 3 年，目前口服二甲双胍控制满意。1 个月前发现"腔隙性脑梗死，脑白质变性"。

月经婚育史：G4P3，顺娩 3 次。24 年前自然绝经，绝经后无异常子宫出血，未使用激素替代治疗。

家族史：否认家族遗传史及肿瘤病史。

【体格检查】

T 37.4℃，P 88 次/分，R 20 次/分，BP 130/80 mmHg。一般情况可，心肺未及异常，腹软，无压痛、反跳痛及肌紧张，肝脾肋下未及，肾区无叩痛，双下肢不肿。妇科检查：外阴萎缩型，皮肤粗糙，稍红。阴道畅，黏膜充血，见少量脓性分泌物，宫颈光滑，萎缩，宫口可见大量脓液涌出，子宫增大如孕 8 周大小，压痛明显，边界欠清，双侧附件区增厚，轻压痛。

【辅助检查】

阴道彩超（图 16-1）：子宫大小 90 mm×63 mm×60 mm，肌壁回声欠均匀，宫腔线分离宽约 8.2 mm，单层内膜厚 1.9 mm，未及明显血流信号。子宫右后方可探及不均质回声包块，边界清，大小 83 mm×79 mm×59 mm，回声明显不均匀，内可探及液性暗区 43 mm×42 mm×38 mm，透声较差，实性成分内可探及略丰富血流信号，RI 0.50，该包块与子宫后壁分界不清。提示：子宫右后方包块——性质待查，宫腔积液，子宫多发肌瘤。

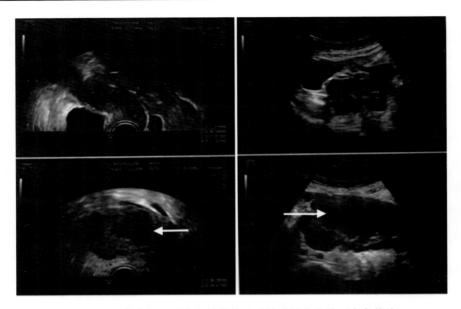

图 16-1 阴道彩超。可见右侧附件区不均质回声包块（白色箭头）

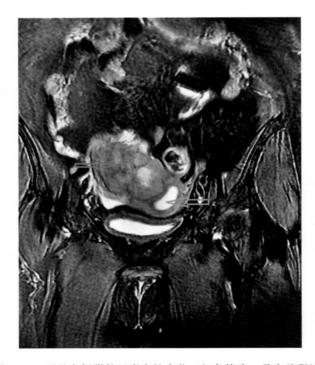

图 16-2 盆腔 MRI。可见右侧附件区囊实性占位（红色箭头）及宫腔积液（蓝色箭头）

盆腔 MRI（图 16-2）：右侧附件区占位，大小 7.8 cm×6.8 cm×6 cm，边界尚清，呈囊实性。病变与子宫右后壁脂肪间隙小，子宫明显受压向左移位。提示：右侧附件区占位（恶性可能大），宫腔积脓，盆腔小淋巴结，子宫多发肌瘤，盆腔少量积液。

血常规：白细胞 $21.33×10^9$/L，血红蛋白 109 g/L，中性粒细胞百分比 85.4％，C 反应蛋白 56 mg/L。

【初步诊断】

①宫腔积脓。②盆腔包块-卵巢癌？③子宫多发肌瘤。④轻度贫血。⑤2型糖尿病。⑥腔隙性脑梗死。⑦宫腔镜手术后。

【诊治经过】

入院后行宫腔分泌物培养（需氧菌、厌氧菌、支原体、衣原体、淋球菌）以及结核分枝杆菌试验均阴性。降钙素原 0.1 ng/ml。肿瘤标志物：鳞状细胞癌相关抗原 11.8 ng/ml，CA125 25.78 U/ml，CA19-9＜0.6 U/ml，CEA 2.85 ng/ml，AFP 7.52 ng/ml。糖化血红蛋白 7.9%。胸部 X 线检查及胸部增强 CT 未见异常。TCT：ASCUS-H。HPV：（－）。阴道镜宫颈取活检及宫颈管搔刮病理：慢性宫颈炎。

入院后给予头孢哌酮钠舒巴坦钠（舒普深）3.0 g 每 12 小时 1 次＋甲硝唑 0.5 g 每 12 小时 1 次＋阿奇霉素 0.5 g 每日 1 次静脉滴注治疗 1 周，体温波动于 36.5～37.2℃，复查血常规：白细胞 13.49×10⁹/L，中性粒细胞百分比 80.1%，C 反应蛋白 6 mg/L，降钙素原 0.01 ng/ml。后患者突发剧烈下腹痛伴寒战高热，T 38.9℃，复查血常规：白细胞 24.89×10⁹/L，中性粒细胞百分比 92%，C 反应蛋白 135 mg/L，降钙素原 0.76 ng/ml。换用美罗培南（美平）1.0 g 每 12 小时 1 次＋去甲万古霉素 0.8 g 每 12 小时 1 次静脉滴注治疗 1 周，体温波动于 36.5～37.0℃，复查血常规：白细胞 11.15×10⁹/L，中性粒细胞百分比 78.9%，C 反应蛋白 19 mg/L。复查盆腔增强 MRI（图 16-3）：右侧附件区占位 8.0 cm×7.3 cm×6.9 cm，囊性部分较前增大，信号特点考虑为脓性不除外，实性部分信号特点较前无明显变化，不除外肿瘤可能；宫腔积脓较前明显好转；盆腔炎症，右下腹及盆腔右侧为著；盆腔肿大淋巴结，右侧为著，炎症可能性大。

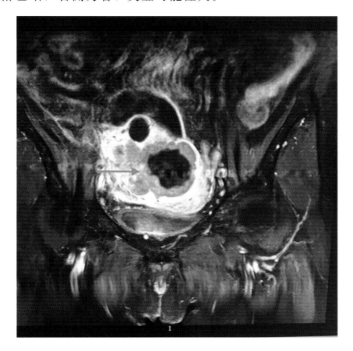

图 16-3　盆腔增强 MRI。右侧附件区占位囊性部分较前增大（红色箭头）

　　遂行超声引导下盆腔肿物穿刺置管引流＋穿刺活检术，引流出少许淡黄色液体，穿刺液培养阴性，组织活检病理：恶性上皮性肿物，低分化癌，伴显著鳞状细胞分化。

　　盆腔增强 CT：右侧附件区囊实性病灶 8.3 cm×7.6 cm；盆腔炎症，以右下腹及盆腔右侧为著；伴盲肠、末端回肠、阑尾受累可能；盆腔淋巴结较前稍减小。

　　提请全院会诊（麻醉科、神经内科、感染科、普外科、内分泌科、重症医学科、影像科）：决定尽快行剖腹探查术，术前充分交代风险，术后入外科重症监护病房（SICU），并向医务处备案。

　　手术情况（图 16-4 和图 16-5）：全身麻醉下行开腹全子宫＋双侧附件区＋回肠末端＋回盲瓣＋盲肠＋部分升结肠切除＋回肠升结肠端侧吻合＋粘连松解术。术中见子宫双侧附件区与周围肠管、膀胱较致密粘连，盆腔封闭。分离粘连过程中可见脓液流出，子宫球形增大如孕 10 周大小，后壁与直肠系膜粘连，其间可见糟脆肿瘤组织，左侧附件区外观无异常，右侧附件区与子宫后壁致密粘连，隐约可见右侧卵巢。回盲部肠管受累，深达浆肌层。探查上腹部、大网膜及盆腔淋巴结未见明显异常。术中留取脓液送普通培养、沙眼衣原体培养。手术困难，术中出血 600 ml，术后转 SICU。

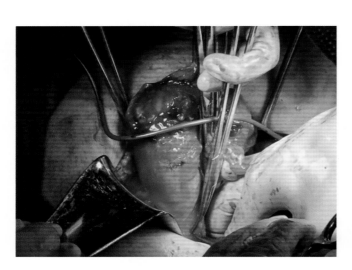

图 16-4　术中所见

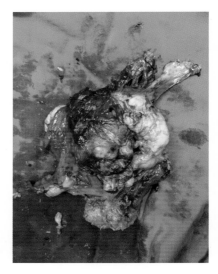

图 16-5　切除标本

　　术后病理（图 16-6）：全子宫及双侧附件区切除标本：子宫底体部并浸润右侧附件区形成巨大肿物，大小 7 cm×5 cm×2 cm，结合形态及免疫组化染色考虑低-未分化癌，可见鳞状细胞及移行细胞形态，免疫组化提示其分子改变与浆液性癌类似（p53 强阳性）。肿瘤浸润子宫肌壁全层累及右侧附件区，镜下见肿瘤推挤卵巢并未见右侧输卵管。肿瘤未累及子宫颈管内膜交界。左、右侧宫旁净。囊性萎缩性子宫内膜，慢性宫颈炎。左侧卵巢包涵囊肿，左侧输卵管未见显著改变。（直肠系膜肿物）纤维脂肪组织内见肿瘤浸润。回肠末端、回盲瓣及升结肠切除标本：回肠外膜见小灶肿瘤浸润，局灶外膜纤维组织及成纤维细胞显著增生，肉芽组织形成、伴大片坏死，小血管扩张、充血或出血。手术小肠断端、大肠断端及肠系膜切缘均未见肿瘤。阑尾呈慢性炎症，回肠周淋巴结 0/5 及回盲周淋巴结 0/5 均未见肿瘤转移。免疫组化：ER（10%＋），PgR（－），P53（＋＋＋），CK20

（－），PTEN（－），CA125（＋＋），p63（＋＋＋），CATA3（－），CK7（＋），Ki67（80％），MLH1（＋），MSH2（＋），MSH6（＋），PMS2（＋）。

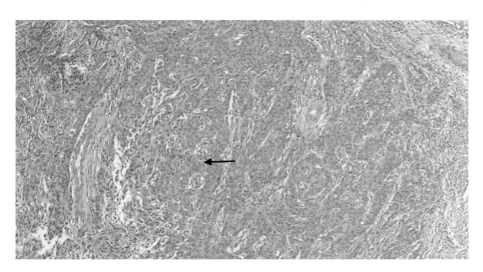

图 16-6　术后病理。大量岛状、巢状或条索状分布的细胞团（黑色箭头），部分细胞巢中央有腺样微腔，核中-重度异型，核分裂罕见，伴坏死

【术后诊断】

①子宫内膜低-未分化癌Ⅳ期合并盆腔感染。②宫腔积脓。③2 型糖尿病。④轻度贫血。⑤子宫多发肌瘤。⑥腔隙性脑梗死。

【术后治疗】

患者术后恢复好，伤口Ⅲ/甲愈合，予 TP 方案（多帕菲＋奈达铂）化疗 6 次，现术后 20 个月，定期妇科肿瘤门诊随访，复查肿瘤标志物及盆腔彩超未见异常。

【病例讨论】

宫腔积脓多发生于绝经数年的老年女性，临床典型表现为腹痛、发热、阴道流脓等，但因老年人对疼痛的敏感性弱，体温调节中枢功能下降，临床表现常常不典型。部分患者仅表现为高热，甚至有患者仅表现为尿潴留，故临床误诊率高。因漏诊、误诊率高，炎症累及子宫浆膜层后可引起子宫穿孔等严重并发症，常见的高危因素包括良恶性肿瘤、生殖道炎症、宫颈先天性发育异常、宫颈萎缩狭窄、宫内节育器、宫颈或宫腔手术史等。Kerimoglu 等研究显示，12 例宫腔积脓患者中恶性肿瘤占 3/4（Kerimoglu，2014）。宫腔积脓的治疗原则主要是保守治疗，必要时再采取手术治疗。保守治疗无效或发生子宫穿孔等并发症、子宫＞孕 8 周、合并恶性肿瘤、宫腔引流困难、易残留或复发者等应选用手术治疗，术中尽量吸干净宫腔内积脓，避免感染扩散（何跃东，2008；刘阳，2018）。

本例患者为晚期子宫内膜癌合并严重感染，起初症状隐匿，发病时表现为宫腔积脓合并附件包块，较为罕见，容易干扰和误导临床医生的判断。经影像学评估及穿刺活检病理证实，患者为宫腔积脓合并恶性肿瘤，故手术指征明确。患者病程较长，术前经充分静脉抗感染及多学科会诊评估可以耐受手术，手术时机相对合适。术中见肿瘤广泛转移累及肠管，手术虽困难，但经仔细操作最终得以行满意完成肿瘤细胞减灭术。术后经多学科团队合作，患者如期康复并能及时接受规范化疗等辅助手段，治疗效果满意。

【专家点评】

该患者起病隐匿，病情扑朔迷离、进展迅速，给临床诊断和治疗提出了很大的挑战。经过多学科联合会诊，步步为营、循序渐进，最终取得了较好的结局。这个病例告诉我们：分析病情要善于"抽丝剥茧"，抓住临床信息中的"蛛丝马迹"；手术操作要"刚柔并济"，尽量避免副损伤；临床决策要"知难而进"，充分评估手术风险；对于复杂患者应该集思广益，强调围术期多学科合作。

（北京大学第一医院　胡君　朱丽荣）

参考文献

何跃东，王晓丽. 绝经后宫腔积脓的诊断与治疗. 中国实用妇科与产科杂志，2008，24（4）：269-271.

刘阳，王秋霞，郭晓敏，等. 宫腔积脓的病因及诊疗研究进展. 中国妇幼保健，2018，33（9）：2158-2160.

Kerimoglu OS，Pekin A，Yilmaz SA，et al. Pyometra in elderly post-menopausal women：a sign of malignity. Eur J Gynaecol Oncol，2014，36（1）：59-61.

病例 17　年轻子宫内膜癌保留生育功能 1 例

【病历摘要】

患者女，21 岁。

主诉：阴道大量出血 1 周。

现病史：既往月经规律，因 2017 年 6 月急性阴道大量出血，血红蛋白 7.8 g，外院行诊断性刮宫术，发现宫颈、宫腔刮出大量糟脆组织，经我院（北京医院）病理科会诊宫颈、宫腔刮出物均为子宫内膜样腺癌。患者发病以来饮食、睡眠可，二便正常。

既往史：多囊卵巢综合征病史。否认肝炎、结核等传染病史，否认高血压、心脏病、甲状腺疾病等病史。否认药物过敏史。

月经婚育史：既往月经规律，5 天/30 天，末次月经：2017 年 6 月。未婚，有性生活史。G0P0。

家族史：父母体健，否认家族遗传病史。

【体格检查】

T 36.5℃，P 83 次/分，R 18 次/分，BP 120/65 mmHg。身高 168 cm、体重 85 kg。一般情况可，心肺查体无特殊，腹部膨隆，移动性浊音阳性，无压痛、反跳痛，会阴及双下肢无水肿。妇科检查：外阴发育好，未见异常，阴道通畅，有血，量少，宫颈外观光滑，消毒后内诊检查子宫前位，略大，无压痛，未扪及包块，双侧附件区未扪及异常。

【辅助检查】

血常规：血红蛋白 7.8 g。肿瘤标志物：鳞癌相关抗原（squamous cancinoma-associated antigen，SCC）0.5 ng/ml，CA125 17.2 U/ml；TCT（－）；HPV（－）。

盆腔 MRI（图 17-1）：子宫颈团块状异常信号影，2.8 cm×2.7 cm，累及结合带，向上累及部分宫体，考虑恶性可能。

【初步诊断】

阴道出血原因待查，子宫内膜癌？宫颈癌？

诊断的难点和困惑：原发性宫颈癌侵及子宫体还是原发性子宫内膜癌累及宫颈？两者治疗和手术方案完全不同。

【诊治经过】

为明确诊断，于 2017 年 7 月 17 日行宫腔镜检查＋诊刮术＋宫颈锥切术。术中宫腔弥漫性内膜增厚，粗大血管，累及子宫下段；宫颈管未见明显癌灶。宫颈锥切标本：锥高 2.8 cm，锥底 2.5 cm。诊刮和锥切后复查 MRI（图 17-2）：未见原子宫颈团块状异常信号

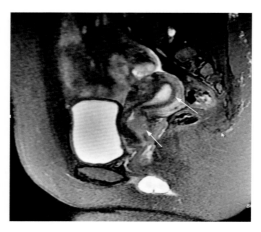

图 17-1 盆腔 MRI 矢状位图像。可见子宫颈处异常信号影，子宫内膜增厚，结合带完整

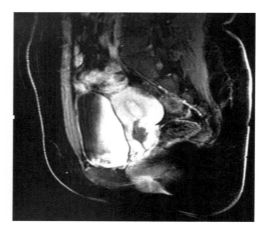

图 17-2 诊断性刮宫和宫颈锥切术后复查盆腔 MRI 矢状位图像。原子宫颈异常信号影消失

影，余无明显变化。术后病理诊断（图 17-3）：子宫内膜样腺癌，高分化；宫颈锥切：慢性炎症，未见癌累及。说明宫颈锥切术确实切除了子宫颈管处异常包块，但病理证实子宫颈处无病变。

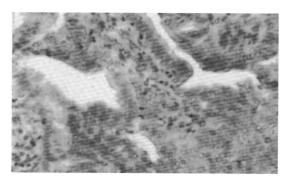

图 17-3 诊断性刮宫和宫颈锥切术后病理。（宫腔刮出物）子宫内膜样腺癌，高分化；（宫颈赘生物）宫颈组织慢性炎症，腺上皮局部有增生，未见癌累及

【术后诊断】

子宫内膜腺癌 I A 期，G1。

【术后治疗】

经与患者充分沟通及其知情同意的情况下，采用保留生育功能的治疗方案。给予甲地孕酮 160 mg，每日 1 次口服 3 个月，同时给予阿司匹林口服预防血栓。

2017 年 10 月复诊，行诊断性刮宫，病理结果：可见少量子宫内膜样腺癌组织。继续口服甲地孕酮。

2018 年 1 月再次宫腔镜检查＋诊刮术，同时宫内放置左炔诺孕酮宫内节育系统（曼月乐）。病理：未见癌细胞。

2018 年 4 月取出曼月乐环，再次行宫腔镜检查（图 17-4）刮宫后，再次放入曼月乐环，病理：未见癌细胞。

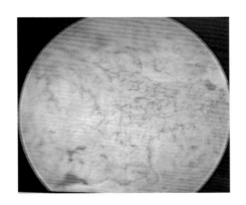

图 17-4 患者保守治疗后 9 个月复查的宫腔镜图像

2018 年 7 月：门诊行子宫内膜采样术，未见癌细胞。B 超检查：内膜 0.5 cm。盆腔 MRI：未显示原有的子宫内膜增厚、子宫颈体部交界处结合带少许小片状异常信号此次未显示。

2018 年 10 月：再次取出"曼月乐"环，再次宫腔镜检查刮宫后，再次放入"曼月乐"环，病理：未见癌细胞。

目前仍在随访中。

【病例讨论】

1. 治疗的难点和困惑

患者 21 岁，未生育；子宫内膜癌 IA 期；高危因素：病灶面积大，靠近下段。如按常规治疗方案，患者将留下终身遗憾。患者及家属坚决要求保留生育功能；全科讨论后考虑保留生育功能的方案。

根据 NCCN 指南，子宫内膜癌保留生育功能只适用于子宫内膜样腺癌，符合下列所有条件才能保留生育功能：

（1）分段诊刮标本经病理专家核实，病理类型为子宫内膜样腺癌，G1 级。

（2）MRI 检查（首选）或经阴道超声检查发现病灶局限于子宫内膜。

（3）影像学检查未发现可疑转移病灶。

（4）无药物治疗或妊娠的禁忌证。

（5）经充分解释，患者了解保留生育功能并非子宫内膜癌的标准治疗方式并在治疗前咨询生殖专家。

（6）对合适的患者进行遗传咨询或基因检测。

本例患者上述保留生育功能的条件均符合，故充分与患者及家属沟通后，选择保留生育功能治疗方案。

2. NCCN 指南推荐治疗方案

可选择甲地孕酮和左炔诺孕酮宫内缓释节育系统治疗。治疗期间每 3～6 个月分段诊刮或取子宫内膜活检，若子宫内膜癌持续存在 6～12 个月，则行全子宫切除＋双侧附件区切除＋手术分期，术前可考虑行 MRI 检查；若 6 个月后病变完全缓解，鼓励患者受孕，孕前持续每 3～6 个月进行内膜取样检查；若患者暂无生育计划，予孕激素维持治疗及定期监测。完成生育后或内膜取样发现疾病进展，即行全子宫切除＋双侧附件区切除＋手术分期。

子宫内膜癌（endometrial carcinoma，EC）是三大妇科恶性肿瘤之一，我国发病率逐年升高。尽管其高发于 45～65 岁，但仍有 2%～25% 的患者年龄≤40 岁，3.5% 以上尚未生育，而年轻 EC 患者多为 FIGO I 期，预后较好，保留生育功能是这类患者治疗的重要考虑因素（Ota，2005）。研究表明，EC 患者中 70% 以上属于 FIGO I 期，5 年生存率＞90%（Jia，2017），尤其是年龄在 40 岁以下的患者，5 年生存率可达 100%，无复发生存率达 95%（李林，2014），这也为年轻 EC 患者保留生育功能治疗创造了机会。

目前 NCCN 指南建议 EC 的标准治疗为全子宫切除术和双侧附件区切除术，根据不同的临床分期行盆腔淋巴结清扫和（或）腹主动脉旁淋巴结清扫，此方案的 5 年生存率约 94%（Rodolakls，2015）。但是，对于年轻女性来说，标准治疗会导致她们永久性失去生育能力，而年轻 EC 患者常为卵巢功能障碍、排卵障碍、不孕和肥胖的女性。这类患者通常未孕并有强烈保留生育功能的愿望。

孕激素主要影响肿瘤细胞 DNA 及 RNA 合成，减少肿瘤细胞分裂；减少子宫内膜中的雌激素受体，促使增生期子宫内膜转化为分泌期，进而逆转癌变的子宫内膜。孕激素至少有 3 种抗细胞增殖机制：抗血管形成、抑制雌激素受体和抑制胰岛素样生长因子-1（insulin-like growth factor-1，IGF-1）（Rodolakls，2015）。IGF 系统对细胞增殖和存活有直接作用，并能与引起癌症的遗传和环境因素相互作用。孕激素治疗的适应证包括：①病理学证实是子宫内膜样子宫内膜腺癌。②分化良好。③病灶局限在子宫内膜。④影像学证明无肌层浸润。⑤无宫腔外扩散的临床证据。⑥强烈保留生育功能的愿望。⑦年龄≤40 岁（相对指标）。⑧无药物治疗的禁忌证。⑨知情同意，了解这不是标准治疗并且具有更高的复发风险。在行保留生育功能的孕激素治疗之前，应充分评估病变的范围，即证实无宫颈、肌层、附件、淋巴结或腹膜的浸润且无远处转移（Park，2015）。

EC 的保守治疗药物包括醋酸甲羟孕酮（medroxyprogesteroneacetate，MPA）、醋酸

甲地孕酮（megestrol acetate，MA）、左炔诺孕酮宫内节育器（levonorgestrel intrauterine device，LNG-IUD）、促性腺激素释放激素类似物（gonadotropin releasing hormone analogue，GnRHa）以及芳香化酶抑制剂（aromatase inhibitor，AI）。

目前多项研究证实，接受孕激素治疗达到完全缓解的女性约为75%（Jia，2017）。韩国的一项研究强调了妊娠本身可能降低EC复发的风险，妊娠似乎阻止了雌激素触发EC复发的恶性循环。欧洲妇科肿瘤学会（European Society of Gynaecological Oncology，ESGO）认为一旦病理结果证实应该鼓励患者完全缓解后即开始试孕。有不孕病史或不孕高危因素（肥胖、多囊卵巢综合征、糖尿病、无排卵性疾病）的患者，建议其及时借助辅助生殖技术完成生育（Jia，2017）。

Penner等报道体重指数（body mass index，BMI）在35 kg/m² 以下的EC患者经孕激素治疗后缓解率更高（Penner，2012）。与此相反，Park等研究表明在孕激素治疗期间，体质量变化对早期年轻EC女性的完全缓解率、复发率、妊娠和活产率几乎无影响。但是治疗前和治疗后BMI≥25 kg/m² 是完全缓解率低和复发率高的预测因子（Park，2017）。因此，在孕激素治疗期间，维持患者的正常BMI非常重要。

保留生育功能的治疗是一种临时治疗措施。保留生育功能治疗后的高复发率表明保守治疗的主要目标是推迟手术以允许生育。不管是保留生育功能还是保留卵巢的治疗方案，实行前都应该充分告知患者治疗的相关风险，严格制订个体化治疗方案。总之，未来仍需要大量的临床前瞻性试验对EC患者保留生育功能及卵巢功能的疾病发展、转归等问题进行探究。

【专家点评】

子宫内膜癌是女性生殖系统三大恶性肿瘤之一，年轻育龄期子宫内膜癌患者相对少见，但随着子宫内膜癌发病率的逐渐上升，以及现代生活习惯的改变，子宫内膜癌已出现明显年轻化趋势。标准治疗方案会使女性永久性失去生育功能以及绝经前女性提前进入更年期，严重影响患者的生活质量。因此，年轻子宫内膜癌患者保留生育功能或保留卵巢功能的治疗方案逐渐受到重视。现有的保留生育功能的方案主要包括：孕激素、芳香化酶抑制剂、二甲双胍等药物治疗以及宫腔镜下病灶切除术。

（北京医院　周丹　孟庆伟　吕秋波）

参考文献

李林，吴令英，张蓉，等. 年龄≤40岁I期子宫内膜癌患者保留卵巢的临床分析. 中华妇产科杂志，2014，49（4）：260-264.

Jia P，Zhang Y. Ovarian preservation improves overall survival young patients with early stage endometrial cancer. Oncotarget，2017，9（35）：59940-59949.

Nwanodi O. Progestin intrauterine devices and metformin endometrial hyperpiasia and early stage endometrial cancer，medical management. Healthcare（Basel），2017，5（3）：E30.

Ota T，Yoshida M，Kimura M，et al. Clinicopathologic study of uterine endometrial carcinoma in young women aged 40 years and younger. Int J Gynecol Cancer，2005，15（4）：657-662.

Park JY，Nam JH. Progestins inthefertility-sparing treatment and retreatment of patients with primary and recurrent endometrial cancer. Oncologist，2015，20（3）：270-279.

Park JY，Seong SJ，Kim TJ，et al. Significace of body weight change during fertility-sparing progestin therapy in young women with early endometrial cancer. Gynecol Oncol，2017，146（1）：39-43.

Penner KR，Dorigo O，Aoyama C，et al. Predictors of resolution of complex atypical hyperpiasia or grade 1 endometrial adenocarcinoma inpremenopausal women treated with progestin therapy. Gynecol Oncol，2012，124（3）：542-549.

Rodolakls A，Biliatis I，Morlce P，et al. European Society of Gynecological Oncology Task Force Fertility Preservation：clinical recommendations for fertility-sparing management in young endometriatial cancer patients. Int J Gynecol Cancer，2015，25（7）：1259-1265.

病例 18　MELF 亚型子宫内膜样腺癌 1 例

【病历摘要】

患者女，55 岁，子宫内膜样腺癌，ⅢC2 期，G1，MELF 亚型。

主诉：自然绝经后 5 年，阴道出血 4 个月。

现病史：患者于入院前 5 年自然绝经，入院前 4 个月无明显诱因间断出现阴道出血，少于月经量，无阴道排液，就诊于我院（北京大学第三医院）门诊，妇科 B 超提示子宫内膜增厚。为行手术入院。

既往史：剖宫产术后 23 年，痔疮病史 5 年，高血压病史 1 年，高脂血症病史 1 年。

月经婚育史：既往月经规律，5 天/28 天，自然绝经 5 年，G3P1，人工流产 2 次，1994 年行剖宫产一女婴，现体健。

家族史：否认家族遗传史及肿瘤病史。

【体格检查】

患者生命体征平稳，一般情况好，心肺腹查体无异常。专科查体：外阴已婚型；阴道通畅；宫颈光滑，子宫后位，较绝经后子宫稍大，光滑，质地中等，活动正常，无压痛；双侧附件区未及异常。

【辅助检查】

妇科 B 超（2017 年 7 月 10 日）：子宫后位，子宫体：4.9 cm×4.6 cm×4.4 cm，子宫后壁探及边界清的低回声 1.9 cm×1.7 cm，内膜厚 0.7 cm；右侧卵巢大小 2.7 cm×1.2 cm，左侧卵巢大小 2.4 cm×1.3 cm，诊断：绝经后子宫内膜增厚，子宫肌瘤。

TCT（2017 年 6 月 30 日）：重度炎症。

HPV（2017 年 6 月 30 日）：HPV16 型和 18 型（－），其他 12 型（＋）。

【初步诊断】

①绝经后子宫内膜增厚。②高血压病 1 级，中危。③高脂血症。④剖宫产史。

【诊治经过】

患者于 2017 年 8 月 18 日在椎管内麻醉下行宫腔镜检查＋分段诊刮术。术中见子宫内膜增厚、糟脆，右侧宫角处为著。术后病理示宫腔刮出物为伴细胞非典型性子宫内膜增生，局灶癌变为中－高分化子宫内膜样腺癌，伴显著鳞状分化区域。P16（＋），P53（－），Ki-67（30％）；宫颈刮出物为少量炎症渗出物。

结合病理结果，考虑子宫内膜癌，拟行全面分期手术。术前完善检查，了解有无转移。肿瘤标志物（2017 年 8 月 30 日）：CA125 86.83 U/L，CA724 19.79 U/L，其他肿瘤标志物正常。盆腔 MRI（2017 年 8 月 29 日）：子宫右侧宫角处内膜明显增厚，最厚处约 1.1 cm，结合带显示不清，局灶 DWI 信号明显增高，宫颈处内膜层明显增厚，最厚处约 0.7 cm，结合带完整。胸部 CT（2017 年 8 月 30 日）：双肺多发微小结节，建议随访。阴道镜（2017 年 9 月 2 日）：宫颈组织慢性黏膜炎。

患者于 2017 年 9 月 9 日在全身麻醉下行腹腔镜子宫内膜癌分期手术（全子宫、双侧附件区切除＋盆腔淋巴结清扫＋腹主动脉淋巴结切除术）。手术顺利，子宫浆膜面无明显病灶，剖视子宫见内膜光滑。术后病理（全子宫＋双附件）：高分化子宫内膜样腺癌，MELF 亚型（图 18-1A-E），肿瘤面积 1 cm×1 cm，癌细胞侵及深肌层（＞1/2 肌壁），可见脉管内癌栓，子宫下段未见累及，双侧卵巢、输卵管未见异常。淋巴结转移：左侧盆腔淋巴结（1/5），右侧盆腔淋巴结（2/7），腹主动脉旁淋巴结（1/1），腹腔冲洗液（－）。MSH6（NS），MSH2（＋），MLH1（＋），PMS2（＋）。

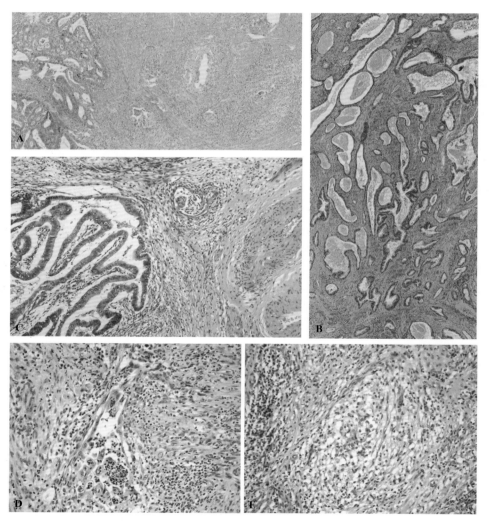

图 18-1　子宫内膜癌 MELF 亚型浸润方式。A. MELF 位于浸润前沿。**B.** 微囊性伸长。**C.** 微囊型浸润。**D.** 伸长型浸润。**E.** 碎片型浸润

【术后诊断】

子宫内膜样腺癌，ⅢC2 期，G1，MELF 亚型。

【术后治疗】

术后拟行 TP 方案（紫杉醇＋顺铂），化疗 4 个疗程后放疗，放疗后酌情继续化疗。

术后患者于外院病理科会诊提示：MSH6（－），MSH2（－），MLH1（＋），PMS2（＋），考虑 lynch 综合征不除外。

患者术后 3 天开始出现少量便血，外科会诊建议酌情行肠镜检查。因肿瘤为晚期，MELF 亚型恶性程度高，行 PET-CT 检查（图 18-2）。结果显示乙状结肠内代谢增高的肿物，考虑腺瘤可能，建议行肠镜进一步排除恶变。

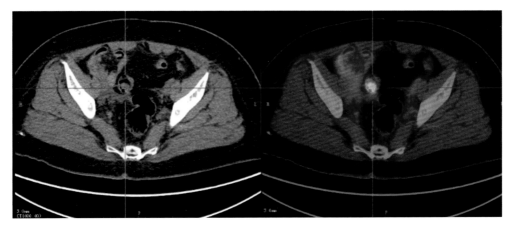

图 18-2　PET-CT。可见乙状结肠肿物，代谢增高

肠镜（2017 年 9 月 26 日）：乙状结肠距肛门 25 cm 处可见 1 枚山田Ⅳ型息肉，头端直径为 2.5 cm，有分叶，表面黏膜不平、色红，质地硬，根部可见白斑，表面腺管开口Ⅳ型，活检质硬。另于直肠距肛门 3 cm 处可见 1 枚山田Ⅱ型息肉，0.6 cm×1.25 cm，无分叶，表面黏膜光滑，色同周围，质地软，根部可见白斑，表面腺管开口Ⅲ型。镜下诊断：直肠/乙状结肠息肉，乙状结肠息肉癌变可能。肠镜病理：乙状结肠 25 cm 处息肉为高级别上皮内瘤变，伴坏死及纤维结缔组织反应，高度可疑恶变。

患者于 2017 年 10 月 10 日行肠镜黏膜切除术（endoscopic mucosal resection，EMR），病理提示：①直肠息肉 3 cm：管状腺瘤Ⅰ级。②乙状结肠息肉 35 cm（标本体积 16 mm×10 mm×19 mm，连切 4 块）：Ⅰp 型早期结肠癌，中分化管状腺癌，第 1～4 块组织均可见癌细胞，癌细胞侵及黏膜下层，未累及蒂部，镜下所见标本切缘未见癌组织。免疫组化结果：癌细胞 CK（混＋），P53（＋），CEA（＋），CA19-9（大部分＋），Ki-67 阳性细胞率最高约 80％；CD34 及 D2-40 免疫标志未见脉管内癌栓；Desmin 免疫标记示黏膜肌层不完整。

根据结肠镜病理，考虑患者子宫内膜癌合并结肠癌，外院病理提示 lynch 综合征不除外。再次追问患者，否认肿瘤家族史。联系我院病理复诊（免疫组化），经重新染色，MSH6（＋）、MSH2（＋）、MLH1（＋）、PMS2（＋）。该患者结肠活检组织的上述标志物亦均为阳性。微卫星不稳定性（microsatellite instability，MSI）检测：肿瘤微卫星稳定（microsatellite stability，MSS）。上述结果均不支持该例患者为 Lynch 综合征相关性肿瘤。

经多学科协作（multiple disciplinary team，MDT）讨论后，患者于 2017 年 9 月 23 日开始行紫杉醇＋卡铂＋贝伐珠单抗静脉化疗 4 次。化疗结束后行放疗（外照射 25 次，共 45Gy/25f；腔内放疗 3 次共 15Gy/3f）。于 2018 年 3 月 15 日放疗结束后继续行紫杉醇＋卡铂（因肾功能下降，后更换奈达铂）＋贝伐珠单抗静脉化疗 3 个疗程后门诊复查至今，患者无复发。

肿瘤标志物变化情况：CA125 86.83 U/L（术前）、37.02 U/L（术后）、49.50 U/L（第一次化疗后）、28.53 U/L（第二次化疗后），其后均在正常范围。

【病例讨论】

子宫内膜癌为女性生殖系统的常见恶性肿瘤之一，多见于老年女性，高发年龄为 50～60 岁。绝经后阴道出血的女性中发生内膜恶变和癌前病变的比例为 8％～10％。阴道超声是评估子宫内膜厚度的重要方法，美国妇产科医师学会（American College of Obstetricians and Gynecologists，ACOG）推荐对于内膜厚度≥4 mm 的绝经后阴道出血患者应行进一步评估。如果患者同时存在高血压、肥胖、糖尿病、雌激素持续增高等高危因素，须高度警惕子宫内膜癌。

子宫内膜癌根据其病因学、形态学及预后因素可分为Ⅰ型和Ⅱ型。Ⅰ型子宫内膜癌最常见，其主要病理类型为子宫内膜样腺癌，与雌激素有关，主要发生于绝经前和绝经早期女性，常由子宫内膜增生演进而成，表现为低度恶性，预后较好。但近年研究发现，在子宫内膜样腺癌中有一种特殊的子宫肌层浸润模式，被称为微囊性伸长及碎片（microcystic，elongated，fragmented，MELF）浸润。2003 年，Murray 等对 115 例子宫内膜样腺癌肌层浸润的形态学特征进行了总结，并将其定义为 MELF 浸润。他们发现，MELF 腺体可形成微囊样结构或裂隙状腔隙，囊腔上皮变扁平，细胞胞质嗜酸，囊腔内可见小团肿瘤细胞及中性粒细胞，腺体周围可见嗜碱性黏液样间质反应。目前认为这种浸润方式的子宫内膜癌组织分化往往较好，但如果仔细观察，常可发现在深肌层存在尖刀样或碎片化癌组织浸润（Murray，2003）。

目前研究发现，子宫内膜腺癌 MELF 浸润的发生率为 7％～48％，其可发生在各个 FIGO 分期、各个组织学分级中，但在 G1～G2 子宫内膜样腺癌中更为常见（Naki，2017）。

淋巴脉管浸润是影响子宫内膜样癌预后的重要因素。研究认为，MELF 浸润与淋巴脉管浸润密切相关。Stewart 等研究表明，MELF 浸润的子宫内膜癌发生淋巴脉管浸润的可能性更大（Stewart，2009）。随后其他学者均得到相同结论（Naki，2017；Dogan，2015；胡丹，2017）。

淋巴结转移是影响子宫内膜样癌预后的另一重要因素。对 351 例根治性子宫内膜样癌的研究发现，MELF 浸润的子宫内膜癌患者出现淋巴结转移的比例明显高于对照组（Pavlakis，2011）。随后的进一步研究证实，子宫内膜癌 MELF 浸润与淋巴结转移密切相关，且是淋巴结转移的独立危险因素（Dogan，2015）。

除了淋巴脉管浸润和淋巴结转移，相对于非 MELF 浸润的子宫内膜样癌，MELF 浸润的子宫内膜样癌出现宫颈间质浸润的频率更高，FIGO 分期更高（Dogan，2015）。

子宫内膜癌 MELF 亚型患者的治疗应遵循 I 型子宫内膜癌的治疗原则，即初始治疗为子宫内膜癌的全面分期手术，根据手术病理分期和高危因素决定辅助治疗。鉴于该病理类型易发生深肌层浸润、脉管内癌栓及淋巴结转移，因此，辅助治疗应考虑放疗和化疗联合应用。对于本例患者，术后诊断为Ⅲc2 期，我们采取"夹心疗法"，即先选择 TC/TP 方案化疗 4 个疗程后行放疗（外照射＋阴道近距离放疗），放疗结束后再给予 2～4 个疗程化疗，以尽量降低复发风险。

但是，关于子宫内膜癌 MELF 浸润对复发及生存率影响的研究结果存在一定争议。Sanci 等的研究显示，在 G1、G2 级子宫内膜样腺癌中，MELF 浸润的子宫内膜样腺癌患者的复发率明显低于非 MELF 浸润患者（Sanci，2018）。另一项关于 46 例 MELF 浸润和47 例非 MELF 浸润的病例对照研究发现，MELF 浸润的子宫内膜样腺癌患者与对照组患者的无复发生存率和总生存率均无显著差异（Kojirosanada，2017）。这与 Kommoss 等的研究结果相似，即 MELF 浸润的子宫内膜样腺癌患者与对照组患者相比，两者的 5 年生存率无显著差异（Kommoss，2017）。但也有多项研究持相反观点。有学者认为，MELF浸润与子宫内膜样腺癌患者阴道外部位复发有关，并且影响无进展生存率和总生存率（Roma，2015）；Zinovkin 等对 100 例子宫内膜癌患者进行的回顾性研究发现，MELF 浸润的患者生存率明显低于非 MELF 浸润患者（Zinovkin，2017）。目前国内尚无关于子宫内膜癌 MELF 浸润对复发及生存率影响的研究。

鉴于 MELF 浸润与子宫内膜样腺癌的部分预后不良因素密切相关，我们需要在临床中尽早识别，但 MELF 浸润对子宫内膜样腺癌最终结局的影响尚需进一步研究证实。随着对子宫内膜样腺癌 MELF 浸润认识的不断深入，可能会有更佳的临床处理措施。

Lynch 综合征又称遗传性非息肉性结直肠癌综合征（hereditary nonpolyposis colorectal caner，HNPCC）。子宫内膜癌是女性最常见的受累于 Lynch 综合征的恶性肿瘤，且 40％～60％的 Lynch 综合征女性患者以子宫内膜癌为首发表现。

Lynch 综合征的病因是 DNA 错配修复（mismatch repair，MMR）基因的突变，这些MMR 基因包括 *MLH1*、*MSH2*、*MSH6* 及 *PMS2*，其生理功能是消除 DNA 复制过程中由于 DNA 聚合酶滑移而引起的碱基-碱基错配和插入-缺失环的形成。碱基-碱基错配损害主要影响非重复的 DNA，从而导致单碱基错配，表现为 DNA 复制错误（replication errors，RER）。而插入-缺失环的形成会影响 DNA 重复序列，引起短重复序列的插入或缺失，亦可表现为微卫星的插入或缺失，从而表现为 MSI。

Lynch 综合征女性患子宫内膜癌的风险与 MMR 突变基因的类型相关，*MSH2* 基因发生突变的概率为 50％～60％，*MLH1* 为 24％～40％，*MSH6* 为 10％～13％。尽管 *MSH6*基因发生突变的概率低于 *MSH2*，但 *MSH6* 基因突变导致子宫内膜癌的风险高于 *MSH2*基因突变（于跃，2016）。

本例患者诊断子宫内膜癌后，进一步发现结肠癌，虽无家族史，且具备典型的内膜癌高危因素，但仍需警惕 Lynch 综合征。通过免疫组化进一步筛查，未见相关基因突变和微卫星不稳定性，因而排除了 Lynch 综合征。在临床工作中，我们需要仔细筛查那些无雌激素刺激症状、无肥胖、糖尿病、高血压等子宫内膜癌高危因素及有大肠癌家族史的子宫内膜癌患者，以便及早发现 Lynch 综合征，使更多的女性患者获益。

【专家点评】

　　子宫内膜癌 MELF 亚型为一种特殊的浸润方式，与子宫内膜癌的某些预后不良因素密切相关，我们需要在临床和病理诊断过程中认识并重视这一特殊病理类型，警惕其早期发生深肌层浸润、脉管内癌栓及淋巴结转移等特征。治疗也应考虑到其特殊生物学行为，可考虑夹心疗法（化疗-放疗-化疗）。有关 MELF 浸润对患者预后的影响尚有待于积累临床资料并总结，其辅助治疗方式也需进一步探讨。此外，对于子宫内膜癌，特别是合并结直肠癌的患者，需警惕 Lynch 综合征。错配修复基因相关蛋白免疫组化和微卫星不稳定性检查有助于确诊。

（北京大学第三医院　杨诗源　梁华茂　刘从容）

参考文献

胡丹，张和军，沈武成，等. 伴 MELF 浸润方式的子宫内膜样腺癌 72 例临床病理学分析. 中华病理学杂志，2017，46（5）：318-322.

于跃，原继荣. Lynch 综合征相关子宫内膜癌的新进展. 中国优生与遗传杂志，2016，24（10）：134-135.

Dogan Altunpulluk M，Kir G，Topal CS，et al. The association of the microcystic, elongated and fragmented (MELF) invasion pattern in endometrial carcinomas with deep myometrial invasion, lymphovascular space invasion and lymph node metastasis. J Obstet Gynaecol，2015，35（4）：397-402.

Kojirosanada S，Yasuda K，Nishio S，et al. Cxcl14-cxcr4 and Cxcl12-cxcr4 Axes may play important roles in the unique invasion process of endometrioid carcinoma with Melf-pattern myoinvasion. Int J Gynecol Pathol，2017，36（6）：530-539.

Kommoss F，Kommoss F，Grevenkamp F，et al. L1CAM：amending the "low-risk" category in endometrial carcinoma. J Cancer Res Clin Oncol，2017，143（2）：255-262.

Murray SK，Young RH，Scully RE. Unusual epithelial and stromal changes in myoinvasive endometrioid adenocarcinoma：a study of their frequency, associated diagnostic problems, and prognostic significance. Int J Gynecol Pathol，2003，22（4）：324-333.

Naki MM，Oran G，Sü Tetikkurt，et al. Microcystic, elongated, and fragmented pattern of invasion in relation to histopathologic and clinical prognostic factors in endometrioid endometrial adenocarcinoma. J Turk Ger Gynecol Assoc，2017，18（3）：139-142.

Pavlakis K，Messini I，Vrekoussis T，et al. MELF invasion in endometrial cancer as a risk factor for lymph node metastasis. Histopathology，2011，58（6）：966-973.

Roma AA，Rybicki LA，Barbuto D，et al. Risk factor analysis of recurrence in low-grade endometrial adenocarcinoma. Human pathology，2015，46（10）：1529-1539.

Sanci M，Gungorduk K，Gulseren V，et al. MELF pattern for predicting lymph node involvement and survival in grade I～II endometrioid-type endometrium cancer. Int J Gynecol Pathol，2018，37（1）：17-21.

Stewart CJ，Brennan BA，Leung YC，et al. MELF pattern invasion in endometrial carcinoma：association with low grade, myoinvasive endometrioid tumors, focalmucinous differentiation and vascular invasion. Pathology，2009，41（5）：454-459.

Zinovkin DA，Pranjol MZI，Petrenyov DR，et al. The potential roles of MELF-pattern, microvessel density, and VEGF expression in survival of patients with endometrioid endometrial carcinoma：a morphometrical and immunohistochemic alanalysis of 100 cases. J Pathol Transl Med，2017，51（5）：456-462.

病例 19　输卵管绒癌 1 例

【病历摘要】

患者女，22 岁。

主诉：反复右侧输卵管妊娠，输卵管开窗术后 43 天，下腹痛 6 天。

现病史：患者平素月经规律 5 天/30 天，经量中等，无痛经。2018 年 5 月因异位妊娠（右侧附件区包块 15 mm×12 mm；血 hCG 2357 IU/L）住院，行甲氨蝶呤治疗，血 hCG 下降良好，准予出院。出院后复查 B 超无异常，监测血 hCG 由住院时 2357 IU/L 下降至 28.51 IU/L，未继续随诊。出院后有性生活，工具避孕。2018 年 7 月 10 日因"异位妊娠药物治疗 2 个月，阴道不规则出血 20 天"再次住院，入院后复查血 hCG 6457 IU/L，B 超提示右侧附件区低回声包块 18 mm×14 mm，诊断异位妊娠，于 2018 年 7 月 18 日行腹腔镜探查，术中见右侧输卵管壶腹部增粗约 3 cm×2 cm，紫蓝色，行右侧输卵管开窗术。术中清理输卵管内妊娠组织，似可见绒毛，术后病理提示可见滋养叶细胞，符合异位妊娠。术后监测血 hCG 下降满意，正常出院，嘱患者每周复查 1 次血 hCG。2018 年 8 月 6 日血 hCG 11.96 IU/L，未再随诊。术后否认性生活。此次入院前 6 天间断下腹坠痛，无阴道出血，2018 年 8 月 29 日血 hCG 为 3133 IU/L，B 超提示子宫内膜 12 mm，右侧卵巢增大 53 mm× 30 mm，为进一步诊治，于 2018 年 8 月 30 日收入院。

既往史：自幼发现乙肝表面抗原阳性，肝功间断异常，未服用抗病毒药物。否认心、肝、肺等重大疾病史。否认输血史及药物过敏史。否认家族遗传病史。

婚育史：未婚，有性生活史，避孕套避孕。G2P0，2018 年 5 月及 2018 年 7 月分别因异位妊娠住院。

【体格检查】

入院查体：T 36.4℃，P 76 次/分，R 16 次/分，BP 105/65 mmhg，一般情况好，心、肺、肝、脾无异常，腹软，下腹无压痛、反跳痛及肌紧张，移动性浊音阴性。

专科检查：外阴：已婚未产式，阴道黏膜淡红色，无紫蓝色结节，分泌物量中等，乳白色，宫颈光滑，无举痛及摆痛，子宫前位，质软，大小正常，无压痛，附件区未及包块和压痛。

【辅助检查】

2018 年 8 月 2 日胸部 X 线检查：心、肺、膈未见异常。

2018 年 8 月 29 日血 hCG 3133 IU/L；北京地坛医院 B 超：子宫形态大小正常，肌层回声均匀，子宫内膜清晰，厚 12 mm，右侧卵巢增大 53 mm×30 mm，左侧卵巢 23 mm× 19 mm，盆腹腔未见液性暗区。

2018 年 8 月 30 日肝功能：谷丙转氨酶（alanine aminotransferase，ALT）44.5 U/L，谷草转氨酶（aspartate aminotransferase，AST）67.4 U/L，总胆红素（total billirubin，

TBIL）26.8 μmol/L。肾功能：肌酐 44 μmol/L，尿素 3.84 mmol/L，尿酸 272 μmol/L。血常规：白细胞 4.78×10^9/L，血红蛋白 130 g/L，血小板 221×10^9/L。

2018 年 8 月 31 日血 hCG 3554 IU/L。

【初步诊断】

①持续性异位妊娠？滋养细胞肿瘤？②慢性乙型肝炎。

【诊治经过】

予甲氨蝶呤 80 mg 肌内注射＋中药（中医科会诊后开具的汤药）辅助治疗，监测血 hCG 逐步上升，最高时血 hCG 为 5723 IU/L，结合患者短期内反复右侧输卵管异位妊娠史，血 hCG 下降后反复升高，不除外滋养细胞疾病。于 2018 年 9 月 11 日行腹腔镜探查，术中见右侧输卵管壶腹部一外突包块约 2 cm×2 cm，呈暗紫色，包膜完整，无活动性出血，行右侧输卵管切除术，因患者入院后出现少许阴道出血，术中同时行诊断性刮宫术，将切除的右侧输卵管及诊刮组织送病理。

术后 5 天病理回报：右侧输卵管局灶可见滋养叶细胞种植，细胞增生活跃伴异型，见出血及坏死，未见明确血管侵犯，符合绒毛膜癌（图 19-1）。免疫组化：CK（＋），AE1/3（＋），hCG（＋），HPL（－）。

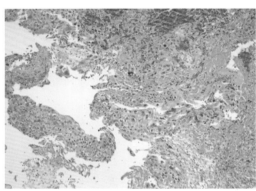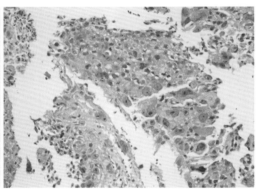

图 19-1　术后病理

术后监测血 hCG 逐渐下降，2018 年 9 月 17 日血 hCG 1694 IU/L，行头颅、腹部、胸部 CT 检查，回报无异常。

【术后诊断】

输卵管绒癌 II 期 4 分。

【术后治疗】

依据《妊娠滋养细胞诊断及治疗指南（第四版）》，对于病理诊断为绒癌低危的患者，一线单药化疗失败的风险明显增加，可以按照预后评分高危的方案选择联合化疗，本例患者决定行 ACT-D＋5-FU 化疗。

2018 年 9 月 26 日至 10 月 1 日行第一疗程化疗。2018 年 10 月 2 日血 hCG 5308 IU/L。

2018 年 10 月 19 日至 10 月 24 日行第二疗程化疗。2018 年 10 月 18 日血 hCG 113.33 IU/L。2018 年 11 月 8 日血 hCG 4.54 IU/L。

2018 年 11 月 22 日至 11 月 27 日行第三疗程化疗，2018 年 11 月 29 日血 hCG 0.99 IU/L。

2018 年 12 月 14 日至 12 月 19 日行第四疗程化疗，2018 年 12 月 20 日血 hCG 0.84 IU/L。

患者完成化疗后，不定期于我院随访，复查血 hCG 均正常，B 超及胸部 CT 未见异常。目前仍在随访中。

【病例讨论】

一、滋养细胞疾病

1. 滋养细胞疾病的概念

妊娠滋养细胞疾病（GTD）是一组来源于胎盘滋养细胞的疾病。从流行病学来看，葡萄胎在我国较常见，发病率高达 2/1000 次妊娠；欧洲和北美洲发病率通常小于 1/1000 次妊娠。近年来，亚洲国家葡萄胎的发生率有所下降，可能是经济和饮食的改善以及生育率下降所致。绒癌的发病率低，难以估算，为（1～9）/40 000 次妊娠，由于临床上缺乏组织病理学证据，发生于葡萄胎后的绒癌难以与侵蚀性葡萄胎相区分；胎盘部位滋养细胞肿瘤（PSTT）和上皮样滋养细胞肿瘤（ETT）比绒癌更为罕见。

妊娠滋养细胞肿瘤（GTN）50%～60% 继发于葡萄胎，25%～30% 继发于流产，10%～20% 继发于足月妊娠，2.5%～4.1% 继发于异位妊娠。

输卵管妊娠绒癌约占同期绒癌病例的 1.02%，或 1/5333 例输卵管妊娠或 $1/1.6 \times 10^6$ 例正常宫内妊娠。

Harriet 根据 27 年的前瞻数据库资料，报道了不同部位绒癌的比例（不包括卵巢）：胎盘 85.1%，宫颈 0.4%，宫体 8%，子宫其他部位 2.7%，阔韧带 0.2%，输卵管 2%，附件区 0.2% 以及生殖道其他部位 0.4%。

2. GTD 的分类

根据 2014 年 WHO 的分类，GTD 在组织学上可分为：①GTN：包括绒癌、PSTT 和 ETT。②葡萄胎妊娠：包括完全性葡萄胎、部分性葡萄胎和侵蚀性葡萄胎。③非肿瘤病变：包括超常胎盘部位反应和胎盘部位结节。④异常（非葡萄胎）绒毛病变。虽然 WHO 新分类将侵蚀性葡萄胎列为交界性或不确定行为的肿瘤，但在临床上仍将其归为恶性肿瘤，并与绒癌合称为 GTN。由于其独特的组织学来源及生物行为，使其成为最早可以通过化疗治愈的实体肿瘤。

3. GTN 的遗传学

GTN 的遗传学源于激发它的妊娠性质，导致 GTN 发生的妊娠称为"成因性妊娠"，由于无论哪次妊娠后发生的 GTN，其临床特征和组织病理学检查结果都是相同的，故不能在临床上区分出哪一次妊娠是成因性妊娠，对于有多次妊娠史或忽略性流产的患者，武断地判断成因性妊娠是欠妥的，因为任何一次妊娠都可能是导致 GTN 的成因性妊娠。更重要的是，GTN 预后评分 8 个项目中有 2 项涉及成因性妊娠，因此，利用 DNA 分析技术准确判断成因性妊娠，对于进行正确的预后评分、评估患者预后、指导治疗具有重要意义。但是，对于有多次相同妊娠史的妇女，具体起源于哪次妊娠尚不能确定，只能把末次妊娠作为成因性妊娠。

4. GTN 的分子病理诊断

作为罕见的妇科恶性肿瘤，GTN 是目前 FIGO 和国际妇科肿瘤协会（International Society of Gynecologic Cancer，ISGC）唯一认可的没有组织病理学证据、单凭临床特点即可诊断和治疗的恶性肿瘤。但其临床诊断并不容易，临床表现无特异性，有些非妊娠性肿瘤也分泌 hCG。此外，即使有手术标本可以获得组织学诊断，但鉴于其组织学特点与常见的恶性肿瘤有明显重叠，尤其当肿瘤的组织学成分均为绒癌并出现在不常见的解剖部位或作为转移灶时，区分妊娠绒癌和非妊娠绒癌就变得极其困难，从病理形态学和免疫组化检查上难以鉴别。此时，组织 DNA 基因分析对准确诊断起着决定性的作用（Baine，2019；Alifrangis，2013）。

二、输卵管 / 卵巢绒癌

1. 流行病学及发病特点

（1）输卵管绒癌：输卵管绒癌是一种异位妊娠，可以是原发性，亦可以是继发性。原发性罕见，继发性系在输卵管妊娠基础上发生的恶变，故属于妊娠绒癌的一种。发病年龄 16~56 岁，平均 33 岁（连利娟，2006）。多数患者临床表现为异位妊娠，少数发生于体外受精及输卵管绝育术后，也可与宫内妊娠伴行发生（Mehrotra，2014）。据报道，输卵管绒癌的发病率约为 1.5/1 000 000（Gillespie，2004）。

有研究显示，原发性输卵管绒癌的发病机制可能是输卵管上皮染色体发生数目、结构的突变（Ou，2011）。继发性输卵管绒癌的发生，可能是因输卵管妊娠时局部血运丰富、管腔细、肌层薄而导致异常增生的滋养细胞侵袭输卵管壁及滋养血管，在此基础上发生细胞突变所形成。此类情况伴随的输卵管穿孔出血，更容易被误诊为输卵管妊娠。无论原发性或继发性输卵管绒癌，共同特点是早期易发生转移和扩散，其中肺转移占首位，其次是宫旁。疾病的突出特点是病程短、分期晚、进展快等（李爱华，2006）。Horn 等报道，75％的输卵管绒癌病例在初次诊断时已有转移（Horn，1994）。

（2）卵巢绒癌：卵巢绒癌根据来源可分为两种：一种是继发于卵巢异位妊娠或卵巢葡萄胎之后，通常称为"继发性绒癌"或"妊娠绒癌"，主要发生于育龄期妇女，系妊娠滋养细胞恶变而成。另一种由卵巢生殖细胞发生恶变所致，多发生于儿童、未婚或绝经后女性，通常称为"原发性绒癌"或"非妊娠绒癌"。原发性卵巢绒癌常与其他肿瘤成分并存，如内胚窦瘤、畸胎瘤、无性细胞瘤及精原细胞瘤等，该类绒癌具有恶性程度极高、转移早，尤其早期易血行转移到肺、脑、肝、骨、阴道及其他器官的特点。卵巢原发性绒癌临床罕见，发生率为 $1/(3.8 \times 10^8)$，患者年龄分布为 7 个月至 35 岁，平均约 13 岁（Nias，1976）。

2. 临床表现

66％的输卵管/卵巢绒癌与异位妊娠症状相似，临床表现不典型，易与异位妊娠混淆，其临床特点包括：①停经史、下腹痛、异常阴道流血。②附件区包块。③子宫体积增大。④诊刮未见绒毛组织。⑤急腹症表现。⑥辅助检查：超声提示无宫内妊娠物及宫壁病灶，血 hCG 水平异常升高。

虽然输卵管/卵巢绒癌可继发于异位妊娠，但与异位妊娠共存非常罕见。Boynukalin 等报道 1 例 38 岁患者，可疑"异位妊娠"入院，血 β-hCG 为 1500 IU/L（Boynukalin，2011）。经阴道超声和手术后，明确了输卵管妊娠和原发性输卵管绒癌的病理诊断。Rettenmaier 等报道了 1 例可疑"异位妊娠破裂"而行手术治疗的 32 岁女性，血 β-hCG 为 4759 IU/L，手术切除患侧输卵管，病例评估提示异位妊娠并发输卵管绒癌（Rettenmaier，2013）。

3. 异位妊娠与输卵管/卵巢绒癌的鉴别诊断

辅助检查：①血 β-hCG 水平测定：异位妊娠和输卵管/卵巢绒癌患者血 β-hCG 均会升高，但输卵管/卵巢绒癌患者在"停经"后的很短时间内血 β-hCG 即异常升高，而异位妊娠血 β-hCG 极少超过 10 000 IU/L（丰有吉，2010）。为此，Nayama 等认为，异位妊娠血 β-hCG>50 000 IU/L 的可行性小于 0.1%（Nayama，2007）。鉴于此，对 β-hCG 异常升高的"异位妊娠"者，需警惕输卵管/卵巢绒癌的可能。②MRI、经阴道超声及彩色多普勒检查：影像学检查在输卵管/卵巢绒癌的诊断中发挥重要作用。异位妊娠和输卵管/卵巢绒癌患者超声均可能出现附件区肿物，但异位妊娠附件区包块的血流信号多位于肿瘤周边，内部多无血流信号；输卵管/卵巢绒癌动静脉血流信号均丰富，可用于鉴别。③腹腔镜检查：对于鉴别异位妊娠具有独特优越性，可以同时获取组织病理标本。Heo 等认为，诊断性腹腔镜检查可以作为鉴别原发性卵巢绒癌与伴血清 hCG 升高的其他疾病尤其是异位妊娠的金标准（Heo，2014）。④组织学 P75 kp2 染色和 DNA 多态性分析：Nakayanma 等应用 P75 kp2 染色和 DNA 多态性分析技术进行病因学探索，认为该技术联合运用可有效鉴别妊娠绒癌和非妊娠绒癌（Nakayanma，2001）。Fisher 等（Fisher，1992）最早提出对肿瘤基因组进行多态性分析，即采用特异位点的微卫星探针进行 DNA 限制性片段长度多肽性（restriction fragment length polymorphism，RFLP）的分析，并与取自患者及其配偶的血样进行比较，如果肿瘤成分仅来自患者本身，则可明确为原发非妊娠绒癌，反之，则为妊娠绒癌。⑤子宫内膜活检：可鉴别妊娠绒癌和非妊娠绒癌，显微镜下蜕膜基质分解、腺体处于非活动状态提示为非妊娠绒癌。⑥组织病理学检查：是诊断绒癌的金标准。肉眼可见输卵管/卵巢增粗或包块，紫蓝色，多数伴破口，剖视可见瘤组织为暗红色，常伴出血、坏死及感染，未见绒毛组织。镜检为增生与分化不良的滋养细胞排列成片状浸润肌层，伴有大量出血及坏死，无绒毛结构。

鉴别要点：综合大量散在病例报道，多数误诊的病例在术前、术中及术后存在未被重视的异常征象，临床医师需要警惕及审慎考虑这些因素，或有助于及时准确诊断（钱建华，2005）。

术前，当生育期女性表现为停经、腹痛、血 hCG 水平异常升高和盆腔包块时，除考虑常见的异位妊娠外，需谨慎排除输卵管/卵巢绒癌。当临床表现为 hCG 异常升高的非活胎异位妊娠，应警惕输卵管/卵巢绒癌可能；对暂时不能明确诊断者，需严密动态监测血 hCG 水平，利用相关排除性检查如胸部及颅脑 CT、子宫内膜活检等辅助手段，做到有的放矢。术中，如采取上述手段仍无法明确，必要时及早开腹或腹腔镜探查，注意仔细检查病灶部位。当血 hCG 水平异常升高，同时病灶中未见绒毛，应高度怀疑输卵管/卵巢绒癌，并建议冰冻切片检查。术后，组织学病理诊断是确诊的金标准，术后应严密随访血 hCG 的变化，及时预警复发及耐药。

4. 治疗

对于妊娠绒癌的治疗，目前尚无统一标准，多主张采用以化疗为主，手术为辅的综合治疗（Gillespie，2004）。研究表明，手术后辅以化疗可以缩短化疗的疗程，减少化疗药物的剂量强度，降低化疗副作用。对于无转移、早期或有生育要求者可行输卵管、卵巢或患侧附件切除术，以保留其生育功能，术后辅以化疗；对于有转移、晚期或无生育要求者可行全子宫切除＋双侧附件区切除术＋转移灶切除术，术后尽早、足量、规范化疗。妊娠绒癌对化疗敏感，甚至对于晚期患者，给予规范的化疗仍可获得良好的预后。

非妊娠绒癌对化疗的敏感性较妊娠绒癌差，易复发，处理方式与原则存有争议。Larish 等提出，对于非妊娠绒癌的治疗，手术治疗是必要手段，但往往因瘤体较大，肿瘤恶性程度高，转移和侵犯部位广泛，建议术前给予多疗程化疗，待血 hCG 接近正常，肿瘤负荷减少后行根治性手术，以减少化疗的疗程，降低复发（Larish，2017）。Choi 等汇总分析了 17 例不同作者报道的卵巢非妊娠绒癌，发现手术联合术后化疗预后较好（Choi，2013）。Exman 等报道，卵巢非妊娠绒癌可按照卵巢恶性肿瘤的手术原则，实施肿瘤细胞减灭术辅以术后 BEP 方案化疗（Exman，2013）。李爱华等认为，非妊娠绒癌通常发生在儿童和青春期，年轻患者可考虑保留生育功能的全面分期手术，即使晚期以及不能保留双侧卵巢的患者，仍可以考虑行保留子宫的手术，待日后供卵受孕。晚期绝经后患者或双侧卵巢受累，可考虑行切除及双侧输卵管、卵巢切除及全面分期手术（李爱华，2006）。系统性淋巴结清扫在非妊娠绒癌手术中的价值尚无共识（Mahdi，2011）。Colombo 等建议，仅在存在肿大淋巴结或淋巴结可疑转移的情况下实施淋巴结切除术（钱建华，2005）。

对输卵管/卵巢绒癌患者的处理应依据 FIGO 2000 滋养细胞肿瘤的分期及预后评分标准进行分期及预后评分，化疗方案可参照 GTT 的治疗方案（向阳，2017）。然而，FIGO 评分系统适合于子宫病变，输卵管/卵巢绒癌在运用该评分系统时，会存在一些难以界定的问题，所以化疗方案亦不便于做统一界定。近年有研究发现，PVB（顺铂、长春新碱、博来霉素）、PEB（顺铂、依托泊苷、博来霉素）等联合化疗方案疗效明显，可以减少神经毒性并增加反应率。EMA-CO（依托泊苷＋甲氨蝶呤＋放线菌素 D/长春新碱＋环磷酰胺）治疗高危及耐药输卵管/卵巢绒癌疗效显著。

5. 输卵管/卵巢绒癌的随访

目前，国内外随访普遍采用血清 β-hCG 水平作为疗效判定的主要标准。但血清 β-hCG 达到正常值并不等同于滋养细胞均已被清除，通常将血清 β-hCG≤2 IU/L 作为滋养细胞肿瘤治疗后的正常值。主张巩固化疗作为血清 β-hCG 正常后的必需选择。一般主张低危患者巩固 1～2 个疗程，高危患者巩固 2～4 个疗程。出院后做好门诊随访工作，目前对于随访尚无统一规定。Mehrotra 等提出需要终身监测血 hCG 水平（Mehrotra，2012）。有学者认为至少应进行 5 年的跟踪监测，前 2 年内每 3 个月检测 1 次血 β-hCG 水平。影像学随访持续 2 年。国内学者推荐定期随访血 hCG 水平及影像学检查，前 5 每年定期监测血 hCG，5 年后每年监测 1 次血 hCG 水平直至终身，对于有生育要求者，化疗结束 1 年后随访血 hCG 水平正常者，可解除避孕。

输卵管绒癌极为罕见，且临床表现与临床常见的输卵管妊娠极相似，接诊医师易因思维定式将其误诊为输卵管妊娠。由于妊娠滋养肿瘤生物学行为和治疗的特殊性，其是目前 FIGO 和 ISGC 认同的唯一可没有组织病理学证据即可进行临床诊治的一种妇科恶性肿瘤，一旦确诊应及早化疗，避免不必要的手术和肿瘤转移，影响预后。但绝大多数输卵管绒癌在未行手术取得组织病理学证据前难以确诊，故认为若无法鉴别输卵管妊娠与输卵管绒癌时，应及早手术治疗，以获得组织病理学证据、控制肿瘤发展。

为防止输卵管绒癌的误诊误治，可从术前、术中及术后采取必要措施。术前应重视患者病史、异常增高的血清 β-hCG 及辅助检查。若无法鉴别，应及时手术治疗，术中应仔细辨别可疑病灶，高度怀疑输卵管绒癌者应及时送检快速病理。

综上所述，临床医师在接诊疑似输卵管妊娠患者时不可因输卵管绒癌的罕见性而忽略对该病的诊断，只有高度警惕这类疾病存在的可能性，方可做到早期发现、早期诊断，减少误诊及漏诊率，从而改善患者的预后。

> ### 北京大学人民医院关菁教授点评：
>
> 输卵管绒癌极为罕见，北京协和医院在过去 32 年间共收治绒癌患者 686 例，其中输卵管绒癌 7 例，占 1.02%，全球输卵管绒癌平均每年诊断 1 例。
>
> 近年来异位妊娠的发病率逐渐增加，随着异位妊娠保守治疗的广泛应用，病灶存在时间长，使其进一步发展为绒癌的可能性增大。输卵管绒癌的临床表现与临床常见的异位妊娠极相似，故对于已生育、反复异位妊娠、异位妊娠的高危人群建议行患侧输卵管切除术，既可以明确诊断，同时可以避免术后再发同侧异位妊娠。
>
> 综上，输卵管绒癌虽然极少见，但在临床实践中医师依然要有存在输卵管绒癌的意识。

（北京地坛医院　韩丽荣　康楷）

参考文献

丰有吉，沈铿. 妇产科学. 2 版. 北京：人民卫生出版社，2010.

李爱华，靳卫国，张润玲，等. 输卵管绒癌误诊 1 例. 中国实用妇科与产科杂志，2006，22（3）：222.

连利娟. 林巧稚妇科肿瘤学. 4 版. 北京：人民卫生出版社，2006.

钱建华，叶大风. 滋养细胞肿瘤误诊为异位妊娠 13 例临床分析. 中华妇产科杂志，2005，20（2）：91-94.

史潇，全松. 促排卵中人绒毛膜促性腺激素扳机时机与药物选择. 中国实用妇科与产科杂志，2015，31（1）：24-26.

向阳，赵峻. 滋养细胞疾病诊治进展. 中国实用妇科与产科杂志，2017，33（1）：14-18.

Alifrangis C，Agarwal R，Short D，et al. EMA/CO for high-risk gestational trophoblastic neoplasia：good outcomes with induction low dose etoposidecisplatin and genetic analysis. J Clin Oncol，2013，31（2）：280-286.

Baine I，Hui P. Pracital application of DNA genotyping in diagnostic pathology. Expert Rev Mol Diagn，2019，19（2）：175-188.

Boynukalin FK，Erol Z，Aral AI，et al. Gestational choriocarcinoma arising in a tubal ectopic pregnancy：case report. Eur J Gynaecol Oncol，2011，32（5）：592-593.

Choi YJ，Chun KY，Kim YW，et al. Pure nongestational choriocarcinoma of the ovary：a case report. World J Surg ONCOL，2013，11：7.

Colombo N，Peiretti M，Garbi A，et al. Non-epithelial ovarian cancer：ESMO clinical practice guidelines for diagnosis，treatment and follow-up，Ann Oncol，2012，23（suppl）：vii20-26.

Exman P，Takahashi TK，Gattas GF，et al. Primary ovary choriocarcinoma：individual DNA polymorphic analysis as a strategy to on firm diagnosis and treatment. Rare Tumors，2013，5（2）：89-92.

Fisher RA，Newlands ES，Jeffreys AJ，et al. Gestationgal and nongestational trophoblastic tumor distinguished by DNA analysis. Cancer，1992，69（3）：839-845.

Gillespie AM，Lidbury EA，Tidy EA，et al．The clinical presentation，treatment and outcome of patients diagnosed with possible ectopic molar gestation．Int J Gynecol Cancer，2004，14（2）：366-369．

Heo EJ，Choi CH，Park JM，et al．Primary ovarian choriocarcinoma mimicking etctopic pregnancy，Obstet Gynecol SCI，2014，57（4）：330-333．

Horn LC，Bilek K，Pretzsch G，et al．Choriocarcinoma in extrauterine tubal pregnancy．Geburtshilfe Frauenheilkd，1994，54（6）：375-377．

Larish A，Kumar A，Kerr S，et al．Primary gastric choriocarcinoma presenting as a pregnancy of unkown location．Obstet Gynecol，2017，129（2）：281-284．

Low JJ，Ilancheran A，Ng JS．Malignent ovarian germ-cell tumours．Bset Pract Res Clin Obstet Gynaecol，2012，26（3）：347-355．

Mahdi H，Swensen RE，Hanna R，et al．Prognostic impact of lymphadenectomy in clinically early stage malignant germ cell tumor of the ovary．Br J Cancer，2011，105（4）：493-497．

Mehrotra S，Singh U，Goel M，et al．Ectopic Tubal choriocarcinoma：a rarity．BMJ Case Reports，2012，2012：bcr-2012-006318．

Nakayama M，Hara M，Ishihara O，et al．Gestational choriocarcinoma of fallopian tube diagnosed with a combination of P57KIP2 immunostaining and short tandem repeat analysis：case report．Obstet Gynaecol Res，2001，37（10）：1493-1496．

Nayama M，Lucot J，Boukerrrou M，et al．Tubal choriocarcinama：a case report and review of the literature．J Gynecol Obstet Biol Report，2007，36（1）：83-86．

Nias AH，Fox VBW．The sensitivity of HeLa and Chinese hamster（ovary）cells to methylene dimethane sulphonate．Chem Biol Interact，1976，14（1-2）：93-99．

Ou YC，Huang HY，Huang CC，et al．Primary fallopian tubecarcinoma：linnicopathological analysis of 12 cases．Taiwan J Obstet Gynecol，2011，50（2）：141．

Rettenmaier MA，Khan HJ，Apstein HD，et al．Gestational choriocarcinoma in the fallopian tube．J Obstet Gynaecol，2013，33（8）：912-914．

病例 20　自发性卵巢纤维卵泡膜细胞瘤破裂出血 1 例

【病历摘要】

患者女，61 岁，自发性卵巢纤维卵泡膜细胞瘤破裂出血。

主诉：憋气 1 个月，加重伴活动后胸痛 2 天，腹胀 2 天。

现病史：患者否认绝经后出血及近 1 年体检盆腔异常。于入院前 1 个月出现胸闷憋气，无发热、关节疼痛、皮疹等，就诊于北京朝阳医院，诊断为肺间质纤维化，给予激素治疗，目前口服甲泼尼龙 28 mg 每日 1 次。入院前 2 天患者无明显诱因出现腹胀、便秘，用力排便后出现胸痛，伴背部疼痛，持续数分钟可缓解，自觉乏力明显，无外伤史。患者于当地医院就诊，给予对症治疗后症状无明显缓解，遂于 2018 年 5 月 18 日夜间就诊于我院（中日友好医院）急诊科，急诊内科以"肺间质纤维化"收入急诊抢救室。入院后完善相关检查，发现血红蛋白下降明显，伴盆腹腔包块及游离积液，特请我科会诊及进一步诊治。

既往史：高血压病史 17 年，平素口服厄贝沙坦，自诉血压控制可；心房颤动病史 4 年，2014 年、2015 年 2 次行电复律，平素服用华法林＋胺碘酮，未规律监测凝血功能等。

月经婚育史：既往月经规律，自然绝经 3 年，G2P2，顺产 2 次。

家族史：否认肿瘤及遗传病史。

【体格检查】

T 36.5℃，P 88 次/分，BP 118/65 mmHg，R 20 次/分。腹壁厚，腹部膨隆，液波震颤可疑阳性。轻压痛，反跳痛可疑。患者在急诊抢救室持续憋气不能脱离吸氧，无法配合妇科检查。

【辅助检查】

血常规：血红蛋白 65 g/L（追问病史，患者诉 2018 年 5 月 13 日于当地医院查血常规：血红蛋白 150 g/L）；**凝血功能**：凝血酶原时间（prothrombin time，PT）53.6 s，凝血酶原活动度（prothrombin activity，PTA）13%，国际标准化比值（international normalized ratio，INR）6.04，活化部分凝血活酶时间（activated partial thromboplastin time，APTT）49.6 s，纤维蛋白原（fibrinogen，Fb）2.11 g/L，凝血酶时间（thrombin time，TT）15.2 s，D-二聚体 2.13 mg/L。

肝肾功能、尿常规、降钙素原、心肌梗死四项未见明显异常。

胸、腹、盆腔 CT（图 20-1）：盆腔见巨大肿块，形态不规则，密度不均匀，与右侧附件区及子宫分界不清，压迫膀胱。子宫形态欠规则，可见多发钙化。腹、盆腔未见明显肿大淋巴结影。

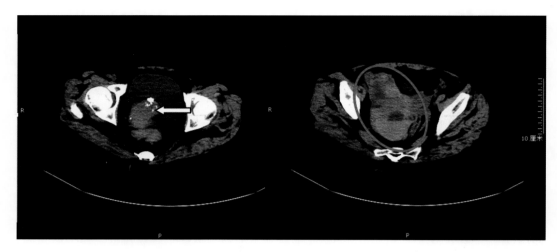

图 20-1　2018 年 5 月 18 日盆腔 CT 平扫

盆腔超声：子宫形态规整，表面光滑，宫体大小 6.2 cm×3.8 cm×4.7 cm，内膜厚度约 0.7 cm，肌层回声欠均匀，前壁见低回声，大小约 3.0 cm×2.4 cm，其内可见点状强回声，宫腔线居中。子宫右上方见不规则囊实性包块，大小约 7.7 cm×5.4 cm，形态不规则，边界欠清晰，CDFI：其内及周边未见明显血流信号；左侧附件区未见明显异常。盆腔内见液性暗区，厚约 2.0 cm，另见不规则片状低回声。腹腔内可见液性暗区，较厚约 4.6 cm。

【初步诊断】

①腹腔内出血？②盆腔包块待查。③中度贫血。④肺间质纤维化。⑤心房颤动病史。⑥高血压。

【诊治经过】

我科会诊意见：考虑盆腹腔积液不除外腹腔内出血，盆腹腔包块不能完全除外生殖系统来源，有手术指征，同时请外科会诊协助明确包块性质。但目前患者凝血功能差，无法手术探查。予纠正凝血功能（即刻停用华法林，予维生素 K 注射及输血浆 800 ml）及贫血（红细胞 2 U）治疗。

次日（2018 年 5 月 19 日）06:00 复查血红蛋白 78 g/L，13:00 复查血红蛋白再次降至 66 g/L。复查 CT（图 20-2）：盆腔见多发肿块，形态不规则，明显不均匀强化，与右侧附件区及子宫分界不清，压迫膀胱。子宫形态欠规则，可见多发钙化。复查超声：子宫形态不规整，宫体大小 6.4 cm×4.8 cm×5.8 cm，内膜厚 1.2 cm，肌层回声不均匀，可见混合回声团，较大者 11.7 cm×6.4 cm，中央有部分液化，部分向外隆起。双侧卵巢显示不清。CDFI：未见明显异常血流信号。肝周可见液性暗区，范围约 9.6 cm×3.4 cm。脾周可见液性暗区，范围约 12.4 cm×3.5 cm。盆腔可见液性暗区，深约 3.0 cm。

患者血红蛋白继续下降，目前凝血功能较前明显好转。经全院会诊，行超声引导下腹腔穿刺，抽出不凝血，考虑腹腔内出血，不除外盆腔包块破裂出血。评估血红蛋白下

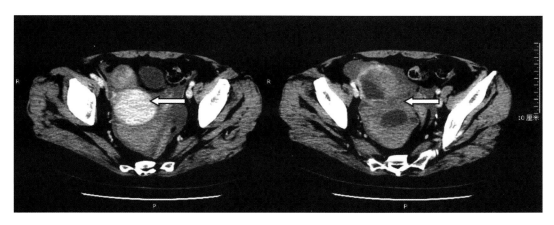

图 20-2　2018 年 5 月 19 日盆腔 CT 增强扫描

降，活动性出血可能，有急诊手术指征。直推手术室行腹腔镜探查术。探查盆腔：盆腔充血明显，直肠子宫陷凹、肝肾间隙及脾周见暗红血约 2500 ml。子宫稍大，前壁见浆膜下肌瘤，直径约 3 cm。左侧附件区未见明确异常。右侧卵巢增大，可见直径约 10 cm 肿物，表面见破裂口及血凝块，质地糟脆，右侧输卵管未见明显异常。向家属交代病情及风险后，行双侧附件切除术，因周末急诊手术，术中无法送冰冻病理，术中清理腹盆腔积血约 2500 ml，术中输血悬浮红细胞 4 U 及血浆 400 ml。患者术后转往 ICU 予对症支持治疗。

术后 2 日患者转回妇科病房，拔除引流管，伤口愈合顺利。胸闷憋气明显好转，未吸氧情况下指氧饱和度维持在 95%～98%。复查血红蛋白 120 g/L，凝血功能恢复正常，出院随诊。

术后 2 周石蜡病理回报：（左侧附件区）输卵管泡状附件；卵巢未见显著改变。（右侧附件区）卵巢性索-间质来源肿瘤，伴广泛出血、坏死，形态学结合免疫组化考虑为卵泡膜纤维瘤，局部生长较活跃，核分裂象 3～4 个/10HP，建议随诊；输卵管系膜囊肿。免疫组化结果：Ki67（MIB-1）（热点区 20%＋），EMA（－），α-SMA（＋），Inhibin-α（＋），S100 单克隆（＋），CD99（局灶＋），CD34（－）；特殊染色结果：网状纤维染色（显示网状纤维围绕单个瘤细胞或小团瘤细胞周围）。

【术后诊断】

①卵巢纤维卵泡膜细胞瘤破裂出血。②子宫浆膜下肌瘤。③肺间质纤维化。④高血压。⑤心房颤动病史。⑥中度贫血。

【术后治疗】

患者出院后电话告知其病理结果并建议诊刮，告知子宫内膜病变风险，患者已回外地要求在当地医院继续诊治。术后 1 年再次电话随访，患者家属电话诉已于当地医院行诊刮术，术后病理良性，具体不详，患者复查超声未见异常，建议患者每年定期随访。

【病例讨论】

纤维卵泡膜细胞瘤（fibrothecoma）是一类特征介于纤维瘤与卵泡膜细胞瘤之间的卵巢性索-间质肿瘤（Roth，2011）。关于什么样的肿瘤应归类于纤维卵泡膜细胞瘤而不是卵泡膜细胞瘤或纤维瘤，尚无统一意见；但很多肿瘤均为这些细胞类型的混合型。

卵巢性索-间质肿瘤相对罕见，仅占所有原发性卵巢癌的 1.2%。与上皮性卵巢癌不同，大多数恶性性索-间质肿瘤患者在诊断时尚处于早期，通常这些肿瘤是低级别恶性肿瘤。经典性索-间质肿瘤包括颗粒细胞瘤（向女性性征分化）、纤维瘤、卵泡膜细胞瘤和支持细胞-间质细胞瘤（向男性性征分化）。颗粒细胞瘤、卵泡膜细胞瘤和纤维瘤统称为颗粒细胞-间质细胞瘤，占卵巢性索-间质肿瘤的 70%。在颗粒细胞-间质细胞瘤中，纤维瘤是最常见的组织学类型。这些肿瘤在绝经前和绝经后女性中的发生率相当。

颗粒细胞瘤、卵泡膜细胞瘤和混合型肿瘤通常可分泌激素，而纤维瘤则不能产生激素。颗粒细胞瘤常为恶性，而卵泡膜细胞瘤或纤维瘤常为良性。

纤维卵泡膜细胞瘤的激素活性取决于其类似于卵泡膜细胞瘤（含脂类，有激素活性）或纤维瘤（含脂类少，激素惰性）的程度。纤维卵泡膜细胞瘤可分为良性或恶性，但常为良性（Elghorori，2003）。由于分类标准不一致和缺乏关于这类肿瘤的资料，目前难以预测恶性风险。但应该注意，如果肿瘤具有大量分泌激素的卵泡膜细胞瘤成分，则其具有发生子宫内膜肿瘤（癌或癌前病变）的风险，类似于单纯的卵泡膜细胞瘤。雌激素效应相关表现包括内膜增生、绝经后出血、血清 CA125 升高、阳性表达的 inhibin-α 及 Ki-67 等。

一般来说，盆腔影像学检查可提示附件包块的鉴别诊断，但超声或 MRI 检查结果对纤维卵泡膜细胞瘤的诊断意义均有限，通常表现为实性肿块，超声表现往往没有特异性，MRI 上通常表现为 T1 加权像低信号，T2 加权像极低信号，CT 表现为边界清楚的等信号，巨大纤维卵泡膜细胞瘤可有水肿和囊性变区域（Chen，2017）。手术病理诊断为金标准，目前尚无卵巢纤维卵泡膜细胞瘤破裂出血的临床报道，此病例罕见，患者凝血功能异常可能与华法林应用有关，也不除外是由于腹腔大量出血引起的凝血功能异常（弥散性血管内凝血），发病考虑为患者排便时腹压改变引起肿瘤破裂后出血，导致腹胀及胸背部痛，该病例起病隐匿，临床症状不典型，患者病情危重，临床诊治困难，了解该病例特点有助于临床医生提高警惕，开拓思路，进一步增加临床经验。

【专家点评】

该病例诊断困难，患者凝血功能差，腹腔内活动性出血，术前出血原因诊断困难，急诊手术得以挽救患者生命；术前超声即提示子宫内膜增厚，术后病理为罕见性索-间质肿瘤且具有激素活性，评估内膜病变等随诊更是任重道远。

（中日友好医院　刘颖　杨爽　吴丽杰）

参考文献

Elghorori MR，Al-Taher H，Redwood NF. Ovarian fibrothecoma：a benign neoplasm with potential adverse consequences. J Obstet Gynaecol，2003，23（6）：677.

Chen J，Wang J，Chen X，et al. Computed tomography and magnetic resonance imaging features of ovarian fibrothecoma. Oncol Lett，2017，14（1）：1172-1178.

Roth LM，Czernobilsky B. Prospectives on pure ovarian stromal neoplasms and tumor-like proliferations of the ovarian stroma. Am J Surg Pathol，2011，35（3）：e15.

病例 21　卵巢畸胎瘤相关抗 N-甲基-D-天冬氨酸受体脑炎（抗 NMDAR 脑炎）1 例

【病历摘要】

患者女，22 岁。

主诉： 腹胀、腹痛 1 个月。

现病史： 患者于入院前 1 个月无诱因出现腹胀，偶伴腹痛，疼痛为刺痛、不剧烈。不伴阴道出血等其他不适。入院前 3 周外院超声提示卵巢来源囊实性肿物可能性大。入院前 1 周有上呼吸道感染症状，已治愈。

既往史： 青光眼病史 5 年。入院前 10 年因阑尾炎行阑尾切除术。

月经婚育史： 平素月经规律，7 天/（25～35）天，未婚，无性生活史。

家族史： 否认恶性肿瘤家族史。

【体格检查】

生命体征平稳。精神欠佳，查体尚配合，呼之可应，可作答，定向力正常。心肺查体未及异常。妇科查体（肛门检查）：子宫触诊不清。盆腹腔正中可及巨大肿物，囊实性，上界达脐水平，边界欠清晰，不活动，无压痛。

【辅助检查】

盆腹腔 CT：盆腹腔混杂密度包块（15.3 cm×12.6 cm），畸胎瘤不除外。

肿瘤标志物：CA19-9 121.1 U/ml，CA125 122.9 U/ml，CEA、AFP 均在正常范围。

盆腔 MRI：盆腔内巨大占位（17 cm×11 cm×13 cm），其内多发强化，考虑畸胎瘤可能性大，恶性可能。

【初步诊断】

盆腔肿物 卵巢畸胎瘤恶变？

【诊治经过】

入院 5 h 后，患者突然在病房内大喊大叫，目光呆滞，不能正常对答，情绪及行为不能控制，定向异常。安抚后可好转。追问病史，否认精神病史及精神病家族史。入院第 2 天，患者精神状态未恢复，再次追问病史，家属诉入院前 1 天曾因受新闻刺激，"紧张焦虑"就诊于北京安定医院，诊断为躁狂状态，予以奥氮平及奥沙西泮口服。北京大学第六医院精神科专家会诊意见：患者查体不配合，自制力差。有不自主动作，考虑为"兴奋状态"。予以奥沙西泮、奥氮平、氯硝西泮及丙戊酸钠控制病情。

多学科会诊后考虑副肿瘤边缘系统脑炎，不除外畸胎瘤合并抗 NMDAR 脑炎，并行相关检查。

（1）抽取血样及脑脊液，行特异性抗体检测。谷氨酸受体（NMDA 型/转染细胞）（服镇静药后腰椎穿刺）：脑脊液（图 21-1）及血清（图 21-2）抗 NMDAR 抗体均为（+）。

（2）腰椎穿刺（服镇静药后）：压力 156 mmH$_2$O。脑脊液常规、生化、培养均未见异常。

（3）头颅增强 MRI：未见异常。

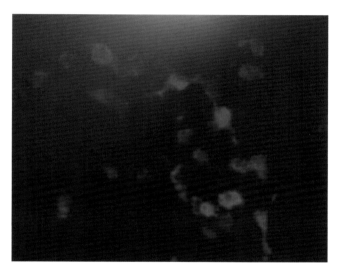

图 21-1　脑脊液抗 NMDAR 抗体阳性

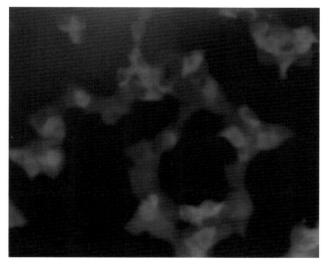

图 21-2　血清抗 NMDAR 抗体阳性

急诊行全身麻醉下开腹左侧附件区切除术。术中见腹腔内巨大囊实性肿物，直径约 20 cm×17 cm，来源于左侧卵巢，肿物生长穿透包膜。术中冰冻考虑为畸胎瘤，内有不成熟成分（图 21-3）。

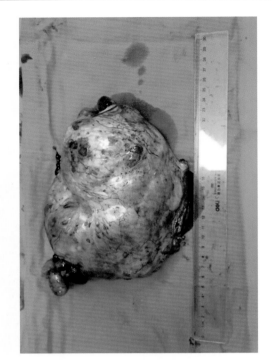

图 21-3　腹腔内巨大肿物，术中冰冻考虑为畸胎瘤

【术后治疗】

术后第 1～3 日每日复查血抗 NMDAR 抗体均阴性。因患者病情复杂，术后入 SICU，予对症和营养支持、抗感染治疗，术后第 5 日拔除气管插管。术后第 6 日入神经内科病房，继续激素冲击、丙戊酸钠抗癫痫等治疗。术后行脑电图检查：提示无自主节律，少量 α 波，左枕部 α 波少于右侧，较多 β 波。术后第 18 日，精神、神经系统症状好转出院。术后病理回报：左侧卵巢畸胎瘤，其内有大片神经组织，伴有欠成熟及不成熟的神经上皮成分和欠成熟的软骨及原始间充质组织，并有成熟的皮肤及附属器、呼吸及消化管上皮、脉络丛、脂肪、骨及牙质等组织。为卵巢不成熟性畸胎瘤，2 级。

随访 5 个月，生活可以自理，恢复良好。

【最终诊断】

①抗 NMDAR 脑炎。②左侧卵巢未成熟畸胎瘤 2 级。③阑尾切除术史。

【病例讨论】

抗 NMDAR 脑炎是一种并非罕见但近 10 余年才受到较多关注的一种神经系统疾病。2005 年，Vitaliani 提出畸胎瘤患者易合并脑炎。2007 年，Dalmau 发现 NMDAR 抗体，并定义该病为抗 NMDAR 脑炎。本病属于自身免疫性边缘性脑炎的一种亚型，估计占脑炎 1%～4%。其中女性占 80%，大多数在 19～24 岁，也可见于儿童，常伴有卵巢畸胎瘤（54%）。美国小于 30 岁人群中，抗 NMDAR 脑炎的比例超过病毒性脑炎，年轻女性及儿童多见（Dalmau，2007；Dalmau，2008）。

离子型谷氨酸受体可分为 3 个主要类型（分别以其激动剂命名）：α-氨基-3-羧基-5-甲基-4-异噁唑受体（α-amino-3-hydroxy-5-methyl-4-isoxazolepropionic acid receptor，AMPAR）、海人藻酸受体（kainate receptor，KAR）和 NMDAR。其中 NMDAR 介导缓慢兴奋效应，具有较高的 Ca^{2+} 渗透性，Ca^{2+} 的内流可触发不同形式的突触可塑性的分子过程。研究发现，NMDAR 与长时程增强（long-term potentiation，LTP）、学习记忆、神经系统生长发育的可塑性、缺血缺氧损伤及老年性痴呆等密切相关。NMDAR 是由 NR1 和 NR2 亚基组成的异聚体，主要分布于杏仁核、丘脑下部、前额叶皮质和海马的神经元，参与学习、记忆等重要的高级神经活动。合并卵巢畸胎瘤的抗 NMDAR 脑炎患者，卵巢畸胎瘤内含有的神经组织可异位表达 NR1 和 NR2 亚基，刺激机体产生特定抗体。这些抗体作用于神经元上的 NMDAR，导致多巴胺、谷氨酸调节失衡，从而产生神经精神症状和运动障碍（Guhekin，2000）。

该病患者早期可无症状或仅有轻微腹痛，近 60% 的患者在发现肿瘤之前先出现神经精神症状。Dalmau 总结了该病的 8 种主要症状：①行为/认知障碍。②记忆力下降。③言语障碍/缄默。④癫痫发作。⑤意识水平下降。⑥运动障碍。⑦自主神经功能障碍。⑧中枢性低通气（Graus，2004）。该病存在以下发展阶段，前驱期：非特异性症状（发热、乏力、头痛）；精神行为异常：可表现为情感淡漠、抑郁、恐惧等，伴有认知功能减退，精神分裂样症状，可出现奇特的微笑面容，可能会被误诊为精神障碍；无应答状态：患者无任何自发言语；运动障碍：自主神经系统功能障碍；并发症期：患者需要持续机械辅助通气。

该病的诊断主要依靠特异性检查：血清、脑脊液抗 NMDAR 抗体滴度检测。脑脊液中抗体测定敏感性为 100%，血清为 85%。抗体主要在鞘内合成，脑脊液抗体浓度常高于血清浓度，且脑脊液抗体可呈持续阳性，而血清抗体可以自行转阴或者在治疗后转为阴性。神经系统检查表现不特异。头颅 MRI、脑电图、脑脊液分别有 33%、90%、79% 的概率呈异常表现。头颅 MRI：T2 或 Flair 序列上呈高信号影，分布于海马、小脑、大脑皮质、额叶眶面、岛叶、基底节区和脑干，偶见于脊髓，缺乏特异性。脑电图：非特异的无规律慢波，有时合并癫痫样波，类似紧张阶段时出现缓慢、连续、有节律的 δ 和 θ 波，可用于鉴别抽搐病因。腰椎穿刺：脑脊液异常改变，可表现为淋巴细胞中等程度增加，蛋白轻度增高，60% 患者出现寡克隆 IgG 条带（Titulaer，2013；Peery，2012）。

抗 NMDAR 脑炎的治疗原则包括肿瘤切除和免疫治疗两方面（Titulaer，2013）。早期切除肿瘤可以改善预后，减少复发。一线免疫治疗为糖皮质激素、静脉注射免疫球蛋白和血浆置换。初次治疗者维持口服糖皮质激素 3～6 个月，复发后激素治疗需维持 6 个月以上。如效果欠佳，则考虑利妥昔单抗（美罗华）、环磷酰胺、硫唑嘌呤、吗替麦考酚等二线药物治疗。

合并畸胎瘤、早期治疗、未入住 ICU 是预后良好的指标。一项多中心描述性研究（Titulaer，2013）中随访 501 例患者，其中 53% 可在发病后 4 周达到病情改善。随访 24 个月，死亡率为 10%。2 年内复发率为 12%，其中 67% 的复发患者较初次发作时症状轻。患者的恢复期时间长，可达数年，且需要工作、身体、语言治疗师等多方面的帮助。

【专家点评】

　　对新发精神症状伴癫痫发作、记忆减退、意识水平降低以及出现通气障碍的年轻女性患者，应想到本病的可能，并尽快查找肿瘤以及检测抗 NMDAR 抗体。应早期治疗畸胎瘤，以获得良好预后。由于卵巢畸胎瘤常无明显症状，该病患者常首诊于神经内科，疾病治疗需要妇科医生协助。抗 NMDAR 的检测是该病诊断的金标准。手术切除卵巢畸胎瘤病灶，从而去除组织中抗原的进一步释放，阻断异常免疫过程，是治疗该病的关键之举。

（北京大学第一医院　曾桢　尹玲）

参考文献

Dalmau J，Gleichman AJ，Hughes EG，et al. Anti-NMDA receptor encephalitis：case series and analysis of the effects of antibodies. Lancet Neurol，2008，7 (12)：1091-1098.

Dalmau J，Tüzün E，Wu HY，et al. Paraneoplastic anti-N-methyl-D-aspartate receptor encephalitis associated with ovarian teratoma. Ann Neurology，2007，61 (1)：25-36.

Graus F，Delattre JY，Antoine JC，et al. Recommended diagnostic criteria for paraneoplastic neurological syndromes. J Neurol Neurosurg Psychiatry，2004，75 (8)：1135-1140.

Gultekin SH，Rosenfeld MR，Voltz R，et al. Paraneoplastic limbic encephalitis：neurological symptoms，immunological findings and tumour association in 50 patients. Brain，2000，123 (7)：1481-1494.

Peery HE，Day GS，Dunn S，et al. Anti-NMDA receptor encephalitis. The disorder，the diagnosis and the immunobiology. Autoimmun Rev. 2012，11 (12)：863-872.

Titulaer MJ，McCracken L，Gabilondo I，et al. Treatment and prognostic factors for long-term outcome in patients with anti-NMDA receptor encephalitis：an observational cohort study. Lance Neurol，2013，12 (2)：157-165.

病例 22　初治未手术的卵巢癌患者 1 例

【病历摘要】

患者女，70 岁。

主诉：卵巢癌 IV 期化疗后复发。

现病史：患者于 2015 年 4 月因"腹胀伴隐痛 20 天"外院就诊。腹部超声提示肝右叶片状回声增强，5.1 cm×2.7 cm，膀胱上方囊实性肿物，8.0 cm×8.6 cm×9.0 cm，腹腔积液。腹盆腔 CT 提示盆腔囊实性团块影（10.1 cm×7.7 cm×8.5 cm）伴腹膜弥漫性结节状增厚，腹水及腹膜后肿大淋巴结，考虑来源于附件可能性大。胸部 CT 提示双肺多发小结节，转移可能性大，右侧少量胸腔积液。超声提示左锁骨上多个低回声，较大 1.9 cm×1.1 cm。2015 年 5 月 6 日当地医院行左锁骨上淋巴结活检术，病理结果：（左锁骨上淋巴结）淋巴结转移性癌，结合免疫组化染色及影像学检查资料等，符合盆腔来源肿瘤，倾向于卵巢恶性 Brenner 瘤。CA125 451.88 U/ml，CA19-9 177.06 U/ml。考虑诊断为卵巢恶性 Brenner 瘤 IV 期，腹腔转移，肺转移，肝转移，左锁骨上淋巴结转移。先后于多家医院行 TC 方案化疗共 8 个疗程，末次化疗 2015 年 10 月 14 日。盆腔 CT（2015 年 11 月 19 日）盆腔内囊实性团块影较前明显缩小，5.5 cm×3.8 cm×2.5 cm，盆腔积液已吸收。肝未见病变。胸部 CT 双肺小结节影均明显变小、大部分已显示不清，胸腔积液已吸收。肿瘤标志物降至正常，CA125 23 U/ml。

2016 年 3 月 12 日（末次化疗后 5 个月）复查盆腔肿物较 2015 年 11 月增长，6.9 cm×4.3 cm×4.0 cm，CA125 130 U/ml，患者于我院（北京大学第三医院）肿瘤化疗科就诊，考虑复发，继续原方案化疗，3 月和 4 月分别予 TC 方案化疗 2 个疗程。2016 年 5 月复查腹部 CT 提示盆腔肿物7 cm×8 cm，与周围组织分界不清，腹膜、网膜、系膜增厚，可见多发结节影，最大直径 1.2 cm，部分病变与肠道分界不清。肝未见异常结节影，脾可见低密度结节影，腹腔积液。胸部 CT 双肺内未见明确结节。2016 年 5 月 6 日 CA153 200 U/ml，CA125 51 U/ml，CA19-9 54 U/ml。肿瘤化疗科建议妇科手术治疗，但患者因个人原因，要求继续化疗。遂更改化疗方案，予吉西他滨＋卡铂化疗 2 个疗程，其后肿瘤标志物持续升高，患者于我科门诊就诊为行手术收入院。

【体格检查】

患者生命体征平稳，一般情况可，全身浅表淋巴结未及明显异常。心肺查体未及异常。腹软，右上腹可及质硬实性肿物，边界不清，延伸至右侧肋缘下。移动性浊音阴性。妇科查体：外阴已婚型，阴道通畅，宫颈萎缩，表面光滑。子宫后位，萎缩，质地中等，无压痛。子宫后方可及直径 7 cm 实性肿物，边界不清，肿物与直肠关系密切，不活动，无压痛。三合诊：直肠黏膜光滑，指套无染血。

【辅助检查】

妇科 B 超（2016 年 7 月 23 日）：子宫后位，子宫体：4.0 cm×3.6 cm×3.0 cm，内膜厚 0.4 cm，子宫后方探及不规则低回声区 7.9 cm×7.7 cm，血流信号丰富，双侧卵巢未探及。盆腔积液深 5.5 cm。诊断：盆腔肿物，盆腔积液。

TCT（2017 年 6 月 30 日）：重度炎症。

HPV（2017 年 6 月 30 日）：HPV16 型和 18 型（－），其他 12 型为（＋）。

【初步诊断】

卵巢癌Ⅳ期化疗后复发。

【诊治经过】

患者入院后于 2016 年 8 月 1 日行腹腔镜探查＋全子宫、双侧附件区切除＋大网膜切除＋阑尾切除＋盆腔病灶切除＋膀胱镜探查＋右侧输尿管支架置入术。手术后残留肉眼可见病灶小于 1 cm，手术为满意的肿瘤细胞减灭术。

【术后治疗】

术后病理回报：高级别浆液性癌，肿瘤累及双侧附件区、子宫体肌层、直肠前壁病灶、大网膜及阑尾。

术后 1 周复查肿瘤标志物均降至正常，术后 2 周我院肿瘤化疗科继续化疗。

【病例讨论】

卵巢上皮性癌是致死率最高的妇科恶性肿瘤，5 年生存率始终徘徊在 30％～40％。由于起病隐匿且缺乏有效的早期筛查手段，70％～80％的患者确诊时已是晚期。目前公认的晚期卵巢癌标准治疗方法为初始肿瘤细胞减灭术，联合以铂类为基础的化疗。卵巢癌肿瘤细胞减灭术的彻底性是影响患者耐药及预后的关键因素。初始肿瘤细胞减灭术（primary debulking surgery，PDS）的目的在于尽可能切除肿瘤病灶，使肉眼所见残存病灶小于 1 cm，达到满意的肿瘤细胞减灭，加以后续化疗从而提高患者生存率。但目前仅 30％～60％的Ⅲ/Ⅳ期卵巢癌患者行 PDS 能达到满意的减灭效果。此外，针对术前评估不能达到满意肿瘤细胞减灭，或由于自身原因无法耐受手术的晚期卵巢上皮性癌患者，Griffiths 等率先提出在术前先进行一定疗程的化疗（新辅助化疗），达到术前缩小肿瘤负荷的目的，然后再行中间型肿瘤细胞减灭术，从而提高手术的满意度。

我国著名妇科肿瘤专家吴葆桢曾说过"卵巢癌手术的最大失误是不做手术"。先期化疗的目的是为了提高手术满意度，而非取代手术。文献报道，经先期化疗后行中间型肿瘤细胞减灭术达到病理完全缓解者（即术后病理未见肿瘤）在所有先期化疗患者中仅占 5％～10％（Leary，2016）。新辅助化疗会筛选化疗耐药克隆，这部分细胞由于增殖不活跃，可逃脱化疗药物的杀伤作用。耐药克隆不仅存在于肉眼可见的病灶中，瘢痕组织甚至坏死组织均可能包含这部分细胞，因而即使先期化疗后，行中间型肿瘤细胞减灭术时患者达到病理完全缓解且手术满意，残存的这部分肿瘤耐药克隆也是患者难以避免耐药复发，进而严重影响预后的重要因素（Lim，2010）。因此，手术治疗仍是卵巢癌治疗中至关重要的部分。

　　本例患者初始治疗时共经历 8 个疗程化疗，在 8 个疗程化疗后虽然肿瘤标志物降至正常，但影像学提示仍存在病灶，却未行手术，治疗方式有待商榷。关于先期化疗疗程，目前没有定论。文献报道，对于满意的肿瘤细胞减灭术患者，当先期化疗疗程数大于 3～4 个疗程，其生存率会明显下降（Bristow，2006；Colombo，2014），因此，先期化疗以 2～3 个疗程为宜。目前 NCCN 指南推荐行先期化疗者，初治化疗总疗程数不少于 6 个，其中中间型肿瘤细胞减灭术后至少应化疗 3 个疗程。

　　患者末次化疗 5 个月后出现疾病进展，由于初始治疗不规范，疗效评价存在困难。而疗效评价的不确定性直接导致了后续治疗方案的选择十分棘手。医生对于卵巢癌治疗方法及预后的解释直接影响患者对治疗方案的选择。患者应就诊于更专业的妇科肿瘤医师。对于有手术机会的患者，妇科肿瘤医师会权衡利弊，为患者选择更适宜的治疗方案。普通妇科医师及肿瘤内科医师也应加强对各种妇科肿瘤临床特点和治疗的认识，以便为恶性肿瘤患者提供更规范的咨询和指导。

【专家点评】

　　手术治疗在卵巢癌治疗中是不可或缺的重要组成部分。先期化疗的目的是为了提高手术满意度，而非取代手术。选择新辅助化疗时应充分权衡手术满意度提高带来的获益与化疗耐药性增加带来的风险。由专业的妇科肿瘤医师依据患者的个体化特征选择治疗方式，才能给患者带来最大的收益。

（北京大学第三医院　李圆　梁华茂　郭红燕）

参考文献

Bristow RE，Nugent AC，Zahurak ML，et al. Impact of surgeon specialty on ovarian-conserving surgery in young females with an adnexal mass. J Adolesc Health，2006，39（3）：411-416.

Colombo PE，Labaki M，Fabbro M，et al. Impact of neoadjuvantche-motherapy cycles prior to interval surgery in patients with advanced epithelial ovarian cancer. Gynecol Oncol，2014，135（2）：223-230.

Leary A，Cowan R，Chi D，et al. Primary surgery or neoadjuvant chemotherapy in advanced ovarian cancer：the debate continues. Am Soc Clin Oncol Educ Book，2016，35：153-162.

Lim MC，Song YJ，Seo SS，et al. Residual cancer stem cells after interval cytoreductive surgery following neoadjuvant chemotherapy could result in poor treatment outcomes for ovarian cancer. Onkologie，2010，33（6）：324-330.

病例 23 原发性子宫内膜癌合并卵巢癌 1 例

【病历摘要】

患者女，57 岁，已婚。

主诉：腹痛、腹泻 19 天，发现盆腔肿物 11 天。

现病史：患者于入院前 19 天无明显诱因出现腹痛、腹泻，每日 4～5 次，稀水样，伴体温升高，最高 38.7℃，入院前 11 天外院盆腔 CT 提示"盆腔肿物"，予抗感染、补液治疗，未见明显好转。入院前 10 天于我院（北京大学人民医院）急诊予左氧氟沙星 400 mg＋奥硝唑 0.5 g 静脉滴注，外院查血常规：白细胞 24.76×10^9/L，中性粒细胞百分比 86.41%，予厄他培南 1 g 每日 1 次静脉滴注 3 天，发热及腹泻症状稍好转。患者体温波动在 37.5～38.3℃之间，发病以来偶有阴道少量出血，无恶心、呕吐，无咳嗽，精神可，睡眠、饮食欠佳，腹泻每日 3～4 次，小便如常。近期体重较前减轻 3 kg。

既往史：体健，26 年前曾行剖宫产术，磺胺类药物过敏。

月经婚育史：既往月经规律，G2P1，26 年前剖宫产足月分娩一女活婴，已绝经 4 年，偶有阴道少量出血。

家族史：无恶性肿瘤家族史。

【体格检查】

T 37.5℃，P 82 次/分，R 18 次/分，BP 120/70 mmHg，心肺（－），腹部膨隆，下腹部正中可见长约 10 cm 纵行陈旧性手术瘢痕，腹部可及囊实性包块，上界达脐部，活动度差，全腹无压痛及反跳痛，移动性浊音（－）。妇科检查：外阴已婚未产型，阴道畅，少许血迹，无异味，宫颈光滑，无赘生物，无触血，无举痛，无摇摆痛，子宫及双侧附件区触诊不满意，盆腔巨大囊实性肿物，边界欠清，活动差。

【辅助检查】

盆腔 CT（2012 年 3 月 12 日北京肿瘤医院会诊）：盆腔巨大囊实性占位，倾向恶性（卵巢来源可能）。

肿瘤标志物（2012 年 3 月 13 日北京肿瘤医院）：CEA 1.01 ng/ml，CA125 1352 U/ml，CA19-9 170.9 U/ml，CA72.4 119.9 U/ml。

B 超（2012 年 3 月 14 日北京肿瘤医院）：盆腔可见巨大囊实性占位，上界至脐。

【初步诊断】

①盆腔肿物性质待查 卵巢恶性肿瘤？②腹泻原因待查。③剖宫产史。

【诊治经过】

入院后予抗感染治疗，腹泻好转，完善化验及检查，血常规示血小板 626×10^9/L，骨髓穿刺考虑"原发性血小板增多"，予阿司匹林口服（术前 1 周停用）改善高凝状态，复查盆腔 CT 回报：盆腔内见巨大囊实性肿物，大小约 17.4 cm×14 cm×21 cm，上缘达脐上肝下缘水平，下缘与双侧附件区分界不清，增强扫描囊壁、分隔及少许实性部分明显强化。子宫形态可，未见明显异常密度影（图 23-1）。膀胱受压，充盈欠佳。盆腔内部分肠管受压，肠壁无增厚，肠腔无扩张，直肠周围脂肪间隙清楚，增强扫描未见异常强化。子宫直肠间隙见少量积液。盆腔内未见明显肿大淋巴结影。提示：盆腔巨大肿物，考虑来源于卵巢，恶性可能性大。盆腔积液。查胃镜检查结果：慢性浅表性胃炎。查腹腔 CT：少许腹腔积液。

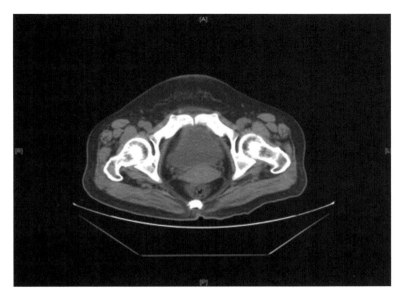

图 23-1 盆腔 CT。盆腔内见巨大囊实性肿物，子宫形态可，未见明显异常密度影

2012 年 4 月 6 日行开腹探查术。术中见：右侧卵巢来源囊实性肿物大小约 26 cm×24 cm×20 cm，表面光滑，血供较为丰富，输卵管匍匐其上，肿物致密粘连于小肠及腹壁表面。子宫大小正常，质中，前壁疏松粘连于膀胱后壁，后壁疏松粘连于直肠表面，左侧卵巢及输卵管未见异常。大网膜、阑尾、肝、脾、横膈、脾、胃表面光滑，腹主动脉旁及盆腔淋巴结无明显肿大。切除右侧卵巢肿物送冰冻病理：卵巢交界性肿瘤，局灶癌变。予全子宫、双附件区切除术＋盆腔淋巴结清扫术＋主动脉旁淋巴结活检术＋大网膜及阑尾切除术。手术顺利。

术后病理：（腹水）涂片及离心沉淀包埋切片：血性背景中可见大量中性粒细胞及淋巴细胞，少量间皮细胞。其中个别细胞呈小团排列，细胞退变，核体积大小较为一致，包埋切片中细胞成分较少，无法进行免疫化学染色。（盆腔）交界性子宫内膜样和透明细胞混合型腺纤维瘤，伴大片坏死，局灶细胞异型明显，可见浸润，符合癌变，呈子宫内膜样腺癌和透明细胞癌混合性癌表现，免疫组化染色结果：ER（＋），PR（＋＋），p53（局灶＋），

Ki-67（40％＋）。全子宫＋双侧附件区＋盆腔淋巴结切除标本：子宫内膜非典型增生，伴重度非典型增生，局灶癌变，呈子宫内膜样腺癌Ⅰ级表现，大小约 3 cm×2 cm，侵犯深度＜1/2 肌壁，癌组织累及宫颈管腺体，双侧宫旁未见癌侵犯。子宫内膜息肉 1.5 cm×0.7 cm，部分区域伴重度非典型增生，局灶癌变，呈高分化子宫内膜样腺癌表现，侵犯深度＜1/2 肌壁。慢性宫颈炎。（右侧卵巢）透明细胞癌及子宫内膜样腺癌混合性癌，部分区域可见交界性肿瘤成分，肿瘤伴有大片坏死区域，大小 19 cm×15 cm×10 cm。（右侧输卵管）未见肿瘤侵犯。（左侧卵巢、左侧输卵管）未见肿瘤成分。（左侧盆腔、右侧盆腔、腹主动脉旁）淋巴结未见癌转移（0/5、0/7、0/2）。大网膜未见癌侵犯。慢性阑尾炎。（肠表面肿物）未见明确肿瘤成分，部分区域可见腺样成分，子宫内膜异位症可能性大。免疫组化（图 23-2 和图 23-3）：CK（＋），ER（＋/－），PR（＋），p53（－），Ki-67（1％＋），CK5/6（局灶＋），Calretinin（－）。

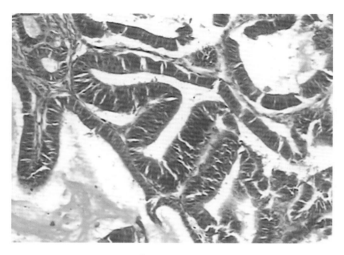

图 23-2　高分化子宫内膜样腺癌

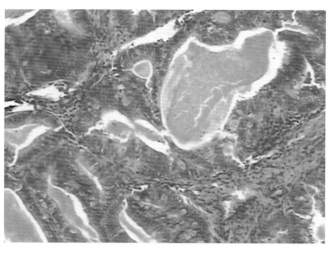

图 23-3　（右侧卵巢）透明细胞癌及子宫内膜样腺癌混合性癌

【术后诊断】

①右侧卵巢混合性癌Ⅰc期（透明细胞癌及子宫内膜样腺癌混合性癌）。②子宫内膜样腺癌 IaG1 期。③子宫内膜息肉。④慢性宫颈炎。⑤慢性阑尾炎。⑥原发性血小板增多。⑦剖宫产史。

【术后治疗】

CA125 分别为 420.2 U/ml（术后第 4 天），135.3 U/ml（术后第 7 天），CA19-9 26.74 U/ml（术后第 7 天）。目前治疗：经抗感染、补液、抑酸、抗凝等，患者术后恢复好，伤口Ⅱ/甲愈合，手术后予 TC 方案化疗 6 个疗程。

【病例讨论】

子宫内膜和卵巢原发性双癌患者的平均年龄为 50 岁，而子宫内膜癌或卵巢癌患者出现症状的平均年龄为 60 岁，故原发性双癌的发病年龄相对较小。其最常出现的临床症状有阴道不规则流血、阴道排液、下腹胀痛、盆腔包块等，但与转移性癌相比并无特异性（刘源涛，2009）。原发性双癌诊断标准如下：①两个癌灶没有直接联系。②通常没有子宫肌层浸润或仅有浅表的肌层浸润。③没有淋巴或血管浸润。④肿瘤主要存在于卵巢和子宫内膜。⑤两个肿瘤常局限于原发灶或仅伴有小转移。⑥常伴有子宫内膜不典型增生。⑦卵巢内有时伴有子宫内膜异位症。⑧两个肿瘤的组织学类型可以是相同的，也可以是不同的（Eisner，1989）。该患者卵巢癌Ⅰc期合并子宫内膜癌Ⅰa期诊断明确，且卵巢癌分期较晚，治疗应遵循卵巢癌治疗原则，手术后予 TC 方案化疗 6 个疗程，子宫内膜癌分期较早，可加强随访，暂无特殊治疗。

> ### 【专家点评】
>
> 原发性子宫内膜癌和卵巢癌双癌临床比较少见，容易与Ⅲ期子宫内膜癌或Ⅱ期卵巢癌相混淆，诊断需依靠组织病理学标准及免疫组化染色检测。病变多以早期为主，预后良好，治疗仍以手术为主，是否应该辅助化疗及放疗尚无统一定论。术后一般根据卵巢癌的分期行化疗，但若存在以下子宫内膜癌复发高危因素者应补充放疗：①病理类型为浆液性乳头状腺癌或鳞腺癌。②肿瘤分化为 G2、G 级。③深肌层浸润（Lim，2011）。

（北京大学人民医院　祝洪澜　梁旭东）

参考文献

刘源涛，鹿欣. 子宫内膜和卵巢原发性双癌的研究进展. 中国妇幼健康研究，2009，20（3）：363-365.

Eisner RF，Nieberg RK，Berek JS，et al. Synchronous primary neoplasms of the female reproductive tract. Gyneeco Oncol，1989，33（3）：335-339.

Lim YK，Padma R，Foo L，et al. Survival outcome of women with synchronous cancers of endometrium and ovary: a 10 year retrospective cohort study. Gynecol Oncol，2011，22（4）：239-243.

病例 24 黑斑息肉综合征合并宫颈胃型腺癌 1 例

【病历摘要】

患者女，36 岁，宫颈黏液腺癌，ⅣB 期，G1，胃型。

主诉：卵巢黏液性囊腺瘤术后 3 年余，复发术后 1 年余，右下腹隐痛 8 个月余。

现病史：患者于入院前 3 年余因"黑斑息肉综合征（P-J 综合征）"外院行盆腔 CT 检查，提示右下腹盆腔囊性为主肿块，可疑网膜转移。于 2014 年 6 月 24 日于外院行剖腹探查术。术中见：腹腔无腹水，右侧卵巢囊性增大，20 cm×10 cm，表面光滑，无粘连，张力较大，右侧输卵管、左侧附件区、子宫未见异常，大网膜表面充血。故行右侧附件区切除＋大网膜活检术。术后病理：右侧卵巢黏液性囊腺瘤，输卵管慢性炎，大网膜未见肿瘤细胞。术后定期复查妇科超声未见异常。入院前 17 个月余因"异常子宫出血"外院行超声提示盆腔囊肿，来源于左侧卵巢可能，12.4 cm×7.1 cm。于 2016 年 3 月 10 日再次于该院行开腹左侧卵巢囊肿剥除术。术中见：左侧卵巢囊性增大，17 cm×13 cm×8 cm，表面光滑，张力较大，左侧输卵管、右侧附件区、子宫未见异常。术后病理：左侧卵巢黏液性囊肿。后定期复查超声未见异常。入院前 8 个月余无明显诱因出现右下腹隐痛，无腹胀、恶心、呕吐、便秘、排尿困难等不适，未诊治。入院前 1 个月余就诊，查肿瘤标志物升高：CEA 11.17 ng/ml，CA19-9 617.44 U/ml，CA125 98.5 U/ml。TCT（2017 年 7 月 5 日）：未见上皮内病变及癌变；HPV（2017 年 7 月 5 日）：33、58 型阳性。超声提示盆腔积液 1.4 cm，右侧髂窝游离液深 3.4 cm，左侧髂窝液深 1.4 cm。PET-CT（2017 年 7 月 10 日）提示左侧附件区结节状代谢增高软组织密度病灶，建议警惕卵巢恶性肿瘤腹膜转移可能。患者于我院（北京大学第三医院）就诊，超声提示盆腔积液，液深 7.6 cm，我院病理科会诊既往两次手术病理切片均为卵巢黏液性囊腺瘤，大网膜未见癌。为行手术收入院。

既往史：患者 8 个月时出现口唇、颊黏膜及四肢趾指末端散在黑褐色斑点，未诊治；24 岁时出现间断腹痛，多次当地医院行胃镜、肠镜检查，提示胃内及结肠多发息肉，多次行结肠镜下息肉切除术，术后病理均提示错构瘤性息肉，诊断黑斑息肉综合征（P-J 综合征）。2008 年因"肠套叠"于天津医科大学总医院行开腹部分小肠切除术。

月经婚育史：月经周期规律，4 天/30 天，量中，无痛经。末次月经：2017 年 8 月 23 日。已婚，G2P2，自然分娩 2 次，1 子 1 女健存，工具避孕。

家族史：否认家族遗传史及肿瘤病史。

【体格检查】

患者生命体征平稳，一般情况好，心、肺、腹查体无异常。专科查体：外阴已婚已产型；阴道通畅；宫颈光滑；子宫前位，大小正常，质地中等，光滑，活动正常，无压痛；双侧附件区未及异常。

【辅助检查】

患者入院后完善检查，肿瘤标志物：CEA 11.07 ng/ml，CA125 94.58 U/ml，CA19-9 420.6 U/ml。

妇科超声：紧贴左侧卵巢探及形态不规则低回声 4.0 cm×0.9 cm，内可探及点状血流信号，左侧卵巢内侧探及形态不规则的中低回声 2.2 cm×1.0 cm，内可探及血流信号。盆腹腔积液，液深 7.1 cm。

盆腹腔 CT：左侧附件区密度不均匀，见数个囊状液性密度区，增强扫描实性成分可见强化，右侧膈顶肝包膜处可见包裹性液性密度影，6.7 cm×3.3 cm，腹膜、网膜、系膜增厚，见多发结节、条片状影，部分与肠管分界不清，腹盆腔积液。子宫下段及宫颈处见多发结节状液性密度区，边界清，未见强化。

盆腔 MRI（平扫）：盆腔腹膜及网膜病变——可疑种植转移（图 24-1）；子宫下段及宫颈处见多发结节状液性密度区；左侧卵巢略大，内可见数个小囊性影，个别病变出血，左侧输卵管结构紊乱，局部呈不规则软组织信号，约 3 cm×1.5 cm。

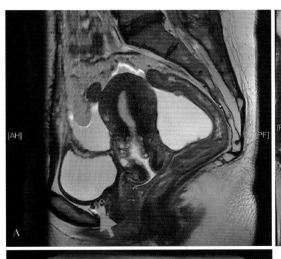
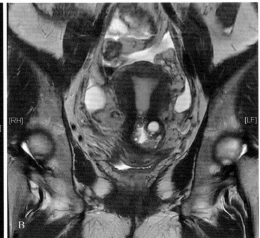
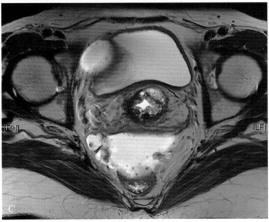

图 24-1　盆腔 MRI。箭头所指为盆腔腹膜可疑转移灶

【初步诊断】

①卵巢癌？②卵巢黏液性囊腺瘤术后复发术后。③黑斑息肉综合征。④肠套叠术后（部分小肠切除术后）。

【诊治经过】

结合相关检查结果及既往手术病理会诊结果，考虑卵巢癌可能，患者于 2017 年 8 月 22 日在全身麻醉下行分段诊刮＋腹腔镜探查＋粘连松解＋左侧卵巢活检＋盆腹腔腹膜多点活检＋大网膜活检＋阑尾切除术，术中见：盆腹腔大量暗红色腹水，盆腹腔腹膜弥漫散在色黄结节样病灶，直径 0.1～0.8 cm。肝右前叶与膈顶腹膜致密粘连，肝表面可见散在灰白色粟粒样结节，直径 0.2～0.3 cm；大网膜游离缘可见散在灰白色结节，直径 0.5～0.8 cm；肠管表面、阑尾未见异常。子宫表面散在粟粒样病灶。左侧卵巢 4 cm×3 cm×3 cm，表面可见 2 个白色小结节，输卵管外观未见异常。右侧附件区缺如。直肠子宫陷凹可见散在色黄结节，直径 0.2～0.5 cm。术后病理：（盆腔返折腹膜、肝区腹膜、盆腔腹膜病灶、大网膜）纤维结缔组织中可见中低分化黏液腺癌浸润。阑尾黏膜慢性炎症，周围脂肪组织内可见少量低分化腺癌浸润；（左侧卵巢活检）未见癌。（腹腔冲洗液）未见确切肿瘤细胞；（宫颈刮出物）少许子宫内膜，呈增殖期改变，并可见少许结构复杂的黏液性腺体。（子宫内膜刮出物）呈增殖期改变，其内可见多灶宫颈黏液性腺体密集生长。免疫组化：CK7（＋）、CK20（＋）、CDX-2（－）、PAX-8（－）、CK5/6（＋）、WT-1（－）、P53（野生型）、NapsinA（－）、HNF1β（－）。P40（－）、P63（－）、P16（－）、AB-PAS（＋）、黏液卡红染色（＋）。测序 STK11/LKB1 基因检测（黑斑息肉综合征）：未检出突变。

病理总体印象如下：该患者临床表现和肠道病变均高度可疑黑斑息肉综合征。此次内膜和宫颈活检中均可见结构复杂的黏液腺体，需要除外宫颈腺体小叶状增生-非典型性小叶状增生-微小偏离性宫颈腺癌疾病谱系（多见于黑斑息肉综合征患者）的可能。结合免疫组化结果，盆腔腹膜广泛的中低分化黏液腺癌来自女性生殖系统可能性大。综上，建议临床详查宫颈，必要时做诊断性锥切，以协助明确肿瘤来源。

结合以上病理结果，2017 年 9 月 15 日患者再次入院，查肿瘤标志物：CA19-9 487.3 U/ml，CA125 103.1 U/ml，CEA 14.53 ng/ml（均较前升高）。于 2017 年 9 月 18 日行宫腔镜检查＋宫颈管活检＋宫颈锥切＋宫颈内口上、下缘活检术，术中见：宫颈口无碘不着色区。宫腔形态正常，子宫内膜光滑，宫颈管可见多发小囊肿，宫颈管未见明确肿物（图 24-2）。

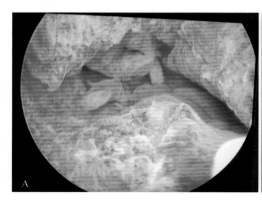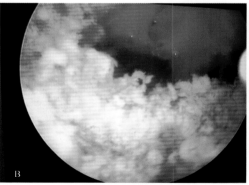

图 24-2　宫腔镜。A. 宫腔内未见明确肿物。**B.** 宫颈管未见明确肿物

术后病理提示：宫颈高分化黏液腺癌，胃型，癌局灶紧邻内切缘和基底，外切缘已切净。（宫颈内口上、下缘）高分化黏液腺癌，（宫颈管、宫颈管黏液）高分化黏液腺癌（图24-3）。结合临床，病变符合与黑斑息肉综合征相关的宫颈黏液腺癌（胃型）。免疫组化：P16（－）、Ki-67（20%～30%＋）、Cyclin D1（灶状＋）、P53（－）、CEA（－），MUC-1（灶状＋）、MUC-2（－）、MUC-6（弥漫＋）、MUC-5AC（＋）、CK 20（－）、CK7（－）、PAX-8（个别＋）、WT-1（－）、ER（－）、PR（－）、Vimentin（－）。

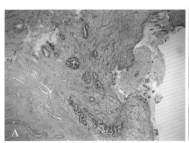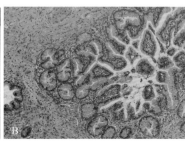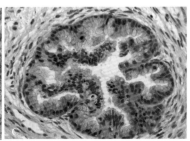

图 24-3　宫颈锥切病理。**A**. HE 染色：4×3。**B**. HE 染色：10×2。**C**. HE 染色：40×2

【术后诊断】

①宫颈黏液腺癌，G1，胃型，ⅣB 期。②卵巢黏液性囊腺瘤术后复发术后。③黑斑息肉综合征。④肠套叠术后（部分小肠切除术后）。

【术后治疗】

术后拟行 TP（紫杉醇＋顺铂）方案化疗后酌情手术治疗。

术后行 TP 方案静脉化疗 2 个疗程后，于 2017 年 11 月 17 日行腹腔镜广泛子宫切除＋左侧附件区切除＋大网膜切除＋盆腔淋巴结清扫＋盆腹腔转移病灶切除＋膀胱修补＋双侧输尿管支架置入术。术中见：盆腹腔大量血性腹水，腹膜弥漫性增厚，肝表面、肠管表面、子宫及卵巢表面、腹膜表面多发转移结节，最大直径 3 cm。术后病理：病变符合黑斑息肉综合征相关宫颈高-中分化黏液腺癌（胃型），局灶具有微小偏离性腺癌的形态学特征。宫颈局部侵及肌层＞1/2，未见确切脉管内癌栓及神经侵犯，癌累及宫旁软组织，未累及颈体交界，阴道断端未见癌。子宫内膜呈增殖期改变。左侧附件区未见显著改变；左右侧盆腔淋巴结可见癌转移，大网膜见癌转移。腹腔冲洗液见恶性肿瘤细胞。

此次术后拟行 TP 方案静脉化疗后放疗。

患者术后行 TP 方案化疗 1 个疗程，因严重泌尿系统感染暂停化疗，后接受放化疗（外照射 25 次，后装治疗 3 次，因患者不能耐受，期间仅行顺铂化疗增敏 2 次）。

2018 年 5 月患者出现大量腹水，予紫杉醇（力扑素，静脉化疗）＋奈达铂（静脉化疗）＋贝伐珠单抗（腹腔化疗）治疗共 3 个疗程，患者腹水症状控制不满意，后放弃治疗。2018 年 11 月患者死亡。

【病例讨论】

宫颈胃型腺癌（Gastric-type endocervical adenocarcinomas，GAS）是一种近年被描述的、非人乳头瘤病毒（human papilloma virus，HPV）相关宫颈腺癌的少见亚型。由一个谱系组成，从高分化亚型到明显低分化显著恶性亚型，其中高分化亚型也称微小偏离性腺癌（minimal deviation adenocarcinomas，MDA）。

Kojima 于 2007 年首次提出 GAS 的组织学标准定义，这类肿瘤细胞的特点是具有大量透明或无色的嗜酸性胞质以及清晰的细胞边界（Kojima，2007）。2014 年，WHO 首次将胃型腺癌加入宫颈腺癌新分类，其属于黏液腺癌中的一类（Kurman，2014）。宫颈胃型腺癌临床症状不典型，早期诊断困难。胃型黏液腺癌虽为高分化，但与普通型宫颈黏液腺癌相比，侵袭性更强，常见腹腔蔓延，进展快，预后更差。

宫颈腺癌分类如图 24-4 所示：

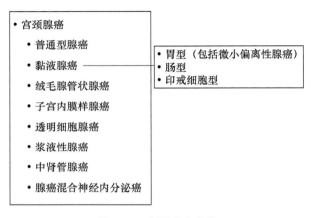

图 24-4　宫颈腺癌分类

GAS 的病因和机制目前尚不清楚。通常与 HPV 感染无关。HPV 感染几乎可在 100% 的宫颈鳞癌中检出。在最常见的普通型、子宫内膜型、肠型宫颈腺癌中，HPV 的检出率为 80%～100%；在非黏液腺癌如透明细胞型、浆液型、中肾管型腺癌中则检出率极低，而胃型包括微小偏离性腺癌显示与 HPV 感染无关（Pirog，2000；Park，2011；Pirog，2014）。本病例在外院曾检测 HPV：33、58 型（＋）。一般认为，在宫颈腺癌中，只有 P16 呈现弥漫连续（＋）（所有肿瘤性腺体和腺体中的所有细胞）才提示可能与 HPV 感染有关，本例患者 P16 灶状或者镶嵌样（＋）没有意义，故判读为（－），而 P16（－）也不支持 HPV 感染导致的 GAS。因此，此时的 HPV 感染应解读为伴随感染，而不是导致 GAS 的原因。

GAS 的致癌基因不明，可检出一些体细胞基因突变如 *STK11*、*ERBB2*（*Her2/neu2*）、*k-Ras*、*PIK3CA*、*ELF3* 及 *CBFB*（Ojesina，2014）。一般认为，黑斑息肉综合征与 *STK11*（*LKB1*）突变有关。*STK11*（*LKB1*）是丝氨酸/苏氨酸激酶家族中的一员，可通过腺苷酸一磷酸盐活化的蛋白激酶调节细胞极性和抑制肿瘤的发生。

黑斑息肉综合征是一种较少见的常染色体显性遗传疾病，以皮肤黏膜色素沉着、消化道多发错构瘤性息肉和癌症易患性为主要特征。黑斑息肉综合征有患以下宫颈肿瘤的风险：小叶状宫颈管内膜腺体增生（lobular endocervical glandular hyperplasia，LEGH）、微小偏离性腺癌和黏液腺癌（Kobayashi，2014）。LEGH 现被普遍认为是 GAS/MDA 的一种前驱病变，虽为良性病变，但有肿瘤的特性。由于可进行检测的热点有限，因此，在可以进行二代测序（全基因组测序）前，一代测序只能检测出 70%～80% 的点突变，其结果仅供参考。但该患者的病史、临床特征和组织学类型非常典型，故依然可以确诊 P-J 综合征。GAS 的病理特征和免疫组化染色特点包括：腺体细胞胞浆丰富、透亮、呈嗜酸性，细胞边界清晰，并且具有恶性细胞特征（泡状核，核仁明显），分化程度由高到低。MDA 是高分化程度的 GAS，这些分化较良好的腺体与正常腺体难以区别，经常缺乏促周围间质纤维组织生成的表现。然而这些分化良好的腺体可表现出典型的深部浸润、随意分布、结构异常（包括腺腔内乳头状突起及不规则分布）。也有一些局部的腺体表现为明显的恶性细胞特征（泡状核，核仁明显），并伴有间质纤维组织增生（Ronnett，2016）。

与高危型 HPV 相关的宫颈腺癌相比，P16 一般呈（－）或仅局部（＋），但是可呈胃黏蛋白标志物 MUC-6 和 HIK-1083（＋）。类似于普通型腺癌，GAS 的 ER、PR 也常呈（－）。一项女性生殖道胃型腺癌的免疫组化分析（Carleton，2016），纳入了 45 例宫颈胃型腺癌和 2 例阴道胃型腺癌，大多数病例 ER（－）（29/31），PR（－）（10/11），PAX8 呈（＋）（32/47），其中 20 例弥漫（＋），12 例灶状（＋）。该研究显示 PAX8 免疫反应性在鉴别胃型腺癌与胰胆管及其他非女性生殖道腺癌时尤其有帮助，因在这些癌症中 PAX8 通常呈（－）。P53 抑癌基因的突变在宫颈癌中（不管是 HPV 相关或不相关）比较少见，该研究显示，突变型 P53 在 41% 的病例中呈（＋），提示 P53 的突变可能参与了 GAS 的发生。

GAS 临床表现不具有特异性，包括阴道水样分泌物、不规则下腹痛、CA199 升高，病灶多位于宫颈管较深处，更易侵及周边及远处器官，宫颈外观常为无明显异常或球形增大。

GAS 的 MRI 特征：GAS（包括 MDA）具有高度侵袭性，但缺乏特异性临床表现，因此，MRI 对于疾病评估非常重要。GAS 病灶往往位于宫颈管基质部分，完全不形成任何外生的肿块，并且位于宫颈管上段，常侵犯宫体，形成大小囊腔，同时伴有不同程度的实性成分（Kido，2016）。MDA 具有宫颈局部呈多囊样、宫腔积液、腺体排列紊乱及侵犯深部宫颈管壁等表现，除了大小囊腔以外也有部分实性成分，Takatsu 等发现 MDA 在 MRI 中多表现为小囊肿集中形成的巢式结构（Itoh，2000；Takatsu，2011）。由于 GAS 具有高度侵袭性，因此术后病理切片常伴有宫旁或阴道浸润，但在 MRI 图像上很难发现，这可能与其病灶的微浸润特征相关（Kido，2014）。本例患者 MRI 可见子宫肌层多发小片状长 T2 信号影，子宫下段及宫颈处见多发大小不一结节状长 T1 长 T2 信号影，边界清，与该病 MRI 图像一致。

多项研究认为，GAS/MDA 是一类独特的肿瘤类型，具有独特的病因、组织形态、免疫组化和临床特点，有别于其他类型的宫颈黏液腺癌。GAS 的临床分期明显晚于 HPV 相关性宫颈腺癌，且更具临床侵袭性。HPV 相关性普通型腺癌的病变主要局限在盆腔。即使是疾病晚期，也多仅发生局部淋巴结转移；而 GAS 常转移至卵巢、腹腔、大网膜，甚至远处转移，个别患者具有家族性癌症易感综合征。

Kojima 于 2007 首次报道 GAS 的 5 年疾病特异性生存率为 30%，其明显低于非 GAS 型腺癌的 77%（Kojima，2007）。2015 年 Karamurzin 发现，GAS 组晚期（Ⅱ～Ⅳ期）例

数明显多于普通型腺癌，GAS I 期比例为 41％，Ⅱ～Ⅳ期为 59％，而普通型腺癌多为 I 期（89％），仅少部分为Ⅱ～Ⅳ期（11％），同为 FIGO I 期，GAS 的 5 年疾病特异性生存率为 62％，普通型腺癌 5 年疾病特异性生存率为 96％。GAS 组脉管浸润、局部/远处淋巴结阳性、卵巢输卵管转移、盆腹腔及腹膜外转移等高危因素的发生率明显高于普通型腺癌组，35％伴有卵巢转移，20％腹腔转移，12％腹膜外转移。此外，GAS 组的复发率明显高于普通型腺癌组（32％ *vs*. 4％），平均复发时间明显短于普通型腺癌（9 个月 *vs*. 23 个月）。GAS 组可进一步分为 MDA 组和非 MDA 组，虽然 MDA 组织学分化程度比较高，但是与非 MDA 的 GAS 相比，其临床侵袭性却是相同的，在年龄、期别、病灶分布或结局方面均没有显著差异（Karamurzin，2015）。

关于 GAS 的治疗，目前尚无统一的治疗标准或指南。由于宫颈胃型腺癌易浸润、易早期转移扩散，且对放化疗不敏感，故手术治疗是最佳选择。术前明确诊断的早期患者多行广泛全子宫切除＋盆腔淋巴结切除术；根据是否伴有高危因素，术后酌情予辅助放化疗；晚期则采取同步放化疗。

【专家点评】

宫颈胃型腺癌（GAS/MDA）是一类 HPV 无关性宫颈黏液腺癌，较为少见，临床表现不典型，细胞学及常规活检漏诊率高，误诊率高，早期易扩散。对于临床上出现阴道大量排液或不规则出血，宫颈管肥大而细胞学阴性的患者应警惕 GAS/MDA 的可能性，必要时应做深层活检或锥切，并联合影像学、免疫组织化学等辅助检查技术，为诊断提供依据。需探寻新的分子生物标志物，以提高对这类 HPV 阴性的宫颈腺癌早期筛查的敏感性和特异性，争取早期诊断，早期治疗，积极改善预后。

（北京大学第三医院　于博　吴郁　郭红燕　梁华茂　刘从容）

参考文献

Carleton C，Hoang L，Sah S，et al. A detailed immunohistochemical analysis of a large series of cervical and vaginal gastric-type adenocarcinomas. Am J Surg Pathol，2016，40（5）：636-644.

Itoh K，Toki T，Shiohara S，et al. A comparative analysis of cross sectional imaging techniques in minimal deviation adenocarcinoma of the uterine cervix. BJOG，2000，107（9）：1158-1163.

Karamurzin YS. Gastric-type endocervical adenoarcinoma：An aggressive tumor with unusual metastatic patterns and poor prognosis. Am J Surg Pathol，2015，39（11）：1449-1457.

Kido A，Mikami Y，Koyama T，et al. Magnetic resonance appearance of gastric-type adenocarcinoma of the uterinecervix in comparison with that of usual-type endocervical adenocarcinoma：a pitfall of newly described unusual subtype of endocervical adenocarcinoma. Int J Gynecol Cancer，2014，24（8）：1474-1479.

Kobayashi Y. A tumor of the uterine cervix with a complex histology in a Peutz-Jeghers syndrome patient with genomic deletion of the STK11 exon 1 region. Future Oncol，2014，10（2）：171-177.

Kojima A，Mikami Y，Sudo T，et al. Gastric morphology and immunophenotype predict poor outcome in mucinousadeno carcinoma of the uterine cervix. Am J Surg Pathol，2007，31（5）：664-672.

Kurman RJ，Carcangiu ML，Herrington CS，et al. WHO Classification of tumours of female reproductive organs. International Agency for Research on Cancer，2014.

Ojesina AI. Landscape of genomic alterations in cervical carcinomas. Nature，2014，506 (7488)：371-375.

Park KJ. Unusual endocervical adenocarcinomas：an immunohistochemical analysis with molecular detection of human papillomavirus. Am J Surg Pathol，2011，35 (5)：633-646.

Pirog EC. HPV prevalence and genotypes in different histological subtypes of cervical adenocarcinoma，a worldwide analysis of 760 cases. Mod Pathol，2014，27 (12)：1559-1567.

Pirog EC. Prevalence of human papillomavirus DNA in different histological subtypes of cervical adenocarcinoma. Am J Pathol，2000，157 (4)：1055-1062.

Ronnett BM. Endocervical adenocarcinoma：selected diagnostic challenges. Mod Pathol，2016，29 (Suppl 1)：S12-28.

Takatsu A，Shiozawa T，Miyamoto T，et al. Preoperative differential diagnosis of minimal deviation adenocarcinoma and lobular endocervical glandular hyperplasia of the uterine cervix：a multicenter study of clinicopathology and magnetic resonance imaging findings. Int J Gynecol Cancer，2011，21 (7)：1287-1296.

第二部分
产科疑难病例

病例 25　妊娠合并子宫肌瘤，剖宫产术后肌瘤变性 1 例

【病历摘要】

患者女，35 岁。

主诉：发现子宫肌瘤 18 个月，停经 39 周，血糖升高 10 周，计划分娩。

现病史：患者 2010 年 8 月体检首次发现子宫肌瘤，直径约 1 cm，停经 5 周时因先兆流产曾行 B 超检查，但未提示子宫肌瘤，停经 9 周复查 B 超提示子宫左下段有 8.0 cm×3.0 cm 浆膜下子宫肌瘤，后定期复查 B 超，肌瘤体积渐进性增大约 8.8 cm×4.9 cm（36 周）。

既往史：2008 年因异位妊娠腹腔内出血于外院行剖腹探查术，术中无输血史。

月经婚育史：平素月经规律，妊娠史同既往史，G2P0。

家族史：无特殊。

【体格检查】

生命体征平稳，一般情况好，心肺腹查体无异常。产科查体：宫高/腹围 36/110 cm，头位，浅入，未及宫缩，估计胎儿体重 3600 g，胎心 145 次/分。腹部未及肌瘤结节。骨盆测量：对角径（diagonal conjugate，DC）＞11.5 cm，骶骨曲度中弧，骨盆无内聚，坐骨棘不突，坐骨结节间径（transverse outlet，TO）9 cm。阴道检查：宫颈光滑，质中，中位，宫颈消退 30％，宫口未开，阴道穹窿处未及肌瘤样结节。

【辅助检查】

B 超（2012 年 3 月 8 日）子宫前壁下段可见外凸低回声结节，大小约 9.2 cm×4.4 cm。

【初步诊断】

①宫内孕 39 周，G2P1。②妊娠合并子宫肌瘤。③妊娠期糖尿病。

【诊治经过】

患者为足月初产妇，因妊娠合并子宫肌瘤于 2012 年 3 月 8 日行子宫下段横切口剖宫产术，以右枕前（ROA）位娩出一足月成熟女活婴，体重 3330 g，术中探查子宫下段左侧壁凸向阔韧带肌瘤直径 8 cm，质地韧，考虑剖宫产术中同时切除存在一定困难并增加出血，故未处理肌瘤，术中子宫收缩欠佳，曾给予缩宫素、卡孕栓、卡前列素氨丁三醇（欣母沛）促进子宫收缩，手术有难度，术中出血 300 ml。剖宫产术后第 1 天排气，自解小便，术后每日体温分别为 37.3℃、36.7℃、37.5℃、36.1℃，腹部伤口愈合良好，切口Ⅱ/甲愈合，子宫收缩好，阴道出血不多，术后第 3 天出院。

患者于术后第 4 天（2012 年 3 月 12 日）出现发热，最高达 38℃，伴有腹泻、胃痛、间断体温升高，体温波动于 36.5～39.1℃，每天均至少有 1 次体温超过 38℃，最高达 38.9℃，未治疗，术后第 10 天（2012 年 3 月 18 日）出现阴道出血量增多，多于月经量，为原有月经量的 10 余倍，无明显腹部疼痛感。

2012 年 3 月 22 日 B 超提示：子宫后壁可见外突低回声结节，范围 15.1 cm×13.1 cm×10.7 cm，内可见不规则无回声区 6.8 cm×4.0 cm×3.5 cm，宫内不均带 0.6 cm，子宫肌瘤变性不除外，给予头孢曲松（罗氏芬）抗感染治疗 3 天，体温未见明显变化。

2012 年 3 月 25 日 20:25 急诊以"剖宫产术后 17 天，间断发热 13 天，阴道出血增多 7 天，阴道排出线结 1+ 小时"再次收入院。

入院查体：T 38.5℃，BP 140/66 mmHg，P 124 次/分，心肺（—），双乳不涨，腹软，宫底脐下两指，子宫体部无压痛，伤口两侧轻压痛，伤口 Ⅱ/甲愈合。外阴已婚未产型，阴道畅，可见少量暗红色血液，伴有异味，可见长约 25 cm 的线露于阴道口，阴道可见暗色血液自宫颈口排出。

入院后完善相关检查：血常规、DIC 全项、肝肾功能、C 反应蛋白、尿常规、粪便常规、血培养、宫颈分泌物培养、盆腔 B 超、盆腔 MRI、肿瘤标志物等。2012 年 3 月 25 入院时血常规：白细胞计数 12.28×10⁹/L，中性粒细胞百分比 79.6%，血红蛋白 109 g/L，超敏 C 反应蛋白 107.24 mg/L。

复查彩超（2012 年 3 月 26 日）：子宫厚 6.0 cm，回声不均匀，子宫前壁瘢痕处宫壁变薄，回声不均，部分缝合线向两侧分离，宽约 2 cm，子宫后壁低回声大小约 14.4 cm×9.6 cm×9.5 cm，内见不规则无回声区，范围约 6.4 cm×2.4 cm，子宫内可见不均回声带厚 1.6 cm，提示：子宫前壁瘢痕处回声不均，子宫肌瘤变性，宫内不均带（图 25-1）。

入院给予抗感染〔头孢哌酮钠舒巴坦钠（舒普深）3.0 g＋奥硝唑 0.5 g 每 12 h 1 次静脉注射〕，缩宫素 30 U 促子宫收缩及退热、对症及中药治疗。

入院第 4 天，即剖宫产术后第 21 天查体：宫底脐下一指，按压宫底阴道有暗红、混杂粉色、黄色分泌物流出，伴异味，下腹部压痛（＋），反跳痛（—），腹部切口愈合良好，子宫切口下部有压痛，双下肢无肿胀，无压痛。妇科检查：外阴可见缝合线露出于阴

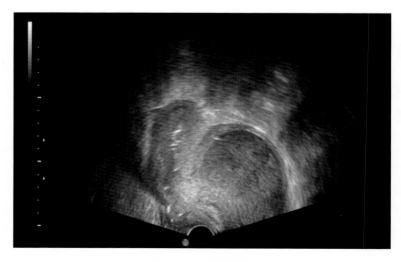

图 25-1 术前超声

道口外约 5 cm，血污；阴道：血污，充满暗红色，混杂粉红色、黄色分泌物，有异味，擦拭消毒后见宫颈光滑，无异常，有一根缝合线自宫颈口脱出；剪掉缝合线，余约 3 cm 做标记；查子宫前位增大约孕 4$^+$ 个月，触诊压痛（＋），质中，无明显囊性感，宫颈左后外突肌瘤结节直径约 15 cm，阴道后穹窿可及瘤体下缘，边界清楚，活动度好，质地中等偏软，有轻压痛；双侧附件区未及异常。抗生素改为美罗培南（美平）1 g，每 8 h 1 次；奥硝唑 0.5 g，每 8 h 1 次；催产素 30 U，每日 1 次。

2012 年 3 月 30 日盆腔 MRI（图 25-2）：剖宫产术后，宫底约平脐水平，子宫左后下方可见以囊性成分为主的巨大囊实性占位，范围约 14.2 cm×7.8 cm×9.7 cm，囊性部分约 13.1 cm×7.5 cm×9.0 cm，囊壁厚 4～8 mm，结合病史考虑，剖宫产术后，子宫左后部子宫肌瘤内大范围坏死、囊变及出血，坏死囊变区位于宫颈左后壁与宫腔相连，局部宫腔扩张并宫腔内积血；宫颈前壁（约为手术切口区）变薄。

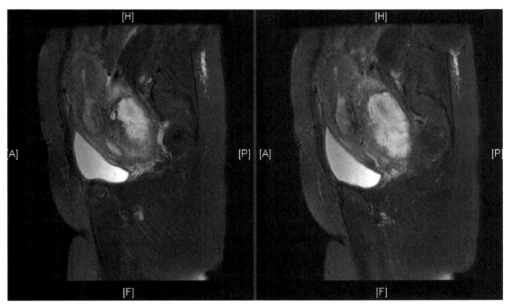

图 25-2　术前 MRI

2012 年 3 月 31 日术前讨论认为患者剖宫产术后 23 天，仍高热，阴道出血未减少伴异味，自觉下腹痛，抗感染等保守治疗无效，盆腔 MRI 结果提示肿物体积大，且有大范围坏死、囊变及出血，坏死囊变区位于宫颈左后壁与宫腔相通，现抗感染治疗多天体温仍高，保守治疗无效，肿物体积大且与宫颈相通，不手术无法控制体温和感染，因此有手术指征，且患者年轻应尽量保留子宫，可在脊椎麻醉＋硬膜外麻醉联合麻醉下先行阴式子宫肌瘤切除术，若操作困难或瘤腔与宫腔相通，视术中情况必要时再开腹探查行子宫切口修补术甚至全子宫切除术；术中送冰冻切片检查，了解有无肌瘤恶性变的可能性，如为恶性则需扩大手术。

2012 年 4 月 1 日在脊椎麻醉＋硬膜外麻醉联合麻醉下行阴式子宫肌瘤切除术，于后穹窿处注射稀释后的肾上腺素（1/4 支＋生理盐水 200 ml），沿宫颈环形切开阴道后壁黏膜，分离后腹膜进入盆腔，可见肌瘤下极，质软色暗红，剪开肌瘤包膜，卵圆钳钳夹肌瘤瘤壁，分次取出瘤体内容物，色暗红、质软、糟脆，并少量暗红色污秽液体流出，有异味，取部分组织送冰冻切片检查，结果回报为子宫肌瘤变性，有出血坏死，暂不支持恶性；术中探针探查宫腔长 15 cm，仔细探针指示下检查子宫与肌瘤的关系，未扪及明显的窦道或相通之处，考虑患者年轻应尽量保留子宫，与患者再次沟通后决定先行肌瘤剔除术，视术后恢复情况再考虑是否切除子宫。仔细清除肌瘤内容物，术中超声检查提示宫颈左后壁的肌瘤较术前显著缩小约 6 cm×6 cm，卵圆钳探及肌瘤的上界，确认肌瘤内容物基本清除，修剪瘤壁，0♯薇桥线连续缝合瘤壁，瘤壁最低处留孔，放置 T 型引流管，于盆腔放置蘑菇头样引流管，0♯薇桥线连续缝合阴道后壁，盆腔及瘤腔引流管分别从阴道后壁缝合处的左、右侧引出。查阴道创面无出血，于阴道填塞两块碘伏纱布（术后 24 h 取出）。术中出血 100 ml，尿量共计 400 ml，色清。切除肌瘤内容物称重 350 g，色暗红、质软、糟脆，已无漩涡结构，送病理。取部分肌瘤组织及其内容物送细菌培养＋药敏试验。

术后病理回报：子宫平滑肌瘤（大小 14 cm×13 cm），伴大片出血、广泛变性、坏死及大量中性粒细胞浸润。血培养、宫颈分泌物培养和手术瘤腔内容物培养结果均阴性。术后当日即出现高热，体温升高至 39.8℃，无寒战，无咳嗽咳痰等表现，术后继续给予抗感染（美罗培南 1 g 每 8 h 1 次＋奥硝唑 1.5 g 每 8 h 1 次），缩宫素促进子宫收缩。

2012 年 4 月 5 日（阴式子宫肌瘤切除术后第 4 天）妇科彩超（图 25-3）：子宫前位 5.7 cm×5.2 cm×4.3 cm，表面不平，回声不均，左后壁下段外凸偏中等不均回声区，范围 4.8 cm×4.8 cm×5.1 cm，RI 0.56，边界毛糙，与左侧卵巢粘连，内膜回声中等，厚 0.6 cm，提示：剖宫产术后，子宫肌瘤（浆膜下变性）。

2012 年 4 月 6 日术后第 5 天复查 MRI：宫颈左后方可见混杂信号占位，范围约 6.7 cm×6.5 cm×7.1 cm，与 2012 年 3 月 30 日 MRI 比较，肌瘤内坏死腔明显缩小，瘤壁回缩。所有引流管均已拔除。

术后第 8 天患者一般情况好，体温正常，心率血压平稳，无不适主诉，子宫复旧好，阴道分泌物不多，血常规正常，于 2012 年 4 月 9 日出院。

【术后诊断】

①晚期产后出血。②子宫切口愈合不良伴感染。③子宫肌瘤变性。④产褥病率。

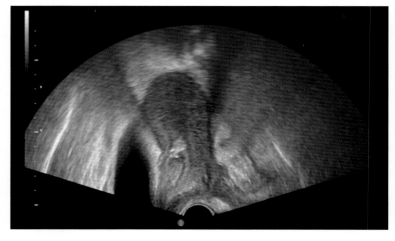

图 25-3　术后超声

【病例讨论】

　　随着高龄产妇的增多，妊娠合并子宫肌瘤越发常见。根据文献报道，妊娠期子宫肌瘤会有所增长，但是也有研究认为妊娠期子宫肌瘤并无明显增大，甚至有所缩小（Shavell，2012）。此外，妊娠合并子宫肌瘤剖宫产患者产后出血的发生率明显增高，而肌瘤直径大于 6 cm 的患者因发生宫缩乏力而导致产后出血的情况较多（Klatsky，2008）。由于妊娠期子宫处于充血状态，既往不主张剖宫产术中行子宫肌瘤剔除术，但随着研究资料的增多，观念已逐渐转变（王伽略，2007）。有研究认为，在剖宫产术中同时剔除子宫肌瘤可避免其影响子宫缩复，减少产后出血及产褥病率，同时可以减少肌瘤继续发展及恶变（赵敏琦，2008）。一项 meta 分析总结了 1082 例病例来研究剖宫产术中是否行肌瘤切除术，结果显示剖宫产术中同时切除子宫肌瘤是可以考虑的方案，其并没有增加手术中失血和术后发热的概率，但因 meta 分析的质量较低，尚不能给予明确的结论（Song，2013）。本例患者剖宫产术中未行子宫肌瘤剔除术，但子宫肌瘤在产褥期增大、变性、感染，导致患者发生异常情况。故在剖宫产术中应权衡切除子宫肌瘤的风险与获益，在不增加术后病率和出血量的情况下应选择切除子宫肌瘤。妊娠期及产褥期时子宫肌瘤易变性，本例患者子宫肌瘤变性发生于产褥期，合并感染及出血，处理难度增加。选择经阴道手术切除肌瘤是可行的方案，经积极处理后控制感染，避免了子宫切除。

> ## 【专家点评】
>
> 　　剖宫产术中对于较大的子宫肌瘤应更为积极地处理，在权衡风险的情况下应考虑术中同时切除子宫肌瘤。子宫肌瘤患者产褥期出现发热、腹痛及晚期产后出血，应考虑到子宫肌瘤变性的可能，积极行影像学检查，明确诊断，积极给予抗感染治疗，如保守治疗效果不满意，应积极手术处理。

（北京大学人民医院　解珺淑　张晓红）

参考文献

王伽略，杨孜. 妊娠合并子宫肌瘤的诊断与处理. 中国实用妇科与产科杂志，2007，23（10）：740-743.

赵敏琦，崔玲芝. 妊娠合并子宫肌瘤诊断与处理的新观念. 现代妇产科进展，2008，17（11）：860-862.

Klatsky PC，Tran ND，Caughey AB，et al. Fibroids and reproductive outcomes：a systematic literature review from conception to delivery. Am J Obstet Gynecol，2008，198（4）：357-366.

Shavell VI，Thakur M，Sawant A，et al. Adverse obstetric outcomes associated with sonographically identified large uterine fibroids. Fertility and Sterility，2012，97（1）：107-110.

Song D，Zhang W，Chames MC，et al. Myomectomy during cesarean delivery. Int J Gynaecol Obstet，2013，121（3）：208-213.

病例 26　重度子痫前期肠系膜静脉血栓形成 1 例

【病历摘要】

患者女，32 岁，于 2014 年 7 月 5 日入院。

主诉：停经 23 周，发现血压高 1 天，胎心消失 10 分钟。

现病史：患者预产期 2014 年 11 月 2 日。停经 30 余天查尿妊娠反应（＋），无恶心、呕吐等早孕反应，停经 6 周有阴道少量出血 1 天，无下腹痛，给予肌内注射黄体酮 1 周，口服地屈孕酮保胎治疗至停经 11 周。否认孕早期上呼吸道感染、发热及用药史，否认放射线、毒物接触史。停经 21 周起自觉胎动，入院前 1 天胎动减少。定期于我院（北京大学人民医院）产检，唐氏筛查低危，未行口服葡萄糖耐量试验。孕 20 周产检血压 120/80 mmHg，尿蛋白（－），入院前 10 天出现双下肢水肿至膝关节处，1 周前体重增长较快，3 天增重 3 kg，未诊治，入院前 1 天自行测血压 160/110 mmHg，未就诊，入院当日至我院急诊复测血压 178/103 mmHg，查体未闻及胎心，超声下未看见胎心搏动，急诊以"孕 23 周，重度子痫前期，胎死宫内"入院。孕期增重 8 kg，身高 162 cm。

既往史：体健。

月经婚育史：11 岁月经初潮，平素月经不规律，5 天/（30～60）天，量中，无痛经。末次月经：2014 年 1 月 25 日。30 岁结婚，G1P0。家庭和睦，配偶体健。

家族史：无特殊。

【体格检查】

BP 180/110 mmhg，P 90 次/分，腹部膨隆，肝区无叩痛，移动性浊音（－），腹壁水肿（－）。

专科检查：宫底平脐，未听到胎心。骨盆测量：中骨盆未及异常，TO 8.0 cm。

【辅助检查】

超声心动图及腹部 B 超等未见明显异常。

转氨酶、白蛋白正常，乳酸脱氢酶 306 U/L，肌酐 60 μmol/L，尿酸 537 μmol/L。

PT 9.0 s，PTA 133％，INR 0.84，纤维蛋白原 370 mg/dl，纤维蛋白降解产物 17.2 μg/ml，D-二聚体 3000 ng/ml。

【初步诊断】

①宫内孕 23 周，G1P0。②重度子痫前期。③胎死宫内。

【诊治经过】

患者入院后给予盐酸拉贝洛尔及硝苯地平控制血压，血压控制欠佳，给予乌拉地尔持续泵入控制血压，给予依沙吖啶（利凡诺）羊膜腔注射行引产术。

2014 年 7 月 8 日 06:00 出现腹部阵痛，06:50 排出一男死婴，包裹于羊膜囊内，羊水绿色，可及臭味，身长 22 cm，体重 350 g，外观未及明显异常；06:55 胎盘自娩，略糟脆，对合基本完整。

患者排胎后第 5 天出现上腹部疼痛，呕吐，为胃内容物，腹泻，为淡黄色稀水样便，后查血、尿、便等常规，血尿淀粉酶等，给予抑酸药后腹痛仍持续存在，请示内科会诊，后出现持续性中上腹痛，"刀割样"疼痛，排稀水样便 6 次。查血常规未见明显异常，白细胞 7.53×10⁹/L，中性粒细胞百分比 72.0%，血红蛋白 134 g/L，血小板计数 241×10⁹/L。C 反应蛋白 63.00 mg/L。动态红细胞沉降率 31 mm/h。转肽酶 128 U/L，碱性磷酸酶 126 U/L，乳酸脱氢酶 253 U/L，α-羟丁酸脱氢酶 223 U/L，尿酸 456 μmol/L。DIC 全项：纤维蛋白原 475 mg/dl，纤维蛋白降解产物 85.3 μg/ml，D-二聚体 12443 ng/ml。急查腹部CT：肠系膜上静脉血栓形成可能。

外科会诊考虑肠系膜上静脉-脾静脉-肝门静脉血栓形成的诊断基本明确，患者血栓形成广泛，病情进展迅速，于 2014 年 7 月 14 日全身麻醉下行开腹探查术。术中探查：腹腔内吸出淡黄色腹水约 900 ml。肝、脾、胃及结肠均未见异常。十二指肠轻度扩张，余未见异常；部分空肠、回肠充血水肿，肠管壁颜色黑红，刺激肠管无蠕动，部分肠管浆膜下渗血。肠系膜上动脉主干近端可及搏动，系膜内肠系膜上静脉主干及分支可见血栓填充。行小肠部分切除吻合术（图 26-1）：再次探查小肠坏死范围为距十二指肠悬韧带（屈氏韧带）以远约 100 cm，至距回盲瓣 120 cm 近侧之间小肠共约 80 cm 已无生机，行小肠部分切除吻合术。吻合后张力不高，保留小肠约 220 cm。血管外科：经肠系膜静脉分支近端断端置入取栓导管，探入约 20 cm，取出大量暗红色血栓（图 26-2），部分血栓可见陈旧成分，反复取栓至断端可见少量返血，双线结扎静脉断端，同时经外周予尿激酶 25 万 U 溶栓治疗。术中出血 500 ml，术后转入外科监护病房。

转入后心电监护示：心率 114 次/分，动脉压 183/101 mmHg，R 20 次/分，血氧饱和度 100%。予以呼吸机辅助呼吸、尿激酶溶栓、降压、调节水电解质平衡、抗感染、抑酸等对症支持治疗，术后查粪便隐血：阳性。DIC：PT 9.9 s，纤维蛋白原 498 mg/dl，D-二聚体 16 249 ng/ml，纤维蛋白降解产物 114.4 μg/ml。蛋白 C 活性 88.1%，蛋白 S 活性

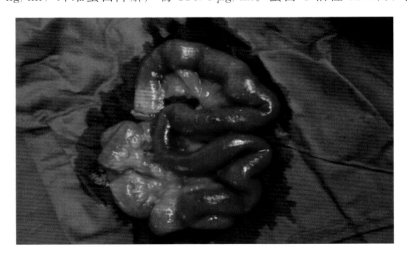

图 26-1　术中切除坏死小肠

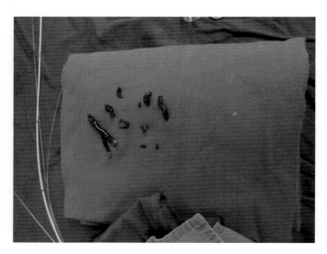

图26-2　术中取出血栓

91.2%，抗凝血酶活性59.0%↓，免疫相关指标未见明显异常，故除外免疫系统疾病，请血液科及血管外科医师会诊后考虑不除外抗凝血酶Ⅲ缺乏症，予以尿激酶联合肝素，后改为低分子量肝素6000 IU每日2次。术后患者经对症抗凝治疗后，恢复良好，于术后20天出院，于血管外科随诊。

【术后诊断】

①重度子痫前期。②肠系膜静脉血栓形成。③部分小肠切除吻合术后。④低蛋白血症。⑤胎死宫内。⑥宫内妊娠23周，G1P0，已排胎。

【病例讨论】

随着诊断技术的进步和对疾病认识的加深，肠系膜静脉血栓形成的发病率逐渐升高。2000—2006年，肠系膜静脉血栓形成的发病率为2.7/100 000，占肠道缺血性疾病的6%～9%，平均年龄45～60岁，男性略高于女性。肠系膜静脉血栓形成的高危因素包括：急性腹腔内病变如恶性肿瘤、胰腺炎、感染；易栓症，如蛋白C/蛋白S缺乏症、抗凝血酶Ⅲ缺乏症；肝硬化；口服避孕药。本例患者为重度子痫前期，胎死宫内，具有血栓发生的高危因素。

肠系膜静脉血栓形成的常见临床表现包括：腹痛（91%～100%）、恶心、呕吐和腹泻。75%病例的症状持续1.5～2天以上，并且腹痛症状与腹部体征不成比例，呕血或便血症状（15%），粪便潜血阳性（50%），发热、腹膜刺激征、休克症状提示肠道坏死，预后不良（Hmoud，2014）。

因肠系膜静脉血栓形成早期症状有隐匿性，妊娠期症状具有不典型性，诊断存在一定的困难（Ludwig，1999）。腹部造影CT检查可见肠系膜静脉内栓子形成，并可见肠管壁水肿扩张，具有诊断意义。本例患者出现症状后及时行造影CT检查，明确诊断，并及时开腹手术。

妊娠期女性处于高凝状态，易于发生血栓性疾病，妊娠合并肠系膜静脉血栓极为罕见，起病急骤，诊断困难。临床医生应更为注重患者的临床主诉与体征，早期发现并进行相关辅助检查与治疗，以取得良好预后。

【专家点评】

肠系膜静脉血栓形成诊断困难，对于妊娠期高凝状态女性，根据典型症状及体征，考虑血栓性疾病并进行鉴别诊断可以实现早期诊断，获得较好预后。

（北京大学人民医院　解珺淑　张晓红）

参考文献

Hmoud B，Singal AK，Kamath PS. Mensenteric venous thrombosis. J Clin Exp Hepatol，2014，4（3）：1-7.

Ludwig DJ，Hauptmann E，Rosoff L，et al. Mesenteric and portal vein thrombosis in a young patient and protein S deficiency treated with urokinase via the superior mesenteric artery. J Vasc Surg，1999，30（3）：551-554.

病例 27　重度子痫前期 HELLP 综合征并发上消化道大出血 1 例

【病历摘要】

患者女，24 岁。

主诉：停经 30^{+5} 周，发现胎死宫内、血小板减少半天。

现病史：患者预产期 2012 年 4 月 13 日。孕 23^+ 周首次于区级妇幼保健院行产前检查，未见明显异常。入院前 4 天开始出现腹泻、呕吐症状，每日腹泻 10 次，水样便，无腹痛，伴呕吐，就诊于外院，产科行 B 超检查未见明显异常，予头孢类抗生素静脉滴注 3 天后好转。入院前 2 天乘火车 22 h 后出现腹部隐痛，未就诊。入院当日（2012 年 2 月 5 日）出现阴道出血，同月经量，伴腹痛，就诊于外院，超声提示胎死宫内，同时查血常规：血小板 42×10^9/L，遂就诊于我院（北京大学人民医院）急诊。急诊测血压 270/140 mmHg，伴视物模糊，予硫酸镁 20 ml 解痉，以"胎死宫内，重度子痫前期"收入院。

既往史：体健。

月经婚育史：G1P0。

家族史：无特殊。

【体格检查】

BP 230/170 mmHg，P 116 次/分，R 20 次/分，T 37.1℃，血氧饱和度 99%。神清，心律齐，各瓣膜听诊区未闻及病理性杂音，双肺呼吸音清，未闻及干、湿啰音。

专科查体：宫高 27 cm，腹围 96 cm，宫缩 30 s/（3～4）min，强度中等。肛门检查：宫颈质中，消平，中位，宫口开 3 cm，先露头，S-2，Bishop 评分 8 分，胎膜未破。

【初步诊断】

①宫内妊娠 30^{+5} 周，G1P0。②胎死宫内。③重度子痫前期。④HELLP 综合征。⑤高血压危象。

【诊治经过】

入院后开放静脉、补液、降压（硝普钠 3 ml/h 泵入，后改用硝酸甘油＋乌拉地尔泵入）。13:25 予人工破膜，羊水清亮，此时血压 210/170 mmHg，13:30 行头皮牵引术。15:00 宫口开全，S＋2。锁骨下静脉穿刺开放深静脉，输注血小板 1 单位，予地塞米松 10 mg 小壶。17:02 娩出一男死婴，体重 1490 g，身长 41 cm。胎盘胎膜自然娩出，查胎盘面可见暗色血块压迹，约占胎盘面积 1/4，另可见暗色凝血块及钙化。病理回报未见炎症细胞浸润及胎盘梗死。产时出血约 20 ml。分娩过程中患者生命体征：P 112～118 次/分，BP 136～159/97～112 mmHg，R 22 次/分，血氧饱和度 97%～98%。血小板计数 12×

10^9/L，血红蛋白 126 g/L，谷草转氨酶 267 U/L，谷丙转氨酶 561 U/L，乳酸脱氢酶 3729 U/L，血肌酐 62 μmol/L，尿素氮 19.28 mmol/L，总胆红素 82.2 μmol/L，直接胆红素 30.1 μmol/L；D-二聚体 8410 ng/ml，纤维蛋白原 280.34 mg/dl。狼疮 5 项、抗 dsDNA、免疫指标未见异常。

【术后诊断】

①宫内妊娠 30^{+5} 周，G1P1，已产。②枕左前位。③胎死宫内。④重度子痫前期。⑤HELLP 综合征。⑥胎盘早剥。⑦高血压危象。⑧会阴 Ⅰ 度裂伤。

【术后治疗】

产后第 1 天（2 月 6 日）患者生命体征平稳，血压 136/98 mmHg，血红蛋白 77.4 g/L，继续使用地塞米松 10 mg 小壶每日 1 次×2 天，患者出现嗜睡等症状，查体 Babinski、Chadock 征阳性。继续降压治疗，并予降颅压治疗。行头颅 MRI 检查回报：双侧额叶、顶叶及颞叶白质内、双侧半卵圆中心及基底节区、脑桥多发腔隙性梗死灶，其中部分病灶为急性期-亚急性期病灶；双侧上额窦及筛窦炎。考虑患者多发性脑梗死；高血压脑病；继续予降颅压治疗。

产后第 4～6 天（2 月 9 日～11 日）患者体温正常，白细胞由 29.41×10^9/L 逐渐下降至 21.48×10^9/L，产后第 4 天血红蛋白 63.4 g/L，予输血后血红蛋白上升至 82.29 g/L、血小板计数由 70.3×10^9/L 稳步上升至 140×10^9/L。继续降压治疗、氯吡格雷（波利维）75 mg 每日 1 次抗凝治疗，头孢哌酮钠舒巴坦钠（舒普深）1.5 g＋甲硝唑 0.915 g 每日 2 次抗感染治疗，阿米洛利利尿。

产后第 7 天（2 月 12 日）加用低分子量肝素（速碧林）0.4 ml 每日 1 次抗凝，夜间患者出现黑便，血常规提示血红蛋白 51 g/L，急请消化内科会诊，并予禁食水，持续心电监护、吸氧，停用抗凝、抗血小板药物，抑酸治疗，同时联系血库配血。

产后第 8 天（2 月 13 日）15:00 患者输注压积红细胞及血浆各 400 ml 后仍有黑便，考虑上消化道出血、消化性溃疡、急性胃黏膜损伤，继续禁食水，奥美拉唑（洛赛克）8 mg/h 泵入抑酸治疗，予凝血酶 500 U（每 6 h 1 次）口服止血治疗，准备行胃镜检查。18:00 血红蛋白 80.3 g/L。22:00 血红蛋白 58 g/L，血细胞比容 16%；患者诉口渴、心慌，血压 150/110 mmHg，脉搏 124 次/分。立即开通两条静脉通路，快速补液，急配 800 ml 压积红细胞、800 ml 血浆。同时请产科主任、ICU 主治医师及消化内科主任医师到场会诊。

产后第 9 天（2 月 14 日）00:20 予胃肠减压，可见大量咖啡色液体引出，内混有鲜红色血，考虑患者上消化道有活动性出血可能。急行床旁超声检查，提示脾不大，门脉不宽。00:25 血常规示血红蛋白 50 g/L；期间排黑便 860 ml，呕血 400 ml。考虑患者病情危重，00:45 由产科转入重症监护病房，予扩容输液，输压积红细胞及血浆，予奥美拉唑抑酸，奥曲肽抑制消化液分泌治疗。04:00 为明确上消化道出血情况，急诊行床旁胃镜，见十二指肠巨大溃疡，并存在活动性出血，局部予以肾上腺素及凝血酶药物止血，镜下观察无活动性出血后胃镜结束。07:20 患者上消化道出血症状仍无改善。07:30 急诊行血管介入治疗，造影示：肝动脉、胃十二指肠动脉及肠系膜上动脉各分支明显变细，胰十二指肠动脉前弓小分支可见造影剂外溢并于十二指肠腔内聚集。以微导管尝试超选择性插管入胰十二指肠下动脉数次均未成功，再次造影示胰十二指肠下动脉痉挛，原造影剂外溢现象消失。09:20 转回外科监护，患者面色苍白，排黑便 500 ml。继续扩容，快速补液，配血浆及压积红细胞各 800 ml 并输注。10:40 患者大量排血便，心电监护示：P 120～130 次/分，BP 90～100/60～80 mmHg，血氧饱和度 99%，急查血常规示血红蛋白 34 g/L。全院相关科室再次急会诊讨论病情后于 11:30 急诊全身麻醉下行手术治疗，纵向切开十二指肠球部至幽门，胃腔及十二指肠内见大量新鲜血块，量约 600 ml。探查见十二指肠球部一狭长的溃疡（图 27-1），长约 4 cm、宽约 1.5 cm，因探查困难，术中行胃镜检查，于胃幽门切开处置入胃镜，于十二指肠球部和降部见多发溃疡，大小不等，多处渗血，十二指肠水平部、升部直至空肠上段（屈氏韧带下方 30 cm）未见明显溃疡病变。术中分解粘连过程中见十二指肠降部前壁有一直径约 1.0 cm 大小溃疡穿孔，穿孔部位与结肠壁轻度粘连。

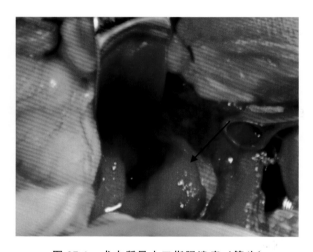

图 27-1 术中所见十二指肠溃疡（箭头）

术中诊断：①急性上消化道大出血。②十二指肠多发溃疡伴出血。③十二指肠降部溃疡穿孔。行远端胃大部切除＋胃空肠吻合＋十二指肠造瘘＋空肠营养管植入术。术后患者带气管插管返回外科监护病房，予扩容、抑酸、生长抑素、止血、抗感染、补液、维持水电解质平衡等治疗。血红蛋白 130 g/L。

病理回报：十二指肠球部溃疡，黏膜出血，部分腺体呈低级别上皮内瘤变表现（图 27-2）。

术后第 3 天（2 月 17 日）患者十二指肠残端引流出暗血性液体，血红蛋白 60 g/L，内科药物止血、输血治疗，肾上腺素冰盐水 30 ml 冲洗十二指肠。术后第 6 天（2 月 20 日）患者消化道仍活动性出血，予扩容、输血治疗后导管室行介入诊疗，栓塞未成功。继续输血治疗，同时患者出现进行性呼吸困难，行气管插管接呼吸机辅助通气，考虑存在急性弥漫性腹膜炎、上消化道出血，于 19:40 在全身麻醉下行"剖腹探查术＋十二指肠瘘口修补术"，术中见腹腔内有大量黄色脓性浑浊腹水，量约 500 ml，留取少量腹水送细菌培养；肠管明显水肿扩张，内可见大量陈旧性血性液体，可见十二指肠蘑菇头引流口处瘘口，直径约 3 cm，有胆汁样液体及暗红色陈旧性血块溢出，周围组织水肿，打开十二指肠降部观察十二指肠近乳头开口约 2 cm 处可见多处表浅溃疡，观察 2 h 未见明显活动性出血后关腹。术中诊断：①急性弥漫性腹膜炎。②十二指肠瘘。行十二指肠瘘口修补术，术后予呼吸机辅助呼吸，抗感染、补液，加强抑酸、生长抑素治疗，降压、输白蛋白等治疗。术后仍有活动性出血，血培养回报革兰氏阴性杆菌，同时出现急性肾损伤。予积极抗感染、输血和血浆，加强抑酸、生长抑素、保肝等治疗后尿量有所恢复。

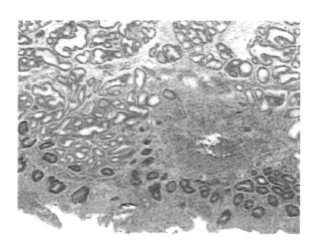

图 27-2　十二指肠球部溃疡病理图片（箭头所示为溃疡）

二次术后第 4 天（2 月 24 日）患者感染症状仍较重，体温 39.8℃，血培养及腹水培养均回报为泛耐药鲍曼不动杆菌，改为替加环素＋哌拉西林钠他唑巴坦钠（特治星）抗感染治疗。二次术后第 10～11 天（3 月 1～11 日）患者病情危重，合并多器官功能障碍综合征、新发呼吸衰竭考虑成人呼吸窘迫综合征，体温 39.3～40.5℃。积极机械通气及抗感染治疗，循环需大量血管活性药物维持，并出现尿量明显减少，行床旁持续性血液透析治疗。二次术后第 12 天（3 月 12 日）02:00 患者局部麻醉下行体外膜肺氧合治疗。予输血治疗、间断加大去甲肾上腺素泵入量、持续床旁血滤治疗。患者病情无好转，予以纠酸、降钾，继续应用血管活性药物维持血压。但患者对治疗无反应，血压进行性下降，10:40 患者心跳停止，抢救无效，11:10 宣布临床死亡。

【病例讨论】

妊娠合并上消化道溃疡出血及穿孔罕见，妊娠早、中期因为胃酸、胃酶分泌下降，雌孕激素水平升高，88％合并上消化道溃疡的孕妇症状可改善。但在妊娠晚期及产褥期，胃液分泌增加，雌孕激素水平下降，对胃黏膜的保护作用减弱，因此约有 12％的患者上消化道溃疡加重，甚至发生出血、穿孔等严重并发症（Welsh，2005）。临床表现以呕血、黑便、腹痛症状及头晕、面色苍白、心率增快、血压降低等周围循环衰竭征象为主，烧伤后应激性溃疡除腹痛及黑便外很少有表现，一旦发生，需紧急处理（Malfertheiner，2009）。

妊娠期患者上消化道出血的治疗方法与非妊娠期基本相同，在未终止妊娠前，因介入治疗存在电离辐射影响胎儿的可能，需谨慎选择，其他方法均可应用。在终止妊娠后，应主要根据上消化道出血病情选择治疗方法。该患者重度子痫前期并发 HELLP 综合征，且入院前有消化系统症状、HELLP 综合征导致的血管痉挛、凝血功能异常、血小板减少及溶血、弥散性血管内凝血、胃肠道黏膜水肿，同时死胎分娩，具有多种应激因素诱发胃肠道黏膜应激性溃疡。同时因为凝血功能异常、血管痉挛，使得内镜、介入、手术止血效果较差，术后并发症严重，最终导致多器官功能衰竭。提示在临床观察及处理重度子痫前期

HELLP 综合征患者时，除关注心、肺、肝、肾、脑、凝血等重要脏器功能之外，还应重视对消化道黏膜的保护，在严重应激状态下及使用糖皮质激素时应重视胃肠道症状及黏膜保护。

在急救治疗方面，对于重症患者应全面、细致考虑病情，当患者出现突发急诊情况时，应及时建立有效静脉通路，积极对症治疗，同时寻找病因，进行全院多学科会诊。该患者急诊入院，病情危重，产后出现神经系统症状及上消化道出血表现，胃镜及介入止血效果欠佳，手术后发生吻合口瘘、弥漫性腹膜炎、上消化道持续出血和脓毒血症。患者因上消化道急性出血后多次手术处理，应激因素始终难以完全去除，因此溃疡难以愈合止血，随后并发重症感染，最终因多器官功能衰竭死亡。由此可见，对于产科高危患者，除了产科医师及时处理产科情况外，还需要积极观察，提高警惕，预防在先，早期发现严重问题，根据患者病情组织神经内科、心内科、消化内科、胃肠外科、呼吸内科及重症医学科多学科共同会诊，对于患者的病情及进展做出全方位的评估及治疗，以取得良好疗效。

【专家点评】

重度子痫前期是累及全身脏器的常见产科并发症，其可累及心、肺、脑、肝、肾、血液等。HELLP 综合征是指在妊娠期高血压的基础上并发溶血、肝酶升高和血小板减少的一组临床综合征。该病常引起血管痉挛、弥散性血管内凝血、肝肾功能异常、凝血功能异常，还可导致肝血肿、梗死、破裂，从而导致多脏器功能衰竭及死亡。严重的消化道出血虽然发生率不高，但一旦出现，救治困难，应引起产科医生的重视。

（北京大学人民医院　解珺淑　张晓红）

参考文献

Malfertheiner P，Chan FK，McColl KE. Peptic ulcer disease. Lancet，2009，374（9699）：1449-1461.

Welsh A. Hyperemesis, gastrointestinal and liver disorders in pregnancy. Obsterics Gynaecology & Reproductive，2005，15（2）：123-131.

病例 28　多学科联合救治孕中期 HELLP 综合征肝被膜下血肿破裂腹腔大出血 1 例

【病历摘要】

患者女，31 岁。

主诉：宫内孕 26 周，突发头痛伴呕吐 19 小时。

现病史：患者于 2017 年 5 月 22 日无诱因突发头痛，伴恶心、呕吐，视物模糊，无意识障碍，19 小时后就诊于神经外科急诊，头颅 CT：右顶叶及双侧枕叶低密度灶；头颅 MRI：双侧枕叶及基底节区 DWI 高信号；头颅 MRV：右侧横窦及乙状窦较对侧纤细，部分管腔充盈缺损，左侧横窦局部狭窄，考虑"颅内静脉窦血栓"，收神经外科进一步治疗。因患者孕 26 周，住院后急请妇产科会诊。

既往史：否认高血压及糖尿病病史，近 3 年有头痛病史，每年发作 2～3 次，未系统检查。吸烟史 10 年，20 支/天。

月经婚育史：月经规律，末次月经：2016 年 11 月 22 日。G3P1，2010 年孕 20 周因死胎引产 1 次，2012 年足月顺产一女活婴，体健。现孕 26 周，未系统产检。

家族史：否认家族遗传病史。

【体格检查】

T 36.5℃，P 78 次/分，R 22 次/分，BP 154/94 mmHg。自由体位，神志清楚，问话对答切题。双眼视物模糊，仅有光感及手动感；额纹对称，双侧鼻唇沟对称，伸舌居中；颈软；心肺未闻及异常；腹软，宫底位于脐下两指，未触及宫缩，胎心未闻及；四肢活动可，无水肿，肌力 5 级，肌张力不高，腱反射（＋＋），双侧巴宾斯基征（一）。阴道检查：宫颈未消，宫口未开，先露高浮。

【辅助检查】

血常规、凝血功能及肝肾功能未见明显异常。床旁妇科 B 超：胎儿双顶径 5.8 cm，股骨长径 4.4 cm，头围 21.8 cm，腹 19.9 cm，胎心率 135 次/分，羊水最大暗区 1.6 cm，S/D 舒张期血流消失，收缩期峰值流速约 24 cm/s；提示：宫内单胎中期妊娠（约 24^{+1} 周），羊水过少，胎儿脐动脉 S/D 舒张期血流消失，考虑胎儿宫内缺氧。

【初步诊断】

①颅内静脉窦血栓形成。②脑梗死？③宫内孕 26 周，G3P1。④胎儿宫内窘迫。⑤妊娠高血压？

【诊治经过】

入院后急请妇产科会诊，详细询问患者月经史、既往及本次妊娠史：患者初潮 11 岁，4/28 天，末次月经 2016 年 11 月 22 日；2010 年孕 20 周因胎死宫内引产，未见胎儿畸形，引产后未进行免疫等相关检查。2 年后（2012 年）足月顺娩一女活婴，现体健。前两次妊娠均未规律产检，未发现高血压或其他并发症。此次妊娠目前孕 26 周，未系统产检，孕期无头晕、头痛，偶有血压升高（具体不详）。因超声检查发现羊水过少 13 天，已预约（2017 年 5 月 25 日）当地医院拟行产前诊断，入院前有自觉胎动。本次孕前间断头痛，未系统检查。妇产科会诊意见：患者目前为妊娠中期合并严重颅内病变，未规律体检，产检资料不完整，不能除外妊娠高血压相关并发症，目前病情复杂危重，不宜继续妊娠，患者为经产妇，尽可能选择经阴道终止妊娠，建议根据神经外科病情适时终止妊娠。

综合神经外科意见，患者于 2017 年 5 月 23 日 13:00 在局部麻醉下行全脑血管造影术＋静脉窦再通术，留置微导管至窦汇部，并依患者体重（68 kg）予以阿替普酶 60 mg 1 h 泵入，手术结束后患者即感觉头痛症状明显缓解，视物仍只有光感及手动，术后血压波动在 155～102/86～71 mmHg。2017 年 5 月 24 日 06:00，患者出现烦躁、意识尚清，右上腹不适。BP 104/76 mmHg，HR 96 次/分，急查血气分析：血红蛋白 13.6 g/L。07:00 患者意识模糊，BP 80/55 mmHg，HR 120 次/分，腹部膨隆。血气分析：血红蛋白 7.1 g/L。患者腹部逐渐膨隆，股动脉穿刺孔有渗血，子宫轮廓清楚，未触及宫缩，阴道无出血。考虑腹腔内出血，急诊床旁腹部彩超示腹腔游离性积液及凝血块形成，下腹暗区深径 8.9 cm，肝膈面游离不纯性液性暗区深径 8.2 cm。肝、胆、脾、双肾未见明显异常。宫内胎儿未见胎心搏动，未见宫腔积血。血常规、肝肾功能及凝血功能均出现异常（表 28-1 至表 28-3）。

表 28-1　血常规

日期	WBC（10^9/L） （3.5～9.5）	RBC（10^{12}/L） （3.8～5.1）	HGB（g/L） （115～150）	PLT（10^9/L） （125～350）	CRP（mg/L） （<10）
2017 年 5 月 19 日（入院前）	8.63	4.24	136.1	156.3	
2017 年 5 月 23 日（入院当日）	13.64	4.64	143.2	89.9	15.19
2017 年 5 月 24 日（手术前）	18.08	2.87	89.5	114.2	31.70
2017 年 5 月 24 日（手术中）	19.46	1.80	54.3	40.3	
2017 年 5 月 24 日（手术毕）	3.94	4.07	124.3	40.5	4.93
2017 年 5 月 25 日（术后 1 天）	2.92	2.43	75.7	33.9	
2017 年 5 月 26 日（术后 2 天）	4.99	2.77	85.3	35.5	
2017 年 5 月 27 日（术后 3 天）	9.63	3.50	107.9	42.0	
2017 年 5 月 30 日（术后 6 天）	25.74	4.16	125.2	88.0	190.72
2017 年 6 月 7 日（术后 14 天）	13.88	2.36	76.3	61.2	
2017 年 6 月 22 日（术后 30 天）	8.92	2.41	76.0	68.2	
2017 年 8 月 6 日（出院日）	5.31	3.27	108.5	195.4	

WBC，白细胞计数；RBC，红细胞计数；HGB，血红蛋白；PLT，血小板；CRP，C 反应蛋白

表 28-2　凝血功能

日期	PT（s）(9.8～13.1)	APTT（s）(25.4～38.4)	FIB（g/L）(2～4)	AT（%）(8.3～12.8)	DD（mg/L）(0～0.3)
2017 年 5 月 19 日（入院前）	9.7	27.1	3.37	88.1	0.33
2017 年 5 月 23 日（入院当日）	9.8	27.8	3.64	77.5	0.27
2017 年 5 月 24 日（手术前）	12.4	33.6	1.52	53.3	22.28
2017 年 5 月 24 日（手术中）	21.9	62.9	1.18	23.6	4.02
2017 年 5 月 25 日（术后 1 天）	27.5	38.6	0.89	31.6	7.50
2017 年 5 月 26 日（术后 2 天）	19.7	37.6	1.96	31.7	
2017 年 5 月 27 日（术后 3 天）	14.8	34.1	1.95	38.8	6.30
2017 年 5 月 30 日（术后 6 天）	11.6	26.9	3.26	65.3	6.65
2017 年 6 月 7 日（术后 14 天）	14.6	31.7	1.81	50.5	38.38
2017 年 6 月 22 日（术后 30 天）	11.4	42.0	1.78	35.9	1.91
2017 年 8 月 6 日（出院日）	11.4	26.6	3.78	107.5	2.68

PT，凝血酶原时间；APTT，活化部分凝血活酶时间；FIB，纤维蛋白原；AT，抗凝血酶；DD，D-二聚体

表 28-3　肝肾功能

日期	ALT（U/L）(13～35)	AST（U/L）(7～40)	LDH（U/L）(120～250)	UREA（mmol/L）(2.6～7.5)	CREA（μmol/L）(41～73)
2017 年 5 月 19 日（入院前）	19	12		3.70	51
2017 年 5 月 24 日（手术前）	66	68	369		
2017 年 5 月 24 日（手术中）	2155	2639	3176	5.20	102
2017 年 5 月 24 日（手术毕）	1780	2351	5477	5.74	82
2017 年 5 月 25 日（术后 1 天）	4172	2361	2871	7.70	109
2017 年 5 月 26 日（术后 2 天）	4379	2287	3518	6.20	122
2017 年 5 月 27 日（术后 3 天）	2385	2201	2700	6.60	137
2017 年 5 月 30 日（术后 6 天）	323	998	1350	15.85	127
2017 年 6 月 7 日（术后 14 天）	134	146		15.80	56
2017 年 6 月 22 日（术后 30 天）	129	103		5.90	29
2017 年 8 月 6 日（出院日）	13	9	165	3.20	39

ALT，谷丙转氨酶；AST，谷草转氨酶；LDH，乳酸脱氢酶；UREA，尿素；CREA，肌酐

　　患者病情变化迅速，普外科、妇产科及神经外科、介入科联合急会诊：血红蛋白进行性下降，腹腔内出血明确，剖腹探查指征存在，依术中探查情况决定是否同时行剖宫产术取胎。

　　即刻联系麻醉科、手术室、输血科、重症医学科联合组织抢救。2017 年 5 月 24 日 10：00 在全身麻醉下行剖腹探查术。术中见：腹腔大量新鲜积血及血块，合计约 8000 ml。肝右叶包括膈面在内几乎所有被膜均已自发剥离脱落，肝实质完全裸露，伴广泛活跃性渗血。予纱布垫压迫肝表面止血，探查子宫完整，未见破裂及出血，盆腹腔其他脏器及腹膜未见活动性出血。结合患者病史，考虑肝被膜下出血；失血性休克；重度子痫前期；HELLP 综合征可能性大。予大量输血、补液、多巴胺、间羟胺及去甲肾上腺素血管活性药

物极量泵注，血压方可维持在 40～50/20～30 mmHg，血小板最低 26.9×10⁹/L，血红蛋白最低 54.3 g/L，纤维蛋白原最低 1.18 g/L，谷草转氨酶 1795 U/L，谷丙转氨酶 748 U/L，乳酸脱氢酶 2746 U/L，肌酐 94 μmmol/L；术中紧急多学科会诊，考虑患者目前病情极其危重，合并多器官功能障碍综合征（循环、凝血、肝、肾功能障碍）。术中再行超声检查未见胎心搏动，宫内未见积血及胎盘早剥征象。决定暂不行剖宫取胎，待生命体征平稳后采用其他引产方式。患者肝右叶被膜几乎完全撕脱，广泛出血，且肝衰竭，不能依靠阻断肝血管或肝右叶切除止血，故行肝包膜修补、肝折叠缝合＋肝周填塞纱布止血术（图 28-1 和图 28-2）。手术时长 4 小时 47 分钟，术中持续低血压长达 4 小时，腹腔内积血及术中失血共约 10 200 ml，术中共输注悬浮红细胞 24.5 U、新鲜冰冻血浆 2720 ml、纤维蛋白原 10 g、冷沉淀 10 U、血小板 2 U、白蛋白 20 g、自体输血 1000 ml，术中输液 2750 ml，共计 10 500 ml（图 28-3）。

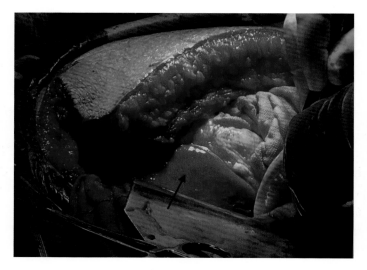

图 28-1　肝被膜下出血（肝右叶包膜撕脱）

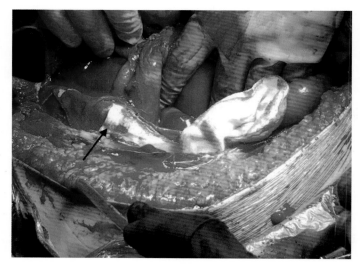

图 28-2　肝周填塞纱布

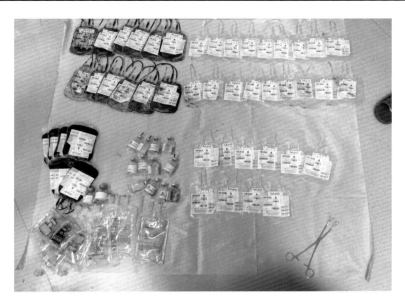

图 28-3　术中输血

术毕患者转入重症医学科，血压 90/50 mmHg，继续输血、补液、去甲肾上腺素等血管活性药物泵入，3 h 后死胎完整经阴道自行排出，阴道出血不多（图 28-4 和图 28-5）。患者仍病情危重、陆续出现多器官功能衰竭（循环衰竭、肝衰竭、肾衰竭、凝血功能障碍、缺血缺氧性脑病）；5 月 25 日（术后 1 天），患者少尿、肌酐上升，急性肾损伤（尿素氮 8.76 mmol/L，肌酐 134 μmol/L），行床旁血液净化、血浆置换及白蛋白透析治疗；术后 5 天内腹腔引流血性液分别为 1400 ml、620 ml、730 ml、500 ml 和 1285 ml。患者呈持续镇静状态，持续呼吸机辅助呼吸，持续脉搏指示心排血量监测（pulse indicator continous cardiac output，PiCCO），连续性肾脏替代治疗（continuous renal replacement therapy，CRRT）中。期间生命体征不稳定抢救 2 次，重症医学科、肝胆外科、神经外科、介入科、妇产科等多学科联合会诊 3 次；患者抗凝与止血相矛盾，综合意见暂不抗凝，维持血压在 110～120/60～70 mmHg，避免血压过低全身灌注不足，也避免血压过高进一步加重渗出，治疗以止血、维持循环稳定、抗感染及保肝为主；因患者体内纱布压迫止血，此为腹腔内感染的高危因素，体温最高 38.6℃，予美罗培南联合利耐唑胺抗感染治疗；期间再输注悬浮红细胞 22 U、新鲜冰冻血浆 3710 ml、纤维蛋白原 7 g、冷沉淀 20 U、血小板 11 U；5 月 31 日（术后 1 周）病情基本平稳，于全身麻醉下行二次手术，取出肝周填塞纱布，术中超声监护，未见活动性出血。术后重返重症监护病房，继续呼吸机辅助呼吸，PiCCO 持续监护，床旁持续血滤治疗，术后腹腔引流逐渐减少，5 月 31 日—6 月 2 日腹腔引流量 150 ml、25 ml 和 5 ml；6 月 2 日（术后 9 天）生命体征趋于平稳，T 37.7℃，P 132 次/分，R 25 次/分，BP 132/76 mmHg，患者神志清楚，停用呼吸机。实验室检查：白细胞 29.51×10⁹/L，血红蛋白 108.8 g/L，血小板 70.7×10⁹/L，谷草转氨酶 175 U/L，谷丙转氨酶 245 U/L，尿素氮 23.4 mmol/L，肌酐 102 μmol/L，继续抗感染、床旁血滤改善肾功能及护肝治疗。6 月 5 日（术后 12 天）患者出现谵妄状态，考虑与前期缺血低灌注导致缺血缺氧性脑病有关，但需警惕静脉窦血栓可能。6 月 8 日（术后 13 天）反复高热，抗感染效果不佳。肝超声提示：肝后叶及肝左叶较大范围不均匀团片状反射区，达包膜下，考虑肝内损伤区，S7 段血流信号相对减少；右膈下及腹腔内少量游离积液；双肾饱满增大并双肾皮实质回声增强，呈弥漫性改变。再次重症医学科、普外科、临床药学、超声科、妇产科联合会诊，考虑肝缺血点片状坏死，已出现肝衰竭，有可能出现大面积坏死，严重感染。抗生素调整为蛋白结合率更高且可覆盖包括铜绿假单胞菌的亚胺培南联合替加环素抗感染。患者血红蛋白、血小板及纤维蛋白原再呈下降趋势，备血、血浆及纤维蛋白原。行彩超引导下穿刺引流，右肝缘引出暗红色液体约 50 ml，右肝下、膈下积液有分隔，穿刺淡黄色液体 120 ml，并保留引流。同时输血小板及悬浮红细胞。6 月 13 日（术后 18 天）出现右侧股总静脉至髂静脉血栓形成并肺栓塞，行下腔静脉滤器置入术及抗凝治疗。患者循环渐趋稳定，继续抗感染，维持肝肾功能，营养支持，配合肢体康复训练。患者由最初的意识不清，到谵妄、不能应答，再到恢复至神志清楚，对答清晰准确，精神好。视力由最初的视物模糊、重影、有效距离不足 20 cm 改善到可以看清 5 m 距离的人和物。由开始的四肢肌力 1 级恢复至上肢肌力 5⁻级，下肢肌力 4⁺级，肌张力正常，直至自主站立，短距离行走。血常规、肝肾功能及凝血功能各项指标趋于正常（表 28-1 至表 28-3），共住院 81 天。出院后积极进行肢体功能锻炼，目前已恢复正常生活。术后胎盘病理：胎盘呈急性炎症伴梗死和淤血；胎膜轻度急性炎症；脐带未见显著改变。

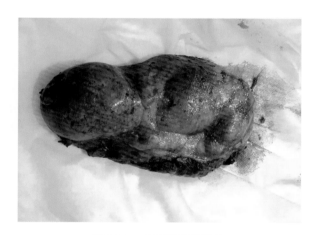

图 28-4　术后娩出的死胎

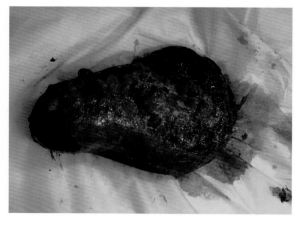

图 28-5　娩出的胎盘

【出院诊断】

①肝被膜血肿破裂。②失血性休克。③多器官功能障碍综合征：循环衰竭、肝衰竭、急性肾损伤、凝血功能障碍、缺血缺氧性脑病。④妊娠高血压，HELLP 综合征。⑤G3P1，孕 26 周晚期流产。⑥胎死宫内。⑦颅内静脉窦血栓形成。⑧脑梗死。⑨右侧股总静脉至髂静脉血栓形成并肺栓塞。⑩肺部感染。⑪胸腔积液。⑫腹膜炎。⑬电解质紊乱。

【病例讨论】

妊娠高血压是孕产妇死亡的主要原因之一。HELLP 综合征是妊娠高血压中一种少见的严重并发症，大部分患者发生在妊娠 27～37 周，仅约 10% 发生在 27 周之前（胡矩锋，2014），以溶血、转氨酶升高和血小板减少为主要特征，临床症状多样，病情进展迅速，涉及全身多个重要脏器，会对母婴产生严重影响。其发病机制尚不明确，有研究认为 HELLP 综合征患者血浆内蛋白质代谢不同于正常妊娠，血浆内游离脂肪酸和胆固醇的浓度增加，影响红细胞脂质成分与血浆内脂质成分交换，从而诱发红细胞裂解、变形，肝细胞膜受损，肝酶由细胞内释放。肝细胞肿胀，细胞膜通透性增加，故可有肝区疼痛，严重者甚至可致肝被膜下出血及肝破裂（曹泽毅，2000）。肝被膜下出血可发生于妊娠晚期或产后数天内，多见于肝右叶。患者临床表现多样，可能仅表现为突发右上腹痛或查体时的肝区叩击痛。随着病程进展，疼痛加剧，扩散至全腹并放射至背部，伴有低血容量和贫血。患者可迅速进入休克状态，甚至心搏骤停及死亡（Kanonge，2018）。孕妇死亡率可达 17%～59%，与出血部位及诊治时机密切相关（Ditisheim，2017）。该患者既往病史及产检资料不完整，入院首发症状为神经系统症状，且病情进展迅速，增加了诊断的难度。但回顾病史，患者于神经外科诊治时有血压超过 140/90 mmHg 的情况，结合病史、临床表现及辅助检查，故考虑该诊断。

终止妊娠被认为是治疗重度子痫前期疾病进展的根本。由于大部分患者行规律产检，故发现先兆子痫即对症治疗；HELLP 综合征及时处理后预后亦相对较好，因此临床上肝被膜下血肿已很少出现，而肝被膜下血肿发展到腹腔大量出血更为罕见，妊娠母体死亡率可能高达 60%（梁玎，2015）。该患者肝被膜几乎完全自发剥离，肝组织裸露并广泛渗血，失血量大且迅速，短期内达到 10 200 ml，极度凶险。在此情况下，终止妊娠时机和方式的选择是将母体风险降至最低的重要环节，该患者在外科剖腹探查时，在决定是否同时行剖宫取胎时妇产科医生陷入两难境地：患者病情极度凶险，生命体征不平稳，同时剖宫取胎甚至行子宫切除势必会增加出血，导致患者病情进一步加重；但同时，因胎儿已死亡，如不行剖宫取胎，是否会加重凝血功能障碍，使患者情况更加难以纠正？我们在术中再次行超声检查，宫内未见积血及胎盘早剥征象，考虑到胎死宫内不足 24 h，短时间内释放大量凝血活酶进入母体血液循环而加重弥散性血管内凝血的可能性较小，最后决定不立即行剖宫取胎；因患者为经产妇，待患者生命体征平稳后可考虑引产，经阴道分娩。幸运的是，患者手术结束后短期内死胎自行排出，凝血功能得到一定纠正，阴道出血不多，证实术中决策是正确的。

肝被膜下血肿或血肿破裂出血的处理：对于病情平稳、未破裂的肝被膜下血肿孕妇，应避免不必要的外科手术，若母体和胎儿一般情况良好且影像学检查显示血肿无进行性增大，应保守治疗。对于并发肝被膜下血肿破裂的孕妇，在早期积极给予液体复苏预防休克的同时，必须由肝胆外科专科医生进行有效的外科止血。肝破裂口小者，可行压迫止血；对于破口大且有活动性出血者，应行缝合术或栓塞术；对于肝组织损伤严重，无法缝合者，需行肝部分切除术（任珂，2018；Kanonge，2018）。该患者短时间大量腹腔内出血，术中见肝右叶包括膈面在内几乎所有被膜均已自发剥离脱落，肝实质完全裸露，伴广泛活动性出血，无法缝合也无法切除，只能予纱布垫压迫肝表面止血，而后行二次手术。在应急状况下快速大量血制品的补充有助于维持患者基本生命体征，为围术期抢救赢得宝贵时间；急救处理后，加强后期针对多器官功能衰竭、感染、血栓栓塞等的综合治疗，以及营养、康复训练等辅助治疗对患者恢复生理和社会功能具有重要意义。

对于上述极危重孕妇，多学科协作进行联合抢救是治疗成功的关键（Kanonge，2018）。一项 meta 分析显示，高级心肺复苏、ICU、动脉栓塞、手术治疗和肝移植能极大地改善该病预后（Vigil，2012）。本例中肝胆外科、妇产科、神经外科、血管介入科、麻醉科、手术室、输血科、重症医学科、感染科、临床药学，营养科及康复医学科等的通力合作保证了患者的抢救成功和最后康复。

【专家点评】

该病例特点为危、急、重、难、罕见。HELLP 综合征是妊娠高血压中少见的严重并发症，发生在孕中期合并肝破裂大出血更为罕见。该患者首发症状为颅内静脉窦血栓形成和脑梗死，继而发生广泛肝被膜下出血伴肝被膜自发剥离脱落，病情危重。对于此类患者，医生在处理时需要借助多学科协作，依靠团队的力量完成抢救及后续各种并发症的治疗。该病例虽为抢救成功病例，但亦是一个深刻的教训。对孕妇的规律产检及妊娠高血压早期高危因素的识别尤为重要，早期诊断并给予积极处理有助于减少严重并发症的发生，而这需要医患双方的共同努力。

（北京大学滨海医院　袁俐　北京大学第三医院　梁华茂）

参考文献

曹泽毅. 中华妇产科学. 北京：人民卫生出版社，2000.

胡矩锋，陈梦婕，刘国莉，等. 单胎重度子痫前期并发 HELLP 综合征 26 例临床分析. 中国妇产科临床杂志，2014，15（4）：301-305.

梁玲，贺晶. HELLP 综合征剖宫产术后肝包膜下血肿自发破裂成功抢救 1 例. 2015 年泛长三角围产医学学术年会暨浙江省围产医学学术年会论文汇编，2015，137.

任珂，郭晓玥，赵扬玉. HELLP 综合征并发肝被膜下血肿破裂一例. 中华妇产科杂志，2018，53（2）：12.

Ditisheim A，Sibai BM. Diagnosis and management of HELLP syndrome complicated by liver hematoma. Clin Obstet Gynecol，2017，60（1）：190-197.

Kanonge TI，Chamunyonga F，Zakazaka N，et al. Hepatic rupture from haematomas in patients with pre-eclampsia/eclampsia：a case series. Pan Afr Med J，2018，31：86.

Vigil DGP，Ortega PL. Pre-eclampsia/eclampsia and hepatic rupture. Int J Gynaecol Obstet，2012，118（3）：186-189.

病例 29　宫内输血病 1 例

【病历摘要】

患者女，34 岁。

主诉：停经 30^{+1} 周，发现胎儿大脑中动脉收缩期峰值流速（middle cerebral artery peak systolic velocity，MCA-PSV）大于 1.5 中位数倍数（multiples of the median，MoM）（60.7 cm/s）1 天。

现病史：平素月经欠规律，6 天/（30～40）天，末次月经：2014 年 12 月 10 日，孕早期彩超核对预产期无误，预产期：2015 年 9 月 17 日。患者为 Rh 阴性血型。孕早期外院监测抗 D 抗体滴度 1∶512～1∶256。因"高龄妊娠"建议羊膜腔穿刺，患者拒绝，外院行无创产前 DNA 检测提示低风险。孕 17^+ 周于我院（北京大学第一医院）规律产检，定期监测胎儿 MCA-PSV，孕 18 周、20 周、23 周、27 周均在我院监测 MCA-PSV 分别为 23.2 cm/s、32.77 cm/s、28.9 cm/s、45.59 cm/s，均在相应孕周 1.5 MoM 值以下。孕 27 周查 OGTT 正常，抗 D 抗体滴度均为 1∶512。患者 1 天前于我院行彩超提示如孕 27 周，MCA-PSV 62.18 cm/s，大于 1.5 MoM 值（60.7 cm/s），胎动好，急诊收入院。

既往史：2007 年外院行"开腹左侧卵巢囊肿剥除术"，术后病理具体不详。否认药物过敏史。G2P2，2006 年因"初产头浮"行剖宫产娩一活女婴，3950 g，血型 A（＋），目前体健；2011 年足月自然分娩一活女婴，血型不详，产后 3 天诊断为"新生儿溶血"，1 个月后不明原因死亡，两次妊娠期均未注射 Rh 免疫球蛋白。

【辅助检查】

彩超（2015 年 7 月 8 日我院）：宫内孕活胎，头位，胎儿体重约 1242 g，胎儿 MCA-PSV 大于 1.5 MoM，胎儿脐带绕颈两周。

【初步诊断】

①宫内孕 30^{+1} 周，G3P2，头位，未产。②母胎 Rh 血型不合。胎儿重度贫血？③不良产史；剖宫产史；开腹左侧卵巢囊肿剥除术。

【诊治经过】

入院后予地塞米松促胎肺成熟，密切监测胎心、胎动及胎心监护情况，复查不规则抗体筛查，定期监测胎儿 MCA-PSV，孕 30^{+5} 周胎儿 MCA-PSV 值 45.96～62.18 cm/s，上限大于 1.5 MoM 值（60.7 cm/s），建议行脐血穿刺术，后患者上呼吸道感染症状明显，待好转后孕 31^{+1} 周行脐血穿刺术，脐血血常规：血红蛋白 75 g/L，血细胞比容 21.6%，不同孕周胎儿血红蛋白的正常值和贫血的定义与分类见表 28-1（Mari，2000），正常血红蛋白为≥本孕周血红蛋白 0.84 MoM，轻度贫血 0.65～0.84 MoM，中度贫血 0.55～0.64 MoM，重度贫血＜0.55 MoM（表 29-1）。虽然胎儿贫血的诊断是以胎儿的血红蛋白为标准，但国际上公认的胎儿宫内输血指征均为血细胞比容＜30％（Mari，2015）。胎儿血型 A 型 Rh 阳性，诊断胎儿重度贫血，考虑有宫内输血指征（血细胞比容＜30％），孕 31^{+2} 周在局部麻醉下行胎儿脐静脉宫内输血术，共输入 65 ml O 型 Rh 阴性新鲜洗涤、辐照、去白红细胞，术毕血气分析示血红蛋白 13.6 g/dl，血细胞比容 40％，MCA-PSV 42.36 cm/s，手术顺利，术后予头孢替安抗感染治疗。孕 32^{+1} 周复查胎儿 MCA-PSV 50.46～54.07 cm/s，小于同孕周 1.5 MoM（66.6 cm/s）胎动、胎心监护正常，建议远程监护，加强产检，院外继续待产。

表 29-1　不同孕周胎儿血红蛋白的参考值（g/L）

孕周（周）	1.0 MoM	0.84 MoM	0.65 MoM	0.55 MoM
18	106	89	69	58
19	109	91	71	60
20	111	93	72	61
21	114	95	74	62
22	116	97	75	64
23	118	99	76	65
24	120	100	78	66
25	121	102	79	67
26	123	103	80	68
27	124	104	81	68
28	126	106	82	69
29	127	107	83	70
30	128	108	83	71
31	130	109	84	71
32	131	110	85	72
33	132	111	86	72
34	133	111	86	73
35	134	112	87	74
36	135	113	87	74
37	135	114	88	75
38	136	114	89	75
39	137	115	89	75
40	138	116	90	76

MoM，中位数倍数；正常血红蛋白≥0.84 MoM；轻度贫血时血红蛋白 0.65～0.84 MoM；重度贫血时血红蛋白 0.55～0.64 MoM；严重贫血时血红蛋白＜0.55 MoM

下一步处理：患者出院后定期产检，孕 33^+ 周、34^+ 周复查胎儿 MCA-PSV 示 45.75～55.31 cm/s，67.91 cm/s，均小于同孕周 1.5 MoM 值（69.9、73.1 cm/s）。孕 34^{+4} 周入院决定分娩方式及时机，彩超示 MCA-PSV 82.66 cm/s，大于同孕周 1.69 MoM（82.3 cm/s），考虑胎儿中重度贫血诊断不除外，孕周已经超过 34 周，遂于 34^{+5} 周行子宫下段剖宫产术娩一活女婴，2040 g，Apgar 评分 1 分钟、5 分钟、10 分钟均为 10 分，脐静脉血常规示血细胞比容 27%，血红蛋白 92 g/L，转入新生儿 ICU 观察。新生儿血常规：血红蛋白 103 g/L，网织红细胞 16.43%；血生化：总胆红素 102.4 μmol/L，直接胆红素 3.4 μmol/L；直接 Coombs 试验：阳性；血型：A 型 Rh 阳性，诊断为新生儿溶血病、Rh 血型不合、新生儿贫血，予以光疗、输注丙种球蛋白、输血治疗，出生后 18 天出院。出生后 21 天发现皮肤黄染进行性加重再次入院，予输血、光疗、输注丙种球蛋白治疗。婴儿出生后 2 个月随诊，一般状况良好，生命体征平稳，无黄疸、贫血貌。

【病例分析】

1. 胎儿贫血的诊断

正常血红蛋白为 ≥ 同孕周血红蛋白的 0.84 MoM，0.65～0.84 MoM 为轻度贫血，0.55～0.64 MoM 为中度，< 0.55 MoM 为重度。胎儿宫内输血的指征即为胎儿贫血。筛查胎儿贫血最理想的方式是测量胎儿的 MCA-PSV。如 MCA-PSV ≥ 1.5 MoM，则建议行脐血穿刺明确诊断。由于脐血穿刺后可能需要胎儿宫内输血，建议考虑胎儿贫血且可能需行宫内输血的孕妇转诊至有诊疗经验的胎儿医学中心。

2. Rh 阴性孕妇是否致敏

所有 Rh 阴性孕妇首次就诊时，均应行间接 Coombs 试验筛查有无抗 D 抗体。如果抗体阳性，则孕妇已经致敏；如果为阴性，则未致敏。根据既往妊娠时胎儿是否出现溶血，可分为首次致敏和再次致敏。对于大多数首次致敏的孕妇，孕期只需定期监测抗体水平，如滴度超过临界值，建议监测胎儿 MCA-PSV。而对于再次致敏者，本次妊娠胎儿的受累程度较前次妊娠有加重的趋势，需要宫内干预的可能性更大。且再次致敏的孕妇的抗体滴度不足以评估病情程度及胎儿溶血风险。

3. 孕妇血清间接 Coombs 试验在孕期的意义和临界值的确定

初次与再次致敏的 Rh 阴性孕妇的孕期处理不同。因初次致敏病情通常较轻，而再次致敏者每次妊娠均加重。间接 Coombs 试验仅适用于初次致敏孕妇的病情监测，且仅为筛查性试验，即检查胎儿是否存在溶血风险，而不是借此方法诊断已经发生的溶血或预测溶血进展。在临界值以下时，仍有发生轻度到重度贫血的风险，但发生严重胎儿溶血性贫血的概率很小。目前由于各机构实验室间的方法不同，设定临界值亦不同，故各实验室均应建立本单位的临界值，大多数中心的临界值为 1:32～1:8。初次致敏者孕 20 周后若滴度在临界值以下，可隔 2～4 周重复测定抗体滴度。

4. 孕妇血清间接 Coombs 试验阳性者的后续处理

欧美国家因人群中 Rh 阴性比例较高，相关研究较为深入。当初次致敏孕妇行间接 Coombs 试验阳性时，即建议先行胎儿父亲 Rh 基因型检查。由于 Rh 血型系统已明确为单基因隐性遗传，即基因型为 dd，故如胎儿父亲亦为 Rh 阴性时，胎儿血型亦可推断为 Rh 阴性，不存在母胎 Rh 阴性血型不合的风险，临床无需监测。如胎儿父亲为 Rh 阳性纯合子，即基因型为 DD，胎儿血型亦可推断为 Rh 阳性，存在发生母胎 Rh 阴性血型不合的风险，建议动态监测胎儿 MCA-PSV。如测定胎儿父亲 Rh 基因型相对困难，则建议行胎儿游离 DNA 测定血型，或行羊膜腔穿刺检验胎儿 Rh 基因型，同时告知有创操作有致敏的可能，术后应给予 Rh 免疫球蛋白。由于我国目前尚未普及母体血清游离 DNA 测定胎儿

Rh（D）基因型技术，故孕期初次致敏且间接 Coombs 试验阳性者，应首先检测胎儿父亲的血型。如胎儿父亲的血型为 Rh 阴性，则孕期无需特殊处理；如为 Rh 阳性，则不除外胎儿血型为 Rh 阴性，建议行胎儿超声测量 MCA-PSV。

5. 胎儿宫内输血的指征和途径

（1）宫内输血的指征：虽然胎儿贫血诊断以胎儿血红蛋白为标准，但目前国际上胎儿宫内输血的指征均为血细胞比容<30%。

（2）输血的途径：首选血管内输血。应根据胎盘位置、胎儿孕周决定。超声引导下脐静脉输血是应用最为广泛的途径。理想状态下，选择脐带插入胎盘处作为脐带穿刺部位。但有时后壁胎盘胎儿遮挡可造成操作困难。如果采用游离段输血，推荐在操作前使用胎儿肌松药物，以免发生由胎动导致的穿刺针移位或血管撕裂等严重并发症。如果脐静脉穿刺困难，可选择行肝内静脉作为输血途径。如孕周过小（<20 孕周），血管内输血困难，可尝试应用腹腔内输血。

6. 胎儿宫内输血的操作（孙笑，2016）

（1）术前准备：术前签订知情同意书。预备 Rh 阴性 O 型血、血细胞比容 75%～85% 新鲜辐照少白细胞红细胞约 100～200 ml（采集时间尽量在 3～5 天内），筛查感染性疾病及巨细胞病毒均阴性，不规则抗体阴性。检查母体血常规、凝血功能、肝肾功能、感染标志物，孕妇穿刺当日体温不能超过 37.5℃。如孕周超过 28 周，则建议常规给予地塞米松促胎肺成熟。准备胎儿肌松药物（顺式阿曲库铵 0.2 mg/kg），包括注射器稀释好的肝素。局部麻醉使用利多卡因。

（2）操作地点：对于孕周≥28 周且已进入围产期的孕妇，建议在手术室行宫内输血。如胎心持续异常，在必要时可行剖宫产术终止妊娠。

（3）操作方法：先行超声检查，决定脐带穿刺点。尽量选择脐带插入胎盘处作为穿刺点。脐带穿刺成功后，如为脐带插入胎盘附着处，应先确认为胎儿血；如为游离端或肝内静脉，则无需行胎儿血确认实验。脐血穿刺成功后取 2 ml 行血常规检查，2 ml 行血型测定，1 ml 行胎儿血气分析，必要时取 2 ml 行染色体分析。在整个输血过程中，尽量保持超声监测脐带附着处，观察脐血是否持续通过脐静脉流入。首次穿刺成功，在确认胎儿血红蛋白、血细胞比容和预期输血量的同时，缓慢输入红细胞（1 ml/min），防止凝血发生。明确输血量后，按照输血速度 2～5 ml/min 设置输血泵。在输血过程中，应尝试从输液三通管内不断回抽血液，保证穿刺针一直在脐静脉内。输血完成后，静脉输入 1 ml 生理盐水，取 1 ml 血，弃去后再抽取 1 ml 血，重新测定血细胞比容（目标为 40%～50%）。

（4）手术并发症：研究表明，与操作相关的并发症总体发生率为 3.1%，其中胎死宫内为 0.9%，新生儿死亡率为 0.7%，急诊剖宫产率为 2.0%，感染率为 0.3%（均提示为大肠杆菌），未足月胎膜早破为 0.1%；无水肿儿的操作相关并发症比例为 2.9%（17/583），而水肿儿的比例为 3.8%（6/157）（$P=0.60$），无水肿儿的围产期死亡率为 1.4%（8/583），而水肿儿的死亡率为 2.5%（4/157）（$P=0.29$）；小于 20 孕周手术者发生操作相关胎儿丢失的比例最高（5.6%）（Van Kamp，2005）。操作相关胎儿并发症通常与局部脐带并发症相关，如较大血肿压迫脐带静脉、难以避免的脐带动脉穿刺导致的动脉痉挛，或由于大量出血导致胎儿失血过多。短暂胎儿心动过缓是宫内输血最常见的并发症，可能是由于误穿刺脐动脉导致，常可逆。其他潜在并发症包括：①胎儿脑损伤，可能与血管内容量变化、血流动力学和（或）黏度相关。②胎动使胎儿受穿刺针损伤。③胎盘大静脉撕裂导致出血。④母胎输血可能会增加母体抗体滴度导致再次妊娠时 Rh 溶血加重等。

（5）术后处理：目前尚无证据支持行宫内输血的同时给予预防性抗生素，术后可根据孕周、宫缩情况决定是否继续应用保胎药物。

【专家点评】

　　母胎 Rh 血型不合造成的胎儿贫血是一种临床上可干预，且预后良好的疾病。往往发生在第二次妊娠及之后。在孕期首次就诊时应对 Rh 阴性血的孕妇进行家族史的追问，包括配偶血型，应依据病情、孕周掌握准确的宫内输血指征，输血前后积极监测胎儿 MCA-PSV，根据具体情况判断适宜的终止妊娠时机。本例孕妇成功的救治经验为我国 Rh 阴性孕妇规范性妊娠期监测、脐血穿刺的时机、宫内输血的方法、终止妊娠的指征和时机提供了参考，并充分体现了多学科参与的意义。

（北京大学第一医院　孙笑　杨慧霞）

参考文献

孙笑，孙瑜，杨慧霞. 母胎 Rh 阴性血型不合的孕期监测与处理. 中华围产医学杂志，2016，19（6）：406-411.

Mari G，Deter RL，Carpenter RL. Noninvasive diagnosis by Doppler ultrasonography of fetal anemia due to maternal red-cell alloimmunization. Collaborative Group for Doppler Assessment of the Blood Velocity in Anemic Fetuses. N Engl J Med，2000，342（1）：9-14.

Mari G，Norton ME，Stone J，et al. Society for Maternal-Fetal Medicine（SMFM）Clinical Guideline # 8：The fetus at risk for anemia-diagnosis and management. Am J Obstet Gynecol，2015，212（6）：697-710.

Van Kamp IL，Klumper FJ，Oepkes D，et al. Complications of intrauterine intravascular transfusion for fetal anemia due to maternal red-cell alloimmunization. Am J Obstet Gynecol，2005，192（1）：171-177.

病例 30 羊水栓塞 1 例

【病历摘要】

患者女，39 岁，羊水栓塞。

主诉：停经 39^{+2} 周，发现少量阴道流液 1 小时余。

现病史：患者平素月经规律，末次月经：2019 年 2 月 1 日，预计预产期：2019 年 11 月 8 日。孕 1 个月余出现明显恶心、呕吐等早孕反应，持续 4 个月余自行好转。孕 5 个月余自觉胎动至今。孕期定期产检，早期唐氏筛查临界风险，中期唐氏筛查高风险，于产前诊断门诊就诊，建议行羊膜腔穿刺羊水染色体检查，患者拒绝，外周血无创性基因检查低风险，余各项检查无特殊。孕期无头晕、眼花、胸闷、下肢水肿等不适，否认毒性物质、放射线接触史。患者于入院前 1 小时余无明显诱因出现少量阴道流液，色清，伴不规则下腹痛，无阴道流血，自觉胎动如常。为分娩入院。

既往史：否认过敏史、手术及重大外伤史、输血史、传染病史、慢性病史，预防接种史不详。

月经婚育史：月经初潮 14 岁，月经规律，（3～4）天/（29～30）天，经量、颜色正常，无痛经。末次月经：2019 年 2 月 1 日，G3P1，人工流产 1 次，2011 年顺产一女婴，现体健。

家族史：家庭成员体健，否认家族遗传史及传染病史。

【体格检查】

患者生命体征平稳，心肺查体无异常。专科查体：宫高 35 cm，腹围 100 cm，头位，LOA，胎心 142 次/分，不规则弱宫缩，估计胎儿体重 3700 g。阴道内诊：宫颈软，居后，宫颈消退 30%，先露头，S-3 cm，Bishop 评分：2 分，胎膜已破，羊水清亮。

【辅助检查】

单胎 I 级 B 超（2019 年 10 月 31 日）：单活胎，头位，双顶径 94 mm，股骨长 75 mm，羊水指数 161 mm，胎盘成熟度 II 级。

【初步诊断】

①G3P1，孕 39^{+2} 周 LOA 先兆临产。②胎膜早破。

【诊治经过】

2019 年 11 月 3 日 12:30 给予 0.5% 缩宫素静脉滴注引产，22:30 予头孢美唑预防感染，阴道检查宫口开 1 cm，可触及羊膜囊，未见羊水流出，因产妇有规律宫缩停缩宫素，22:55 行硬膜外麻醉分娩镇痛。

　　11 月 4 日 03：14 宫口开 6 cm，S-1 cm。03：21 患者自解小便期间出现二次胎膜破裂。03：30 患者诉胸闷，胎心波动在 55～180 次/分（图 30-1）。立即阴道检查宫口开 9 cm，S-0 cm，因怀疑胎儿窘迫，考虑短时间不能结束分娩，决定行剖宫产术终止妊娠，并完善术前准备。03：48 患者突然出现全身抽搐，面色青紫，意识丧失，呼之不应，立即给予面罩加压给氧，建立双静脉通道。03：50 患者心电监测呈一条直线，未触及大动脉搏动，立即气管插管，胸外心脏按压，同时进行床边剖宫产术。03：52 剖宫产取出一单活女婴，1 分钟和 5 分钟 Apgar 评分分别为 7 分和 10 分。胎儿娩出后，子宫切口和胎盘剥离面无血液流出，术中持续胸外按压，呼吸机机械通气，间断静脉注射肾上腺素和多巴胺。04：07 心电监测显示有心室颤动心律。1 min 后，心室颤动心律自发转为窦性心律，心率 129 次/分，血压 88/52 mmHg，血氧饱和度 97%。停止胸外按压。04：08 子宫切口和胎盘剥离面出血增多，子宫软，呈袋状，行子宫 B-lynch 缝合术＋子宫动脉上行支结扎术，子宫切口和胎盘剥离面出血停止。留置盆腹腔引流管。关腹，术中出血共 3000 ml。复苏后患者多次出现血压降低。术中 2 次取血检测血常规和凝血功能均报告血样严重溶血。07：02 患者转入 ICU。患者心搏骤停及主要处理见图 30-2。

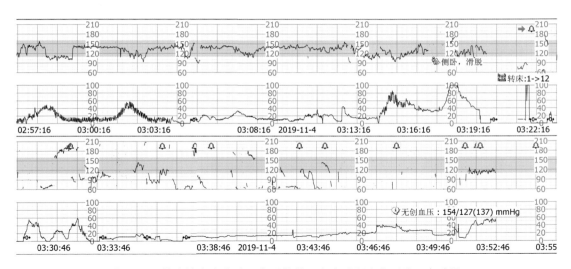

图 30-1　羊水栓塞患者胎心电子监护。 发病过程中出现胎心率减慢

【术后治疗】

　　患者于 2019 年 11 月 4 日 7：00 转入 ICU 继续高级生命支持，应用去甲肾上腺素和红细胞悬液维持血压，输注冷沉淀、纤维蛋白原、血小板和第 7 凝血因子纠正弥散性血管内凝血，改用美罗培南预防感染。应用缩宫素促进子宫收缩。13：12 再次输注冷沉淀 150 ml 及人纤维蛋白原 1.5 g。13：36 查肌钙蛋白 14.000 ng/ml，高敏肌钙蛋白 2.270 ng/ml，但心电监护未见明显心肌缺血、梗死等表现。胸片提示双下肺渗出，余未见异常。15：12 白细胞 18.92×10⁹/L，18：00 患者体温 39.2℃，加用万古霉素联合抗感染治疗。谷丙转氨酶 218 U/L，给予多烯磷脂酰胆碱及腺苷蛋氨酸护肝治疗，16：00 患者血压稳定，停用去甲肾上腺素。16：05 查心脏彩超、肝胆脾胰 B 超、泌尿系统 B 超、双下肢动静脉彩超均未见异常。

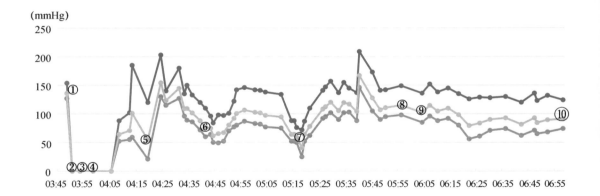

图 30-2 羊水栓塞患者生命体征及抢救措施。①正压面罩通气给氧及建立双静脉通道。②持续胸外心脏按压、静脉注射肾上腺素、气管插管、呼吸机机械通气和床边剖宫产。③剖宫产分娩一个活女婴。④间断静脉注射肾上腺素和多巴胺。⑤去甲肾上腺素 8 mg＋生理盐水 100 ml 静脉滴注，肾上腺素 1 mg 静脉滴注。⑥建立右侧颈内静脉通路，持续静脉泵入去甲肾上腺素（24 μg/h），然后间断静脉注射肾上腺素，同时快速输注晶体溶液、红细胞、新鲜冰冻血浆、冷沉淀和血小板。⑦去甲肾上腺素（52.5 μg/h）持续静脉泵入，浓缩红细胞 11 U、新鲜冰冻血浆 750 ml、冷沉淀 26 U 静脉输注。⑧5％碳酸氢钠溶液 250 ml 静脉滴注。⑨第 7 凝血因子 1.2 mg 静脉注射。⑩去甲肾上腺素 0.0175 μg/（kg·min）持续泵入转入 ICU

　　术后第 1 天起体温在正常范围。

　　术后第 2 天拔除气管插管，报告术中采集的母体血涂片中发现无核鳞状细胞碎片和一根胎毛。检查头颅 CT 未见明显异常。胸部 CT 提示双肺渗出性病变，双侧胸腔积液并双肺膨胀不全，右侧第 5、6 前肋及左侧第 3～5 前肋骨折。肺动脉血管造影未见异常。

　　术后第 3 天查血白细胞 12.94×10^9/L，血红蛋白 87 g/L，血小板 104×10^9/L，降钙素原 5.96 ng/ml。停用美罗培南改用哌拉西林钠他唑巴坦抗感染治疗。

　　术后第 4 天患者病情平稳转回产科。

　　术后第 7 天拔除盆腹腔引流管及动静脉置管，停用万古霉素改用阿奇霉素联合抗感染治疗。

　　术后第 8 天补充询问患者病史，诉羊水栓塞发生前半小时及 ICU 监护期间记忆缺失，检查无功能性障碍。查头颅 MRI 正常。

　　入院第 13 天患者痊愈出院。

【出院诊断】

　　①羊水栓塞。②心搏呼吸骤停；心肺复苏术后。③G3P2，孕 39^{+3} 周 LOA 手术产单活婴。④产后出血。⑤宫缩乏力。⑥胎膜早破。⑦肋骨骨折（右侧第 5、6 前肋、左侧第 3～5 前肋骨骨折）。⑧低蛋白血症。⑨中度贫血。⑩新生儿轻度窒息。⑪院内获得性肺炎。⑫心功能不全。

【病例讨论】

羊水栓塞（amniotic fluid embolism，AFE）是由于羊水进入母体血液循环而引起的肺动脉高压、低氧血症、循环衰竭、弥散性血管内凝血以及多器官功能衰竭等一系列病理生理变化的过程。

AFE 的致病因素主要为导致母胎屏障破坏的妊娠并发症、分娩过程并发症或其他意外事件，包括：前置胎盘、宫颈裂伤或子宫破裂、羊水过多、多胎妊娠、急产、高龄等。AFE 的发病机制尚不清楚，病因假说提示体液和免疫机制的异常激活，以及胎儿抗原和羊水进入母体循环后血管活性和促凝血物质的释放。

AFE 的临床表现具有多样性，典型的 AFE 通常会出现以下一种或多种情况：急性严重低血压、急性低氧血症或呼吸窘迫、严重出血、凝血功能障碍和（或）心搏骤停。如果以上临床表现中有任何一种发生在分娩、剖宫产、妊娠期或产后 30 min 内，则需要考虑AFE（Thongrong，2013）。

我们对 1990—2019 年英文文献中报道的 70 例 AFE 病例进行了分析，AFE 在阴道分娩前发病 12 例（17.1%）、阴道产时 24 例（34.3%）、阴道分娩后 4 例（5.7%）、剖宫产术中 12 例（17.1%）、剖宫产术后 14 例（20%）、流产时 3 例（4.3%）、中期引产时 1 例（1.4%）。常见的临床表现依次为循环系统症状 61 例（87.1%）、呼吸系统症状 53 例（75.7%）及血液系统症状 47 例（67.1%）。

AFE 的治疗主要包括生命支持、对症治疗和器官功能保护，其中高质量心肺复苏和纠正弥散性血管内凝血至关重要（林小凤，2019）。救治要点包括：①确保气道通畅，建立多条静脉通路、血流动力学监测。②应用液体和血管活性药物进行积极复苏。③心搏骤停患者给予高质量心肺复苏。④如果心搏骤停 4 min 后复苏操作失败，立即进行床边剖宫产术。⑤治疗产后出血。子宫收缩乏力导致出血的治疗措施包括应用宫缩剂和非药物方法，包括宫腔球囊填塞、结扎子宫动脉或髂内动脉及应用各种缝合技术。如果这些措施均无效，可以考虑子宫切除术。⑥纠正凝血障碍。早期评估凝血功能、明确出血原因，必要时实施大量输血方案。氨甲环酸有抗纤溶作用，在救治产科出血中有重要益处（WOMAN Trial Collaborators，2017）。⑦对于需要长时间心肺复苏或心搏骤停后难以处理的严重心功能不全患者应考虑体外膜肺氧合（extracorporeal membrane oxygenation，ECMO）（Fischer，2019；Trifonov，2013；Viau-Lapointe，2019）。

在上述 70 例 AFE 患者中，发生心搏骤停的 39 例（55.7%）中有 19 例为 24 周以上未分娩，只有 6 例（31.6%）在 4～5 min 内进行了剖宫产术。有 11 例（15.7%）使用ECMO，预后均良好，见表 30-1。

在 Clark 等的初始登记数据中，AFE 患者的死亡率为 61%，有 26% 的存活患者有神经损伤，11% 存活患者无后遗症（Clark，1995）。1999 年以来发表的 9 项基于人群研究的汇总分析中总死亡率为 20.4%（Benson，2017）。在我们分析的 70 例病例中，死亡 16 例（22.9%），见表 30-2。新生儿结局取决于许多因素，主要与产妇状况有关。胎儿窘迫是AFE 常见的表现特征，如果宫内胎儿出现这种情况，新生儿结局可能较差（McDonnell，2013）。

表30-1　11 例使用 ECMO 治疗的羊水栓塞患者的病例特点及诊治情况

参考文献	年龄（岁）	孕周（周）	孕产次	发生时间	临床特征	超声心动图	新生儿	产妇结局	后遗症	住院天数（天）
Eiras, 2019	34	38	G2P1	剖宫产后	出血，心搏骤停，DIC，急性肺水肿	严重双心室功能障碍	不详	存活	无	16
Bernstein, 2019	35	36^{+4}	G4P1	剖宫产时	反应迟钝，呼吸浅慢，心搏骤停	急性右心衰竭	健康	存活	无	5
Depondt, 2019	36	39^{+2}	不详	阴道产时	出血，多次心搏骤停	顿抑心肌，肺动脉压 35～40 mmHg	健康	存活	无	17
Seong, 2018	32	39^{+1}	G2P1	阴道产时	血压下降，抽搐，呼吸心搏骤停，DIC	严重左心室收缩功能障碍	不详	存活	无	13
Tincrès, 2018	35	39	G1P0	分娩前	意识丧失，DIC，心搏骤停，ARDS	急性肺心病	不详	存活	无	39
Mita, 2017	29	37	G4P1	剖宫产时	粉红色泡沫痰，心室颤动，持续低血压	前间隔运动减退，右心房和右心室增大	不详	存活	无	142
Fang, 2016	35	36	不详	剖宫产时	反应迟钝，发绀，心脏停搏，心室颤动	严重右心室扩张和运动减退	不详	存活	无	13
Wise, 2016	34	39^{+4}	G1P0	阴道产时	疲劳、低血压、出血、DIC、粉红色泡沫痰、休克、ARDS	轻度右心室扩张和运动减退，三尖瓣反流伴重度肺动脉高压	健康	存活	无	18
Hession, 2016	33	41	G1P0	阴道产时	心搏骤停，DIC	—	健康	存活	无	26
Sanghavi, 2015	35	—	G1P0	剖宫产后	呼吸衰竭，ARDS	右心室功能异常，平均肺动脉压 54 mmHg	不详	存活	无	—
Ecker, 2012	43	36^{+4}	G4P1	剖宫产后	血压、血氧降低，呼吸暂停，心搏骤停	—	健康	存活	无	13

DIC. 弥散性血管内凝血；ARDS. 急性呼吸窘迫综合征

表 30-2 16 例死亡羊水栓塞患者病例特点及诊治情况

参考文献	年龄(岁)	孕周(周)	孕产(次)	危险因素	发生时间	临床特征	新生儿结局	新生儿性别
Xu, 2017	38	41^{+1}	G2P1	无特殊	阴道产时	苍白、嘴唇发绀、呼吸心搏骤停	不详	男
Franchitto, 2012	32	39	G3P2	剖宫产史	分娩前	出汗不适、心室颤动、抽搐和心搏骤停	健康	男
Sisodia, 2012	33	37	G3P2	无特殊	阴道产后	抽搐、呼吸困难、意识丧失	健康	男
Jećmenica, 2011	41	36	G3P2	缩宫素、PGE引产	阴道产时	昏迷、发绀、血压下降、心动过速	健康	男
Jećmenica, 2011	35	35^{+3}	G2P1	双胎妊娠	剖宫产后	呼吸困难、恶心、复视、背痛、心力衰竭、DIC	健康	男
Lee, 2010	33	40^{+6}	G1P0	引产	分娩前	胎心减速、呼吸困难、心搏骤停	不详	不详
Ellingsen, 2007	24	37	G2P1	无特殊	分娩前	心搏骤停、气管插管、心肺复苏、急诊剖宫产	不详	不详
Malhotra, 2007	22	38	G1P0	子痫前期	剖宫产后	呼吸困难、难治性低氧血症、转院后DIC、突发心室颤动后死亡	健康	男
Dorairajan, 2005	23	41^{+2}	G1P0	引产、羊膜腔灌注	阴道产后	急性呼吸困难、低血压、心动过速、发绀、心搏骤停	健康	不详
Dorairajan, 2005	23	40	G3P2	引产及羊膜腔灌注	阴道产时	胎心减速、呼吸急促、难以控制的出血、DIC、呼吸心搏骤停	健康	不详
Marcus, 2004	37	36	G3P2	无特殊	分娩前	呼吸急促、心搏骤停	不详	不详
Aguilera, 2002	26	41.7	G1P0	催产素引产	阴道产时	呼吸抑制、发绀、抽搐、昏迷、心血管衰竭、DIC、心搏骤停	不详	不详
Sanders, 1999	32	39	G3P4	无特殊	阴道产后	呼吸心搏骤停、DIC、难以控制的出血、缺氧性脑损伤	死亡	男
Laforga, 1997	26	足月	G2P1	缩宫素引产	阴道产后	困倦、出血、心搏骤停20分钟后宣布死亡	健康	男
Dib, 1996	35	16	G2P1	羊膜腔灌注	引产时	呼吸急促、呼吸心搏骤停、ARDS、室性期前收缩、难治性低血压	不详	不详
McDougall, 1995	41	33	G2P1	前置胎盘	剖宫产时	血压降低、DIC、ARDS、高热、肾衰竭、收缩压无法维持	健康	男

DIC. 弥散性血管内凝血；ARDS. 急性呼吸窘迫综合征；PGE. 前列腺素 E

　　本例患者有肺栓塞导致心力衰竭的可能吗？支持这一诊断的是该事件的急性性质和患者所具有的肺栓塞的危险因素，包括高凝状态、妊娠和高龄产妇。但患者无长时间制动，在产房可自由下床活动，且术后双下肢动静脉彩超未提示深静脉血栓形成。在产程中血栓迅速形成和迁移的概率很小。此外，患者失去意识前没有任何呼吸困难、咯血或胸痛等肺栓塞的常见临床表现。术后胸片、超声心动图和 CT 检查不支持肺栓塞诊断。同时，患者有围产期心肌病的危险因素，包括妊娠晚期、高龄、长时间使用催产素。然而，在临产前患者的健康状况正常，没有出现与心力衰竭相一致的症状，如呼吸困难或双下肢水肿。此外，在分娩过程中突发意识丧失、心搏骤停也可能是胎盘早剥。但术中胎盘自然完整娩出后，检查胎盘未见凝血块压迹。术中子宫破裂也很容易被排除。该患者为 39 岁经产妇、胎膜早破，以上均为羊水栓塞的危险因素。患者第一产程出现胸闷、胎心监测异常，十多分钟后即发生明显的循环呼吸衰竭以及随后难以控制的出血，此为羊水栓塞的典型表现。因此，结合危险因素，考虑羊水栓塞。患者出现胸闷及胎心监测异常前驱症状时决定剖宫产并积极完善术前准备，心搏骤停时快速反应并在团队协助下立即予高质量心肺复苏并进行床旁紧急剖宫产术，4 分钟内娩出胎儿，母婴结局良好。

【专家点评】

　　羊水栓塞是一种难以预测的围产期并发症。常见临床表现为循环呼吸障碍及凝血功能障碍。对心搏骤停患者及时给予高质量心肺复苏和及时终止妊娠是主要的救治方法。对以后可能面临这类危机情况的多学科团队给予模拟课程并进行定期培训，有可能提高对羊水栓塞前驱症状的警惕性，实现多学科规范和程序化抢救。

（北京大学深圳医院　程宁宁　樊尚荣）

参考文献

林小凤，樊尚荣. "羊水栓塞临床诊断与处理专家共识（2018）"解读. 中华产科急救电子杂志，2019，8（1）：38-43.

Aguilera LG，Fernandez C，Plaza A，et al. Fatal amniotic fluid embolism diagnosed histologically. Acta Anaesthesiol Scand，2002，46（3）：334-337.

Benson MD. Amniotic fluid embolism mortality rate. J Obstet Gynaecol Res，2017，43（11）：1714-1718.

Bernstein SN，Cudemus-Deseda GA，Ortiz VE，et al. Case 33-2019：A 35-year-old woman with cardiopulmonary arrest during cesarean section. N Engl J Med，2019，381：1664-1673.

Clark SL，Hankins GD，Dudley DA，et al. Amniotic fluid embolism：Analysis of the national registry. Am J Obstet Gynecol，1995，172（4-part-P1）：1158-1169.

Depondt C，Arnaudovski D，Voulgaropoulos A，et al. Venoarterial extracorporeal membrane oxygenation as supportive therapy after cardiac arrest after amniotic fluid embolism：a case report. A A Pract，2019，13（2）：74-77.

Dib N，Bajwa T. Amniotic fluid embolism causing severe left ventricular dysfunction and death：case report and review of the literature. Cathet Cardiovasc Diagn，1996，39（2）：177-180.

Dorairajan G，Soundararaghavan S. Maternal death after intrapartum saline amnioinfusion——report of two cases. BJOG，2005，112（9）：1331-1333.

Ecker JL，Solt K，Fitzsimons MG，et al. Case records of the massachusetts general hospital. Case 40-2012. A 43-year-old woman with cardiorespiratory arrest after a cesarean section. N Engl J Med，2012，367 (26)：2528-2536.

Eiras Mariño MDM，Taboada Muñiz M，Otero Castro P，et al. Venoarterial extracorporeal membrane oxygenation and ventricular assistance with impella CP in an amniotic fluid embolism. Rev Esp Cardiol (Engl Ed)，2019，72 (8)：679-680.

Ellingsen CL，Eggebø TM，Lexow K. Amniotic fluid embolism after blunt abdominal trauma. Resuscitation，2007，75 (1)：180-183.

Fang ZA，Van Diepen S，Royal Alexandra Hospital and University of Alberta Hospital Cardiac Arrest Teams. Successful inter-hospital transfer for extracorporeal membrane oxygenation after an amniotic fluid embolism induced cardiac arrest. Can J Anaesth，2016，63 (4)：507-508.

Fischer C，Bonnet MP，Girault A，et al. Update：focus in-hospital maternal cardiac arrest. J Gynecol Obstet Hum Reprod，2019，48 (5)：309-314.

Franchitto N，Minville V，Dédouit F，et al. Medical responsibility in the operating room：the example of an amniotic fluid embolism. J Forensic Sci，2012，57 (4)：1120-1123.

Hession PM，Millward CJ，Gottesfeld JE，et al. Amniotic fluid embolism：using the medical staff process to facilitate streamlined care. Perm J，2016，20 (4)：97-101.

Ječmenica D，Baralić I，Alempijević D，et al. Amniotic fluid embolism-apropos two consecutive cases. J Forensic Sci，2011，56：S247-251.

Laforga JB. Amniotic fluid embolism. Report of two cases with coagulation disorder. Acta Obstet Gynecol Scand，1997，76 (8)：805-806.

Lee JH，Yang HJ，Kim JH，et al. Amniotic fluid embolism that took place during an emergent cesarean section-a case report. Korean J Anesthesiol，2010，59 Suppl：S158-162.

Malhotra P，Agarwal R，Awasthi A，et al. Delayed presentation of amniotic fluid embolism：lessons from a case diagnosed at autopsy. Respirology，2007，12 (1)：148-150.

Marcus BJ，Collins KA，Harley RA. Ancillary studies in amniotic fluid embolism：a case report and review of the literature. Am J Forensic Med Pathol，2005，26 (1)：92-95.

McDonnell NJ，Percival V，Paech MJ. Amniotic fluid embolism：a leading cause of maternal death yet still a medical conundrum. Int J Obstet Anesth，2013，22 (4)：329-336.

McDougall RJ，Duke GJ. Amniotic fluid embolism syndrome：case report and review. Anaesth Intensive Care，1995，23 (6)：735-740.

Mita K，Tsugita K，Yasuda Y，et al. A successfully treated case of cardiac arrest after caesarean section complicated by pheochromocytoma crisis and amniotic fluid embolism. J Anesth，2017，31 (1)：140-143.

Sanders GM. Amniotic fluid embolism in a patient with SC sickle cell disease. Anaesthesia，1999，54 (6)：614-616.

Sanghavi D，Guru P，Seelhammer TG，et al. An unusual case of severe ARDS：amniotic fluid embolization successfully treated with veno-venous extracorporeal membrane oxygenation. Chest，2015，148 (4)：213A-213B.

Seong GM，Kim SW，Kang HS，et al. Successful extracorporeal cardiopulmonary resuscitation in a postpartum patient with amniotic fluid embolism. J Thorac Dis，2018，10 (3)：189-193.

Sisodia SM，Bendale KA，Khan WA. Amniotic fluid embolism：a cause of sudden maternal death and police inquest. Am J Forensic Med Pathol，2012，33 (4)：330-334.

Thongrong C，Kasemsiri P，Hofmann JP，et al. Amniotic fluid embolism. Int J Crit Illn Inj Sci，2013，3 (1)：51-57.

Tincrès F，Conil JM，Crognier L，et al. Veno-arterial extracorporeal membrane oxygenation in a case of amniotic fluid embolism with coexisting hemorrhagic shock：lessons learned. Int J Obstet Anesth，2018，33：99-100.

Trifonov I. Amniotic embolism：damocles sword or lifebelt? Akush Ginekol（Sofiia），2013，52（3）：44-47.

Viau-Lapointe J，Filewod N. Extracorporeal therapies for amniotic fluid embolism. Obstet Gynecol，2019，134（5）：989-994.

Wise EM，Harika R，Zahir F. Successful recovery after amniotic fluid embolism in a patient undergoing vacuum-assisted vaginal delivery. J Clin Anesth，2016，34：557-561.

WOMAN Trial Collaborators. Effect of early tranexamic acid administration on mortality，hysterectomy，and other morbidities in women with post-partum haemorrhage（WOMAN）：an international，randomised，double-blind，placebo-controlled trial. Lancet，2017，389（10084）：2105-2116.

Xu BF，Zhang K，Guan P，et al. Death mechanism of amniotic fluid embolism was inclined to anaphylactic shock：a case report. Int J Clin Exp Pathol，2017，10（5）：6011-6015.

病例 31　双胎之一葡萄胎 1 例

【病历摘要】

患者女，26 岁，双胎之一葡萄胎。入院日期：2015 年 7 月 18 日。

主诉：停经 20^{+4} 周，间断阴道少量出血 5 周。

现病史：患者平素月经欠规律，（4～5）天／（30～40）天，末次月经：2015 年 2 月 24 日，我院（北京大学第三医院）生殖中心促排卵＋指导同房后受孕，停经 8 周出现恶心、呕吐等早孕反应，早孕超声核对孕周准确。停经 7^{+6} 周超声提示：宫内孕相当于 7^{+2} 周，宫腔内异常回声 1.8 cm×0.7 cm（积血？）。停经 13^{+2} 周超声提示：胎儿宫内孕相当于 13^{+3} 周，胎儿颈后透明层厚度（NT）1.7 mm，胎盘前置状态，宫腔内见蜂窝状异常回声 6.7 cm×5.2 cm（双胎之一完全性葡萄胎？部分性葡萄胎？）。建议患者终止妊娠，患者拒绝、未返院就诊。5 周前出现阴道少量出血，自止。我院就诊，查血 hCG 458 060 IU／L，超声提示：宫内孕活胎，宫腔内异常回声 9.8 cm×2.9 cm×10.3 cm，胎盘前置状态。患者及家属认为胎儿极珍贵，要求继续妊娠，孕 16^{+3} 周于我院行羊水穿刺产前诊断，胎儿染色体核型分析未见异常。入院前 2 天再次出现阴道出血，量少，色暗红，入院当日出血量略增多，色鲜红，伴腹胀。孕 18 周出现胎动活跃至入院时，无腹痛、咳嗽、咯血、头痛及视物模糊等。

既往史：2014 年 1 月发现甲状腺功能异常，总 T4（TT4）10.7 μg／dl，游离 T4（FT4）1.45 ng／dl，促甲状腺素（TSH）1.78 μIU／ml，抗甲状腺球蛋白抗体（TGAb）1007 U／ml↑，甲状腺微粒体抗体（TmAb）1162 U／ml↑，内分泌科建议限碘、补硒，孕期复查甲状腺功能 TSH 降低，未诊治。

月经婚育史：月经史如上述。20 岁结婚，丈夫与患者同龄，体健；G4P0，2007 年因完全性葡萄胎清宫 1 次，其后规律随访 1 年；2010 年、2013 年分别因"早孕胚胎停育"清宫 2 次。曾于外院行自身染色体检查未见异常。

家族史：否认家族遗传史及肿瘤病史。

【体格检查】

T 37.3℃，P 74 次／分，R 20 次／分，BP 118/72 mmHg。一般情况好，心肺查体未及明显异常。腹软，无压痛，双下肢不肿。宫高 22 cm，腹围 79.5 cm，胎心率 151 次／分，手扶宫底 15 min 可及间隔 1～3 min 的弱宫缩。

【辅助检查】

2015 年 4 月 20 日超声检查：宫内孕相当于 7^{+2} 周，宫腔内异常回声 1.8 cm×0.7 cm：积血？

2015 年 5 月 28 日超声检查：胎儿宫内孕相当于 13^{+3} 周，NT 1.7 mm，胎盘下缘完全覆盖宫颈内口，胎盘上缘宫腔内宫底处可探及多个大小不等无回声区，呈蜂窝状，范围约 6.7 cm×5.2 cm，与胎盘分界尚清晰，其内未探及血流信号。超声诊断宫腔内异常回声——双胎之一完全性葡萄胎？部分性葡萄胎？胎盘前置状态（图 31-1）。

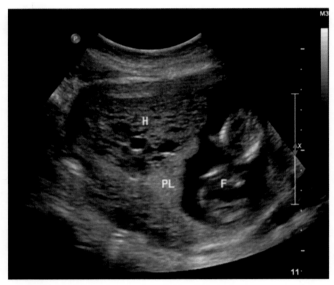

图 31-1　2015 年 5 月 28 日超声检查。胎盘上缘宫腔内蜂窝状异常回声。H，完全性葡萄胎；PL，存活胎儿的胎盘；F，存活胎儿

2015 年 6 月 10 日超声检查：宫内孕活胎，胎盘及宫腔内异常回声位置较前无明显变化，范围 9.8 cm×2.9 cm×10.3 cm（图 31-2）。

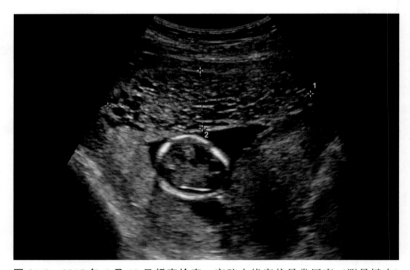

图 31-2　2015 年 6 月 10 日超声检查。宫腔内蜂窝状异常回声（测量键内）

血 β-hCG：（2015 年 3 月 31 日）1912 IU/L；（2015 年 4 月 7 日）21 351 IU/L；（2015 年 4 月 19 日）181 056 IU/L；（2015 年 5 月 29 日）497 110 IU/L；（2015 年 6 月 11 日）458 060 IU/L；（2015 年 7 月 6 日）532 500 IU/L。

甲状腺功能：（2015 年 5 月 4 日）FT3 3.39 pg/ml，FT4 1.42 ng/dl，TSH 0.28 μIU/ml↓；（2015 年 5 月 29 日）TT4 17.8 μg/dl↑，FT4 1.45 ng/dl，TSH 0.03 μIU/ml↓，TGAb 118.3 U/ml↑，TmAb 399.5 U/ml↑；（2015 年 6 月 24 日）促甲状腺激素受体抗体（TRAb）0.40 U/L。

血常规等其他常规检查未见明显异常。

【初步诊断】

①宫内孕 20^{+4} 周，G4P0。②双胎之一完全性葡萄胎？部分性葡萄胎？③先兆流产。④胎盘低置状态。⑤妊娠合并甲状腺功能亢进。⑥不良孕产史（完全性葡萄胎及胚胎停育病史）。

【诊治经过】

入院后予硫酸镁抑制宫缩、抗生素预防感染共 3 天，患者宫缩及阴道出血症状好转。

2015 年 7 月 19 日复查 β-hCG：514 640 IU/L，TT3 1.81 ng/ml；TT4 15.00 μg/dl；FT3 3.66 pg/ml；FT4 1.45 ng/dl；TSH 0.01 μIU/ml↓。

2015 年 7 月 22 日复查超声：宫内孕相当于 21^{+5} 周。胎儿左侧胸腔异常回声 2.7 cm×2.1 cm——隔离肺可能，胎儿双足足内翻可能，宫腔内异常回声 20 cm×11.5 cm×6.2 cm——双胎之一完全性葡萄胎？（图 31-3）

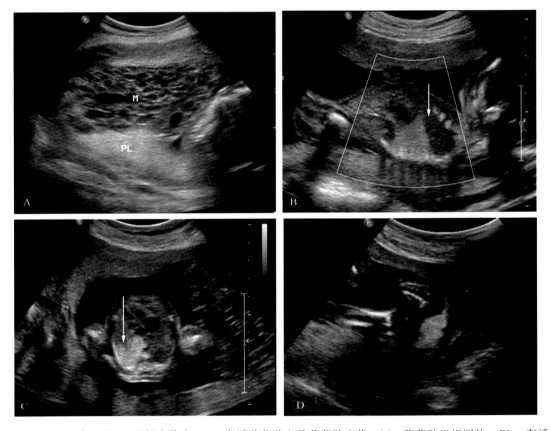

图 31-3　**2015 年 7 月 22 日超声检查。A.** 存活胎儿胎盘及葡萄胎声像（M，葡萄胎组织团块；PL，存活胎儿胎盘）。**B.** 胎体矢状切面（箭头所指为隔离肺）。**C.** 胎儿胸部横切面（箭头所指为隔离肺，其上方为胎儿心脏）。**D.** 胎儿足部声像（双足向内侧屈曲，双侧胫腓骨长轴切面可显示足底）

考虑患者宫内孕 21$^+$ 周，双胎，一胎多发畸形可能，另一胎为葡萄胎可能，考虑若患者继续妊娠，妊娠过程中母体及胎儿风险较大：

对母体方面：①有发生侵蚀性葡萄胎的可能，出现肺、脑、肝等脏器转移，严重时可发生肺出血、肺栓塞、脑出血、脑梗死等并发症，危及母体安全。②双胎之一葡萄胎易并发甲状腺功能亢进，患者多次复查 TSH 较低，继续妊娠过程中甲状腺功能亢进病情加重，可能出现甲状腺功能亢进性心脏病、心功能不全，严重时发生心力衰竭。③目前反复阴道出血，结合超声检查，不除外由葡萄胎增长过快所致，继续妊娠过程中反复出血可能导致宫内感染，严重时发生败血症、感染性休克、胎死宫内，甚至切除子宫可能。④双胎之一葡萄胎时，妊娠中晚期并发子痫前期等母体并发症的风险相对增高。

对胎儿方面：双胎之一葡萄胎，虽然目前胎儿羊水穿刺染色体核型分析未见异常，但超声结构筛查提示胎儿左侧隔离肺、双侧足内翻可能，考虑胎儿畸形可能性大，远期预后不佳。

反复与患者及家属沟通病情，告知继续妊娠的相关风险，建议患者终止妊娠，患者及家属经充分商议后同意终止妊娠。

经讨论，终止妊娠方式选择羊膜腔注射依沙吖啶（利凡诺）引产。由于葡萄胎体积较大，且为胎盘低置状态，引产过程中可能出现大出血，备血管介入治疗。如胎儿娩出前或清宫后大出血可考虑行双侧子宫动脉栓塞止血、开腹子宫动脉结扎术，甚至子宫切除术。

终止妊娠前进行多学科会诊。妇科肿瘤专家建议：①完善胸部 CT、必要时行头颅 CT，如发现肺部转移灶，先行 5-FU＋KSM 化疗，化疗开始数日内终止妊娠。②备葡萄胎清宫术。③积极备血。④控制甲状腺功能亢进。⑤加强抗生素预防感染。

内分泌专家会诊：①目前患者妊娠合并甲状腺功能亢进考虑与葡萄胎相关，现 FT3、FT4 正常，故引产前可不给予抗甲状腺药物。②围术期注意患者情绪、术中术后避免感染等甲状腺危象诱因。密切监测生命体征，注意有无高热、心动过速、低血压、谵妄、意识障碍等表现，警惕甲状腺危象。

患者完善胸部 CT 及腹部超声，未见明显葡萄胎转移征象，于 2015 年 7 月 28 日进行羊膜腔穿刺注射依沙吖啶引产，手术顺利；同时口服米非司酮 100 mg，每日 2 次。制订流产计划：①严密监测，加强心理支持，可予哌替啶止痛镇静。②胎儿娩出后，注意阴道出血情况。如出血不多，可予负压吸引清除宫底葡萄胎组织及宫腔内容物。③如胎儿娩出后或葡萄胎清宫后阴道出血多，可急诊行双侧子宫动脉栓塞术。

患者于 2015 年 7 月 29 日 15:45 顺利经阴道娩出一男性死胎，身长 25 cm，体重 470 g，同时娩出完整胎盘及胎膜，死胎双侧足内翻，余处外观未见明显异常，家属签字拒绝死胎送尸体解剖。胎盘外观无明显异常。1 分钟后自行娩出葡萄胎。产时出血 150 ml。产后当日床旁超声见宫腔内膜尚清晰，局部回声不均匀。患者流产后阴道出血不多，流产后 1 天（2015 年 7 月 30 日）复查血 hCG 193 051 IU/L。流产后第 3 天出院。病理符合水泡状胎块。

术后定期复查超声提示子宫内膜回声不均匀，血 hCG 逐渐降至 3509 IU/L（2015 年 8 月 12 日）后再次上升至 3832 IU/L（2015 年 8 月 14 日）（图 31-4），双合诊检查提示子宫略大，质软，左侧附件区可探及直径 6 cm 的囊性包块，盆腔 MRI（2015 年 8 月 14 日）提示子宫壁及宫腔内异常回声—残留？滋养细胞肿瘤？综合临床及辅助检查情况考虑侵蚀性葡萄胎，绒毛膜癌不除外（图 31-5）；胸部 CT（2015 年 8 月 17 日）提示双肺多发小结节，转移瘤待排（图 31-6）。

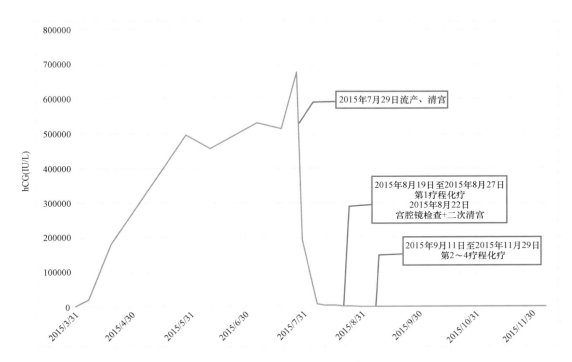

图 31-4　患者血 hCG 变化情况

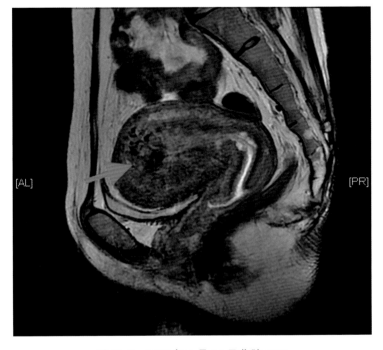

图 31-5　2015 年 8 月 14 日盆腔 MRI

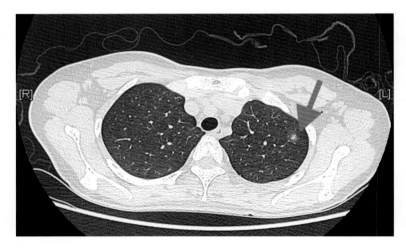

图 31-6　2015 年 8 月 17 日胸部 CT

经全科讨论，考虑目前诊断：侵蚀性葡萄胎（Ⅲ期：1 分）。患者于 2015 年 8 月 19 日开始行 5-FU 单药静脉化疗［28～30 mg/（kg・d）］1 个疗程，并于 2015 年 8 月 22 日在全身麻醉下行宫腔镜检查＋清宫术，术中见宫底部内膜薄，双侧输卵管开口可见。宫腔内大量灰黄色陈旧妊娠组织，部分可见陈旧绒毛样组织。刮出物病理检查示：高度蜕变坏死的胎盘绒毛及子宫内膜，可见种植部位滋养叶细胞在平滑肌组织中穿插，但缺乏核分裂象，不除外胎盘部位过度反应（exaggerated placental site reacyion，EPSR）。其后行第 2～4 个疗程 5-FU 单药静脉化疗，血 hCG 进行性下降，第 4 个疗程中血 hCG 降至正常，巩固 1 个疗程后结束治疗。其后患者门诊定期随访，2018 年 1 月超声检查未见明显异常。

【病例讨论】

双胎之一葡萄胎较为罕见，分为两种类型：双胎之一完全性葡萄胎，即完全性葡萄胎与胎儿共存（complete hydatidiform mole and coexistent fetus，CHMCF）和双胎之一部分性葡萄胎，即部分性葡萄胎与胎儿共存（partial hydatidiform mole and coexistent fetus，PHMCF），二者在细胞遗传学特点、组织病理特征、临床表现、临床处理、胎儿及孕妇预后上有着明显的区别。

CHMCF 存在两个妊娠囊，一个妊娠囊内为活胎，另一个妊娠囊内为完全性葡萄胎（complete hydatidiform mole，CHM），发生率为 1/100 000～1/22 000（朱慧莉，2018）。在遗传学上，CHMCF 是指双胎，其中一个为正常的胚胎，另一个是 CHM，两者共存于子宫中。其中，胎儿和 CHMCF 的葡萄胎几乎均为二倍体。在临床表现方面，单纯 CHM 的主要症状为阴道出血（97%）、子宫异常增大（50%）、孕早期突然发生的严重呕吐或子痫前期（25%）、甲状腺功能亢进（7%）、卵巢黄素化囊肿（25%～35%）等，而 CHMCF 的临床表现与之类似。超声检查常显示为一个与孕周相符、无结构异常的活胎及正常的胎盘，与另一个葡萄胎胎块相邻。由于双胎之一为正常妊娠，因此理论上讲，胎儿有存活可能。关于 CHMCF 的胎儿存活率，目前报道不一，为 17%～70%（朱慧莉，2018；方昉，2019；何怡，2015；祝洪澜，2015）。如果患者孕周达到 28 周以上，则胎儿的存活率大大提高，有报道 CHMCF 超过 24 孕周后分娩的平均孕周是 33.5 周（Sebire，2002）。但 CHMCF 在妊娠过程中可出现较多的产科并发症，如自然流产、胎膜早破、阴道大量流血、重度子痫前期、甲状腺功能亢进、并发卵巢黄素化囊肿或持续性妊娠滋养细胞疾病（persistent gestational trophoblastic disease，pGTD）或妊娠滋养细胞肿瘤（gestational trophoblastic neoplasia，GTN）等，胎儿可能出现生长受限、宫内窘迫甚至胎死宫内等，以上情况都可能导致妊娠被迫终止。meta 分析显示，CHMCF 中 pGTD 的总发生率为 19.5％（Sebire，2002）到 46％（Lin，2017），而继续妊娠（即孕周增加）对 GTN 的发生率无明显影响（Sebire，2002），但此观点尚有争议。

　　PHMCF 更为罕见，其相关文献报道较少。在遗传学上，PHMCF 表现为两个胎儿，一个结构正常，另一个可能伴有生长受限和结构缺陷，主要为肢体异常、脑积水、心脏异常和小颌畸形，以及胎盘部分葡萄胎样改变。PHMCF 的胎儿核型 90％以上是三倍体。PHMCF 的临床症状相对不典型。75％的患者会发生异常子宫出血，子宫常小于相应孕周，发生子宫异常增大的可能性仅为 4％。由于 PHMCF 的胎儿核型多为三倍体，因此，可通过羊膜腔穿刺（羊水或脐血穿刺）或绒毛膜活检分析胎儿染色体核型并进行鉴别。此外，超声也具有一定的鉴别诊断价值（张爱青，2016）。若超声提示基本正常存活胎儿伴有典型落雪状葡萄胎改变，可高度怀疑 CHMCF，如血 β-hCG 值异常升高并进行性增加，更加支持 CHMCF。而 PHMCF 的超声可显示两个胎儿，一个结构正常，另一个可能伴生长受限和结构缺陷，以及胎盘异常改变等。PHMCF 妊娠期产科并发症的发生率较 CHMCF 低，且产后发展为 GTN 的概率仅为 4％（曾琴，2012）。另外，虽然 CHMCF 发生 GTN 的风险更大，但生育健康新生儿的概率更高，而 PHMCF 虽有胎儿、胎盘发育，但胎儿几乎不能存活到妊娠中晚期，因此，这类患者建议积极终止妊娠。

　　双胎之一葡萄胎往往是通过超声检查发现胎儿与葡萄胎共存，这种情况下还有另外一种可能——部分性葡萄胎（partial hydatidiform mole，PHM）的胎儿尚存活。PHM 属于单胎妊娠，系部分胎盘发生水泡样变性，核型多数为三倍体，少数为二倍体、杂合体或四倍体。超声检查中，PHM 常显示三倍体胎儿的特征，如对称性胎儿生长受限和各种结构畸形。虽然 PHM 发生产科并发症的概率较 CHM 低，但胎儿畸形、生长受限的风险高，妊娠多以胎儿严重畸形、流产、胎死宫内而告终，罕有胎儿能存活到妊娠中晚期，一般不发生转移。

　　对于 PHMCF 和 PHM 的患者建议及时终止妊娠。而对于 CHMCF，由于发病率较低，无法获得大样本的病例分析，其临床处理仍存在一定的争议。是否继续妊娠需要考虑孕妇、胎儿以及社会等多重因素，如孕妇的意愿、临床症状、胎儿是否存在结构或染色体异常、孕周及胎儿存活的可能性、临床并发症发生情况和实验室检查、医疗随访条件等。血 β-hCG 水平及升高速度、病灶大小及增长速度对于治疗方案的选择具有重要意义。做出选择前需要告知孕妇及家属继续妊娠或终止妊娠可能的风险及预后，以及终止妊娠可能也无法降低 GTN 的发生率等情况。对于选择期待治疗的孕妇，要重视高危妊娠的管理及远期不良预后的随访，出现咳嗽、呼吸困难等症状时须警惕肺转移的可能，一旦发现转移，应选择合适的方法终止妊娠，并及时选择合理的方案尽早化疗，改善预后。

　　对于选择终止妊娠的孕妇，妊娠早期推荐清宫术，妊娠中、晚期的患者应根据具体情况分别采用人工破膜、缩宫素滴注引产术、利凡诺羊膜腔内注射引产术或者剖宫产术等，剖宫产术可避免宫缩时葡萄胎组织被挤压经输卵管进入腹腔而发生种植和致命性出血，理论上可以减少肺栓塞或远处转移的风险；缩宫素应在充分扩张宫颈管和开始吸宫后的基础上使用。对于引产或分娩后的孕妇，应进行严密监测。由于临床资料有限，只能参考葡萄胎的标准随访，定期监测患者症状，复查胸部 X 线或 CT、经阴道超声、血 β-hCG 及甲状腺功能检查，持续随访 2 年，及时发现 GTN 或转移性病灶。

值得注意的是，随着近年来辅助生育技术的开展，双胎之一合并葡萄胎的发生率可能有所上升（朱慧莉，2018），但辅助生育技术本身是否影响发生率尚不明确。目前辅助生育技术与双胎之一合并葡萄胎的关系有如下推测（方昉，2019；陈思瑶，2017）：①辅助生育技术增加了多胎妊娠率，从而增加了 CHMCF 或 PHMCF 的发生。②接受辅助生育技术妊娠的患者因高龄等高危因素导致卵子质量缺陷。③促排卵药物会引起卵巢过度排卵，可能增加空卵发生率。④体外受精时胚胎长时间体外培养可能导致葡萄胎的发生。所以应更加关注辅助生育技术助孕的双胎孕妇，尤其应注意妊娠早期的超声识别，辅助生育技术助孕术后的 CHCMF 患者若再行体外受精-胚胎移植术，建议行种植前胚胎遗传学诊断或供卵体外受精，以避免葡萄胎再次发生（朱慧莉，2018）。

本病例妊娠早期发现宫内活胎合并宫腔内异常回声，监测异常回声逐渐增大，至妊娠中期超声显示较为典型的葡萄胎样回声，结合血 β-hCG 及产前诊断结果考虑患者双胎之一完全性葡萄胎诊断成立。患者妊娠 20 周出现阴道出血、先兆流产症状。此时考虑患者多次不良孕产史、胎儿珍贵，与患者沟通后决定在严密监测下继续妊娠。后患者进行系统筛查提示存活胎儿多发畸形，继续妊娠母体发生并发症的风险大，且孕周小胎儿存活困难、合并多发畸形预后差，故决定引产，引产顺利。产后监测胸部 CT 及血 β-hCG，诊断为侵蚀性葡萄胎，及时进行化疗，并根据患者流产后体重变化迅速的特点及时调整化疗剂量，减少化疗副作用，化疗效果较好。在血 hCG 降至正常后巩固化疗 1 个疗程。门诊定期复查无异常。在此罕见病例中，整个诊疗过程依据患者情况、胎儿情况不断做出调整，诊治较为成功。

【专家点评】

此病例属少见疑难病例，疑难在于临床决策。产科处理时需要充分考虑母胎条件，在保证母体安全的前提下应尽量满足患者的生育需求，在需要终止妊娠时个体化决定终止时机及终止方式，产时产后预防可能出现的风险并做好处理风险的各种准备。产后处理参照妇科肿瘤中 GTN 的诊疗规范，应强调随访监测及下次妊娠咨询。

（北京大学第三医院　张春妤　梁华茂）

参考文献

陈思瑶，陈燕如，侯全灵，等. IVF 后双胎妊娠之一完全性葡萄胎 1 例报道. 现代妇产科进展，2017，26（11）：879-880.

方昉，郭哲璐，廖慧慧. 体外受精-胚胎移植后双胎妊娠之一完全性葡萄胎一例报道. 国际生殖健康/计划生育杂志，2019，38（4）：296-300.

何怡，何晓旋，李发涛，等. 双胎之一完全性葡萄胎的产前诊断. 中华围产医学杂志，2015，（5）：378-380.

张爱青，魏瑗，张春妤，等. 双胎之一完全性葡萄胎产前超声特征与临床结局对照分析. 中华医学超声杂志（电子版），2016，（8）：603-608.

曾琴，李静，任青. 体外受精-胚胎移植术后双胎之一部分性葡萄胎 1 例. 中国生育健康杂志，2012，23（6）：473-474.

朱慧莉，白瑜，罗珊，等. IVF-ET 术后双胎妊娠完全性葡萄胎与正常胎儿共存 1 例. 实用妇产科杂志，2018，（1）：78-80.

祝洪澜，李艺，刘国莉，等. 34 例双胎妊娠完全性葡萄胎与正常胎儿共存临床特征的荟萃分析. 中国妇产科临床杂志，2015，16（6）：523-527.

Lin LH，Maestá I，Braga A，et al. Multiple pregnancies with complete mole and coexisting normal fetus in North and South America：A retrospective multicenter cohort and literature review. Gynecol Oncol，2017，145（1）：88-95.

Sebire NJ，Foskett M，Paradinas FJ，et al. Outcome of twin pregnancies with complete hydatidiform mole and healthy cotwin. Lancet，2002，359（9324）：2165-2166.

病例 32　子宫肌壁间妊娠破裂 1 例

【病历摘要】

主诉：宫内孕 13^{+6} 周，腹痛 2 小时入院。

现病史：平素月经规律，月经周期 5 天/28 天。末次月经：2017 年 10 月 13 日。患者 2018 年 1 月 17 日 19:00 开始出现腹痛，无阴道出血，日间无明显诱因呕吐 1 次，为胃内容物。遂来我院（中日友好医院）急诊就诊。B 超：子宫增大，宫内可见胎体回声，头臀径 7.9 cm，双顶径 2.8 cm，羊水厚 2.9 cm。可见胎心搏动，节律规整。胎盘附着于子宫前壁，左侧附件区见囊实性包块，大小 5.0 cm×2.6 cm，内回声不均匀，与子宫关系密切，分界不清，两者间见血流信号。近宫底左侧壁见低回声，大小 2.6 cm×2.3 cm，向外隆起。因胎龄小，胎儿心脏结构、环状颅骨结构、肢体部分结构显示不清。双侧附件区显示不清。盆腔见液性暗区，深 4.0 cm。血红蛋白 107 g/L。急诊拟"腹腔内出血"收住院。患者未建档，一般情况可，精神状态正常，情绪可，发病初期易怒，食欲尚可，睡眠质量可，入睡无明显困难，无夜间痛醒，大小便尚规律，体重无明显下降。

既往史：否认高血压、糖尿病史，否认心脏病、脑血管病史，否认神经、精神疾病史，否认肝炎史、结核史、疟疾史，预防接种史不详。2015 年外院腹腔镜子宫肌瘤剔除史。无食物、药物过敏史。

【辅助检查】

血常规（2018 年 1 月 18 日）：白细胞 $16.23×10^9$/L，中性粒细胞百分比 88.6%，红细胞 $4.01×10^{12}$/L，血红蛋白 107 g/L，血小板 $272×10^9$/L。

B 超（2018 年 1 月 18 日）：子宫增大，宫内可见胎体回声，头臀径 7.9 cm，双顶径 2.8 cm，羊水厚 2.9 cm。可见胎心搏动，节律规整。胎盘附着于子宫前壁，左侧附件区见囊实性包块，大小 5.0 cm×2.6 cm，内回声不均匀，与子宫关系密切，分界不清，两者间见血流信号。近宫底左侧壁见低回声，大小 2.6 cm×2.3 cm，向外隆起。因胎龄小，胎儿心脏结构、环状颅骨结构、肢体部分结构显示不清。双侧附件区显示不清。盆腔见液性暗区，深 4.0 cm。

【初步诊断】

①腹腔内出血。②孕 13^{+6} 周。③盆腔包块待查。④子宫平滑肌瘤剔除史。

【诊治经过】

因患者入院后观察血红蛋白持续下降至 80 g/L，持续心电监护显示心率 110～120 次/分，血压 80/50 mmHg，考虑患者有腹腔内出血，拟行急诊腹腔镜探查手术。

腹腔镜探查见：盆腹腔大量积血及血块，吸净部分血块后见子宫左侧壁直径 5 cm 膨隆，表面 2 cm 破口活跃渗血，破口处见血块及灰白色组织物，双侧附件区未见异常。大网膜部分粘连于左侧盆壁。考虑子宫破裂，腹腔镜操作困难，改为开腹手术。

剖腹探查见：子宫左侧壁破口处可见胎盘样组织，扩大破口，取出胎盘组织及胎儿，羊水清亮，查胚胎种植腔位于子宫肌壁间，四壁为子宫肌层组织，底部为直径 4 cm 完整的子宫内膜层，剪开内膜层，探查宫腔子宫内膜明显增厚，无出血，无其他增生物（图32-1）。拭净宫腔内膜取出送病理。术中共清出腹腔积血 2500 ml，输血 2000 ml。取出胎儿长约 12 cm，胎盘 5 cm。

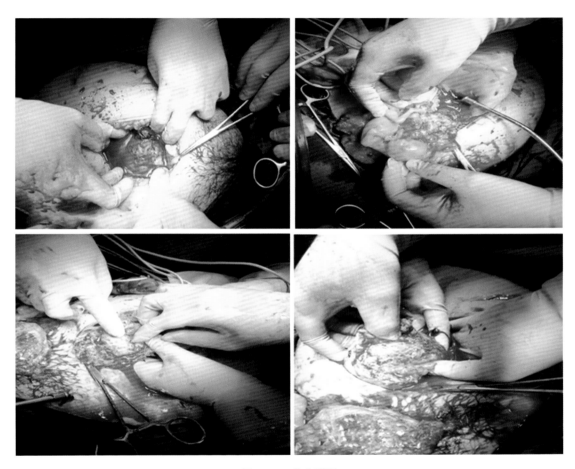

图 32-1　术中所见

【术后诊断】

①子宫肌壁间妊娠破裂（孕 13^{+6} 周）。②腹腔积血。③失血性休克。④子宫平滑肌瘤剔除史。

【病例讨论】

子宫肌壁间妊娠（intramural pregnancy，IMP）是指受精卵在子宫肌层内着床生长发育，四周被肌层组织包绕，与宫腔及输卵管腔不通。这种类型的妊娠非常罕见，于 1913年由 Doederlein 等首先报道（Lu，1997）。目前国内外共有 130 余例报道，其中国外 40 余例，国内 80 余例。现在认为，IMP 的发生与人工流产、子宫穿孔、宫腔镜子宫内膜手术、剖宫产术等可能致子宫内膜损伤的因素密切相关，受精卵由缺陷或受损的内膜处植入子宫肌层或子宫瘢痕处（Neiger，1998）。此外，子宫浆膜面炎症、子宫手术（子宫肌瘤剔除术）、盆腔手术可使子宫浆膜面缺损，受精卵从输卵管游出后自子宫浆膜面受损处植入子宫肌层。本例患者曾有子宫肌瘤剔除病史。体外受精胚胎移植术困难，胚胎植入子宫肌层（Hamilton，1992）。由于对本病的认识不够，且 IMP 妊娠组织的早期病灶在肌壁间包容密闭，相对于其他异位妊娠症状出现较晚，甚至没有明显的腹痛、阴道流血等症状，临床常发生误诊、漏诊。有报道显示，我国 IMP 的早期诊断率仅为 12.9%（罗卓琼，2010）。

由于 IMP 早期诊断缺乏特异性，所以临床上多数病例通常在急腹症并发子宫破裂实施手术时才确诊，此时已错过最佳治疗时机。据统计，我国 IMP 子宫破裂的发生率高达 27%（罗卓琼，2010），子宫破裂多发生于妊娠 11~30 周（金滢，2007），娩出活产新生儿的报道极为罕见。

有研究者认为 MRI 可作为诊断的金标准（Kucera E，2000），但 MRI 费用昂贵，检查费时，不能作为普查的首选方法。经阴道彩色多普勒超声能够较准确地判断孕卵着床的位置、与宫腔的关系及血供情况。掌握 IMP 的声像特点，运用腔内彩色超声可大大提高超声对 IMP 的诊断水平，对临床制订治疗方案具有重要意义（Memtsa，2013）。

治疗方面，应根据孕囊及孕周的大小和患者年龄及生育要求，采用个体化治疗。包括药物治疗、介入栓塞治疗及手术治疗。该病多在子宫破裂时诊治，因此多采用手术治疗，术中根据患者病情决定手术方式（Bannon，2013）。子宫壁破坏严重、子宫破裂、术中出血较多、子宫收缩欠佳及无生育要求者可行全子宫切除术，多采用开腹手术。早期妊娠、术中能直视着床部位、有生育要求者，可行病灶切除术＋子宫修补术。自 1995 年 Tucker 报道首例腹腔镜诊治 IMP 以来（Tucker，1995），已经有越来越多的报道证明宫腹腔镜治疗 IMP 的安全性、有效性及微创优势。IMP 肌层周围血流信号丰富，妊娠中晚期易发生子宫破裂造成大出血、失血性休克，甚至危及生命。术前行子宫动脉栓塞术，术中应用甲氨蝶呤等化疗药物可减少出血并破坏绒毛，使胚胎组织坏死、脱落、吸收。Naworth 首次报道子宫动脉栓塞术联合药物治疗 IMP，此方法创伤小、局部药物浓度高、全身毒副作用小，降低了治疗失败、子宫破裂以及大出血的风险，并可保留患者的生育功能，近年来在临床上已逐步开展（Li，2016）。

【专家点评】

该患者已孕 13^{+6} 周，因急腹症腹腔内出血而行急诊手术。因胎儿已发育较大，可见成形胎儿，因此易与宫腔内妊娠合并急腹症相混淆，因此术前难以明确诊断。所幸及时手术，为患者保住了子宫。再次回顾病史，患者有子宫肌瘤剔除病史，分析考虑受精卵在腹腔内游走时通过肌瘤剔除时损伤的子宫浆膜面而种植于子宫肌壁间并生长发育。随着进一步深入对腹腔妊娠的认识及诊治经验的不断积累，今后再遇到相关病例时可大大提高诊断准确率及治疗效率。

（中日友好医院　邹杰　林华　李敏　沈希）

参考文献

金滢，向阳，冯凤芝，等. 子宫肌壁间妊娠五例临床分析. 中华妇产科杂志，2007，42（4）：264-265.

罗卓琼，周平，高峰，等. 腔内彩色多普勒超声诊断子宫肌壁间妊娠并文献回顾. 南方医科大学学报，2010，30（10）：2343-2345.

Bannon K，Fernandez C，Rojos D，et al. Diagnosis and management of intramural ectopic pregnancy. J Minim Invasive Gynecol，2013，20（5）：697-700.

Hamilton CJ，Legarth J，Jaroudi KA. Intramural pregnancy after in vitro fertilization and embryo transfer. Fertil Steril，1992，57（1）：215-217.

Kucera E，Helbich T，Sliutz G，et al. The modern management of interstitial or intramural pregnancy is MRI and "alloyed" diagnostic gold standard or the real thing? Fertil Steril，2000，73（5）：1063-1064.

Li S，Liu H，Li X，et al. Transfemoral temporary aortic balloon occlusion in surgical treatment of second trimester intramural ectopic pregnancy. J Obstet Gynaecol Res，2016，42（6）：716-718.

Lu HF，Sheu BC，Shih JC，et al. Intramural ectopic pregnancy. Sonographic picture and its relation with adenomy. Acta Obstel Gynecol Stand，1997，76（9）：886-889.

Memtsa M，Jamil A，Sebire N，et al. Diagnosis and management of intramural ectopic pregnancy. Ultrasound Obstet Gynecol，2013，42（3）：359-362.

Neiger R，Weldon K，Means N. Intramural pregnancy in a cesarean section scar：a case report. J Reprod Med，1998，43（11）：999-1001.

Tucker SW. Laproscopic management of an intramural pregnancy. J Am Assoc Gynecol Laparosc，1995，2（4）：467-470.

病例 33　妊娠合并卵巢囊肿破裂 1 例

【病历摘要】

患者女，34 岁，孕 35^{+1} 周，臀位，妊娠合并卵巢囊肿破裂，两次剖宫产史，妊娠合并糖尿病，轻度子痫前期。

主诉：停经 35^{+1} 周，不规律下腹坠痛 18 天。

现病史：平素月经规律，月经周期为（3～5）天/30 天，末次月经：2014 年 6 月 27 日，预产期 2015 年 4 月 3 日。停经 30 余天尿 hCG 阳性，停经 59 天超声提示：宫内早孕，符合孕周。因糖尿病视网膜病变合并妊娠，当地医院建议人工流产终止妊娠，患者拒绝，未进行正规产检。停经 5 个月余自觉胎动至今。唐氏筛查及排畸超声均未做。停经 28 周前患者自行口服二甲双胍 5 mg 每日 3 次控制血糖，血糖控制不理想。停经 28 周因"胸闷憋气 2 周"就诊于外院，门诊测血压 157/97 mmHg，收入院，监测血压，未用降压药，血压基本正常。改为胰岛素控制血糖。胸闷较前好转。查胎儿超声心动图正常。孕 29^{+4} 周患者坚决要求出院。孕 32 周患者出现双下肢水肿，未就诊。孕 32^{+2} 周出现下腹坠痛，无阴道出血及流液，以"先兆早产"收入外院，给予地塞米松促胎肺成熟，静脉滴注硫酸镁抑制宫缩，胰岛素 22 U-16 U-16 U，精蛋白生物合成人胰岛素 8 U，血糖控制尚可。监测血压波动于 110～140/80～100 mmHg，24 小时尿蛋白由 0.65 g 上升至 1.2 g。入院前 1 天开始硫酸镁解痉治疗，2015 年 2 月 28 日患者孕 35^{+1} 周，入院当日晨出现左下腹疼痛，由外院转入我院（中日友好医院）。

既往史：双脚六趾畸形。1999 年孕 8 个月因胎膜早破行剖宫产 1 次，出生一女活婴。自诉孕期平顺，手术顺利，新生儿出生体重不详，1 岁时夭折，死因不详，自诉发育迟缓。2002 年孕足月因瘢痕子宫行剖宫产 1 次。自诉孕期平顺，剖宫产时大出血，输血 8 U，新生儿体重 2550 g，现体健。2004 年双眼突发失明，仅存光感，外院诊断：糖尿病视网膜色素变性，口服二甲双胍降糖治疗。否认高血压、心脏病、脑血管病史，否认神经精神疾病史，否认肝炎、结核、疟疾史，预防接种史不详，否认外伤史，无食物、药物过敏史。

月经生育史：初潮 13 岁，平素月经规律，（3～5）天/30 天。G3P2。2 次剖宫产。

家族史：父亲患精神分裂症，母亲体健。

【体格检查】

T 37.1，P 106 次/分，BP 137/93 mmHg。腹部膨隆，下腹右旁正中纵切口长约 13 cm，左下腹压痛（＋），无反跳痛及肌紧张。

产科检查：宫高 36 cm，腹围 119 cm，胎心 140 次/分。宫缩较弱，15 s/5～6 min，宫缩间歇子宫迟缓好，胎位：臀位。估计胎儿体重 3000 g。阴道检查：宫颈消 90％，宫颈容指，宫颈质软，居前，S-3。

【辅助检查】

产科超声提示单胎臀位。双顶径（BPD）：9.2 cm，头围（HC）：33.2 cm，腹围（AC）：33.8 cm，股骨长（FL）：6.8 cm，胎儿脐动脉收缩压/舒张压（S/D）＝2.2，羊水指数（AFI）＝24.8 cm，胎盘后壁 0 级，母体子宫前壁下段肌层厚度 0.28 cm。

【初步诊断】

①孕 35^{+1} 周，G3P2，宫内未产。②混合臀先露。③2 次剖宫产史。④妊娠合并糖尿病。⑤视网膜色素变性。⑥先兆早产。⑦轻度子痫前期。⑧双脚多趾畸形。

【诊治经过】

入院后组织全院进行病例讨论，决定急诊行剖宫产术。2015 年 2 月 28 日行子宫下段剖宫产术＋左侧卵巢破裂口修补术＋双侧输卵管绝育术。术中可见：双侧卵巢均有黄素化囊肿，左侧卵巢大小 7 cm×6 cm×5 cm，表面有一破裂口，约 1 cm×0.5 cm，有少量活动性出血，周围有暗红色血块约 100 ml。术中以 LSA 位娩出一活女婴，体重 2870 g，Apgar评分：9 分-10 分-10 分。

术后治疗：给予抗感染、胰岛素控制血糖、对症补液支持治疗。

【术后诊断】

①左侧卵巢黄素化囊肿破裂。②孕 35^{+1} 周，G3P3，LSA 宫内已产。③瘢痕子宫 3 次剖宫产史。④膀胱粘连。⑤羊水过多。⑥早产。⑦妊娠合并糖尿病。⑧糖尿病视网膜病变。⑨轻度子痫前期。⑩双脚多趾畸性。

术后病理：左侧卵巢黄体出血。

【术后治疗】

术中及术后严密管理血糖，避免糖尿病酮症酸中毒；监测血压，对症支持治疗，剖宫产术后常规处理治疗。

【病例讨论】

该患者为糖尿病合并妊娠，孕期未规律产检，血糖控制欠佳，曾用二甲双胍等药物，胎儿畸形的风险较高。

妊娠早期及妊娠中期超声均未提示有卵巢囊肿。入院时有明显宫缩，子宫下段瘢痕处左侧有明显压痛，考虑子宫破裂的可能性大，且混合臀先露存在胎膜早破、脐带脱垂、胎死宫内的风险。阴道检查认为目前不具备短期内阴道分娩的条件，地塞米松促胎肺成熟已足量，建议急诊行剖宫产术终止妊娠。

患者有产时大出血病史，两次剖宫产史，子宫瘢痕粘连较重，手术困难，副损伤可能大。做好大出血输血、切除子宫的准备。

患者不宜再次妊娠，建议术中同时行绝育术。

胎儿娩出后腹部压盐水沙袋，避免回心血量增多引起心力衰竭。告知早产儿呼吸窘迫综合征、脑出血、消化道出血等严重并发症。

术中术后严密管理血糖，避免糖尿病酮症酸中毒。

【专家点评】

妊娠合并卵巢囊肿破裂较少见，但在临床上仍有发生，多见于妊娠合并卵巢畸胎瘤或上皮样肿瘤，其次为卵巢内膜样囊肿。妊娠合并卵巢肿瘤破裂常见于妊娠晚期及分娩期，因妊娠晚期增大的子宫占据腹腔，分娩时宫缩，胎头下降，头盆不称都有可能推挤压迫肿瘤而致其破裂，继而出现急腹症症状。同时，增大的子宫也影响腹部和妇科检查，使术前诊断较困难，囊内容物流入腹腔，刺激腹膜，使子宫出现不规律宫缩，引起胎儿窘迫。

妊娠合并卵巢囊肿破裂的症状主要表现为下腹痛，腹痛程度视囊内容物而异，小囊肿或单纯性囊肿破裂常感轻度腹痛；大囊肿破裂则腹痛剧烈，常伴恶心、呕吐、腹肌紧张，B超有助于诊断。

妊娠合并卵巢肿瘤破裂的处理：对于单纯性卵巢囊肿或内膜样囊肿破裂且腹部体征轻的患者可予以保守治疗，抗生素预防感染，同时注意症状和腹部体征的变化；对于较大囊肿破裂且临床症状和体征较重的患者，应立即剖腹探查，手术切除肿瘤，并注意肿瘤的性质。妊娠早、中期手术后应给予保胎治疗，足月妊娠同时行剖宫产术。

此病例入院时有明显宫缩，子宫下段瘢痕处左侧有明显压痛，考虑先兆早产，瘢痕子宫，子宫破裂？急诊行手术治疗。术中见左侧卵巢囊肿表面小破裂口，考虑出血入腹腔，刺激引起下腹坠痛，从而引起不规律宫缩、先兆早产。该患者因孕期超声从未提示妊娠伴有卵巢囊肿，故漏诊了妊娠合并卵巢囊肿破裂。

（中日友好医院　郑郑　冯翠平）

病例 34　妊娠合并灾难性抗磷脂综合征 1 例

【病历摘要】

患者女，27 岁，急性起病。

主诉：停经 22^{+1} 周，恶心、呕吐 4 天，腹痛伴酱油色尿半天。

现病史：患者妊娠早期核对孕周无误。妊娠早期转氨酶轻度升高，后恢复正常。入院前 16 天产检肝功能正常。入院前 4 天起患者无明显诱因出现恶心、呕吐、上腹不适、尿色加深，进食后加重。入院半天前开始右上腹痛，发热，最高 38.5℃，尿色加深为酱油色。

既往史：入院前 7 年妊娠早期胎停育 1 次；入院前 5 年妊娠早期因双下肢不对称，发现深静脉血栓，孕 16 周胎死宫内，诊断为抗磷脂综合征，后长期口服华法林治疗，此次妊娠前半年自行停药。因"抗磷脂综合征"妊娠早期起口服阿司匹林 100 mg 每日 1 次、羟氯喹 200 mg 每日 2 次，皮下注射达肝素钠（法安明）5000 IU 每日 2 次治疗。孕期活化部分凝血活酶时间 86～95 s。妊娠早期查抗心磷脂抗体 IgM 12.30～16.15 U/ml（＜12 U/ml），β2-GP1 IgM 166～185 RU/ml（＜20 RU/ml）。3 年前妊娠早期人工流产 1 次。否认其他疾病病史。

月经婚育史：平素月经规律，7 天/28 天，末次月经：2017 年 2 月 22 日。G3P0（详见既往史）。

家族史：否认血栓性疾病、恶性肿瘤等家族史。

【体格检查】

T 38.7℃，BP 96 次/分，R 30 次/分，BP 176/105 mmHg。身高 156 cm，体重 79.5 kg，皮肤、巩膜黄染，无出血点、淤血、瘀斑，心肺未闻及异常，腹软，上腹压痛，以右上腹为著，Murphy 征（＋），双下肢非对称性水肿（左侧较重）。产科检查：宫高 25 cm，腹围 105 cm，子宫弛缓好，胎心 135 次/分。

【辅助检查】

入院查尿常规：尿蛋白＋＋＋，红细胞＋＋＋，尿胆原阴性，颗粒管型 15～18/LP。血常规：白细胞 16.30×10^9/L，中性粒细胞百分比 85.9％，血红蛋白 100 g/L，血小板 36×10^9/L，C 反应蛋白＞180 mg/L。生化：谷丙转氨酶 3043 IU/L，谷草转氨酶 4630 IU/L，总胆红素 46.9 μmol/L，乳酸脱氢酶 4302 IU/L。凝血功能：凝血酶原时间 15.6 s，活化部分凝血活酶时间 106.6 s，纤维蛋白原 5.60 g/L，D-二聚体 9.32 mg/L，纤维蛋白降解产物 75.3 mg/L。

腹部彩超：不均质脂肪肝，胆囊壁增厚、分层。双下肢血管彩超：未见血栓。产科超声：宫内孕活胎，胎心缓慢，明显小于孕周。

【初步诊断】

①肝功能异常、血小板减少待查——抗磷脂综合征活动状态？②胆囊炎。③宫内孕 22^{+1} 周。④发热待查。

【诊治经过】

患者入院后予以降压、抗感染、补液、保肝、输注新鲜冰冻血浆治疗。考虑自身免疫性疾病活动状态可能大，继续予以低分子量肝素抗凝，甲泼尼龙 80 mg 每日 1 次静脉滴注。多学科会诊认为尽快终止妊娠是减少自身抗体产生、控制疾病发展的关键步骤，但由于患者血小板显著降低、肝功能显著异常、凝血功能显著异常，各种引产方式均有绝对禁忌，剖宫产术取胎风险极高，故而选择保守方法，进行胎儿氯化钾心内注射减胎术，期望打断胎儿循环，通过减少进入母体的胎儿胎盘抗原，使患者病情缓解，争取适宜时机终止妊娠。

减胎术后患者转入重症监护病房，并行血浆置换术。次日患者自觉上腹痛明显缓解，予以输注血小板 1 U。输血小板 5 h 后复查血常规：血红蛋白 73 g/L，血小板 24×10^9/L。考虑患者病情不平稳，保守治疗后病情进展，再次多学科会诊，决定剖宫取胎，患者无出血倾向，暂不考虑输注血小板。急诊全身麻醉下行剖宫取胎术，死胎重 460 g。术中行动脉血气分析提示血红蛋白 58 g/L，术中输注悬浮红细胞 2 U，术中出血 150 ml。返回重症监护病房后复查血常规、血红蛋白 67 g/L，血小板 8×10^9/L，予以输注悬浮红细胞 400 ml，血小板 1 U。术后第 1 天（入院第 3 天）顺利拔除气管插管，生命体征平稳，复查血常规：血红蛋白 79 g/L，血小板 35×10^9/L。复查双下肢彩超提示双侧股总静脉少量低回声附壁血栓。继续予以甲泼尼龙每日 40 mg 静脉滴注、血浆置换及达肝素钠（法安明）5000 U 每日 2 次皮下注射抗凝治疗。其后化验检查陆续回报。抗核抗体谱正常；血小板相关免疫球蛋白 2.6%（<10%）；IgG 14 g/L，IgA 2.42 g/L，IgM 1.08 g/L；补体 C3 0.594 g/L；补体 C4 0.079 g/L；抗心磷脂抗体 IgM 16.15 U/ml；β2-GP1 IgM 108.06 RU/ml。感染相关检查均未见异常。VWF-cp（ADMAMTS13 活性）：78%（44%～99%）。24 小时尿蛋白定量 6.82 g。胎盘病理提示胎盘多发小血栓形成。

术后第 11 天，患者突发上腹疼痛伴呕吐。急诊行腹部 CT 提示肝梗死、门静脉血栓形成。对症治疗 2 天后腹痛、呕吐缓解。术后 17 天，症状缓解，抗凝治疗改为口服华法林，病情好转出院。术后 4 个月，患者复查肝功能恢复正常，华法林抗凝治疗，病情稳定。

【最终诊断】

①灾难性抗磷脂综合征，双下肢股总静脉附壁血栓，肝梗死。②HELLP 综合征。③血栓性微血管病。④急性胆囊炎。⑤宫内孕 22^{+2} 周，已产。

【病例讨论】

灾难性抗磷脂综合征（catastrophic antiphospholipid syndrome，CAPS）最早由 Asherson 在 1992 年总结提出，因此又称 Asherson 综合征（Asherson，1992）。CAPS 起病急骤，在 1 周内累及 3 个及以上的器官系统。CAPS 在抗磷脂综合征（APS）患者中的发病率接近 1%（Sène，2009）。孕期发病的 CAPS 可能 50% 有 APS 病史或有 APS 相关的深静脉血栓病史（Hoayek，2016）。

CAPS 的临床表现多样，不同受累系统可有相应表现。孕期及产后 CAPS 常累及的器官或系统包括：肝（58%）、中枢神经系统（58%）、心脏和皮肤（55%），肾（53%）和肺（48%）（Hoayek，2016）。肾受累可表现为肾功能不全、高血压、血尿、蛋白尿。肺受累可表现为急性呼吸窘迫综合征、肺栓塞和肺出血。神经系统受累的表现包括脑病、卒中、癫痫、头痛、昏迷。心脏受累的表现可为心力衰竭、心肌梗死或单纯瓣膜缺损。肝受累可表现为肝坏死、转氨酶升高（Hoayek，2016；Carmi，2017）。

CAPS 的治疗主要包括抗凝、大剂量糖皮质激素两部分，病情危及生命者加用血浆置换或丙种球蛋白（Cervera，2010）。抗凝是治疗 CAPS 的基石，及时抗凝是抢救 CAPS 患者的重中之重。接受抗凝治疗的 CAPS 患者与未接受抗凝者相比，康复率更高（63% *vs.* 22%）（Cervara，2009）。糖皮质激素可以抑制细胞因子级联反应，在 CAPS 的治疗中具有重要作用。推荐方案为甲泼尼龙 1000 mg/d 静脉滴注连续 3～5 天。血浆置换或丙种球蛋白也是 CAPS 的一线治疗方案，但需两者联合使用时，应在最后一次血浆置换后给予丙种球蛋白，避免输入的丙种球蛋白流失。经抗凝、糖皮质激素、血浆置换/丙种球蛋白三联治疗的患者存活率为 70%（Bucciarelli，2006；Cervera，2014）。若 CAPS 继发于系统性红斑狼疮，推荐加用环孢素。根据患者的个体情况进行针对性治疗也非常重要，例如抗感染治疗、降压治疗、坏死肢端的清创等。CAPS 患者即使表现出严重的血小板下降，但由于其本质可能是大量微血栓形成，因此在无出血风险的情况下，应尽量避免输注血小板以防加重其溶血性贫血和微血栓的形成（曾桢，2018）。

及时终止妊娠是治疗孕期 CAPS 的重要治疗手段，既往也有引产成功的报道，但由于 CAPS 起病急、进展重，通常来不及实施引产，及时的剖宫产/剖宫取胎是抢救孕母生命的关键。

CAPS 发病急骤、病死率高。随着对疾病认识的不断深入，CAPS 的病死率逐年下降。在过去的 30 多年里，CAPS 的病死率从最初 1980 年前的 100% 下降至目前的 30%（Hoayek，2016）。CAPS 复发并不多见，复发率为 3%（9/280）（Hoayek，2016）。有研究随访了 13 例妊娠期及产后 CAPS 患者，4 例经过治疗后再次妊娠并分娩（Hanouna，2013）。

【专家点评】

抗磷脂综合征所致反复性流产现已被广泛认识，但妊娠期 CAPS 发病相对罕见，孕产期发病的孕产妇病死率高，尽快终止妊娠可改善孕产妇结局，新生儿预后取决于妊娠孕周以及发病时机（产前或产后）。有多器官累及的血栓性疾病应考虑到 CAPS 的可能，须尽快完善相关检查，联系相关科室启动联合抢救程序，早诊断早治疗有助于提高孕产妇存活率。

（北京大学第一医院　杨慧霞）

参考文献

曾桢，周炜，杨慧霞. 妊娠期灾难性抗磷脂综合征一例报告及文献复习. 中华围产医学杂志，2018，21 （9）：604-609.

Asherson RA. The catastrophic antiphospholipid syndrome. J Rheumatol，1992，19（4）：508-512.

Bucciarelli S，Espinosa G，Cervera R，et al. Bucciarelli Mortality in Catastrophic antiphospholipid syndrome：Cause of death and prognostic factors in a series of 250 patients. Arthritis Rheum，2006，54 （8）：2568-2576.

Carmi O，Berla M，Shoenfeld Y，et al. Diagnosisand management of catastrophic antiphospholipid syndrome. Expert Rev Hematol，2017，10（4）：365-374.

Cervera R，Bucciarelli S，Plasín MA，et al. Catastrophic antiphospholipid syndrome（CAPS）：descriptive analysis of a series of 280 patients from the "CAPS Registry". J Autoimmun，2009，32（3-4）：240-245.

Cervera R，Rodríguez-Pintó I，Colafrancesco S，et al. 14th International Congress on Antiphospholipid Antibodies Task Force Report on Catastrophic Antiphospholipid Syndrome. Autoimmun Rev，2014，13 （7）：699-707.

Cervera R. Update on the diagnosis，treatment，and prognosis of the catastrophic antiphospholipid syndrome. Curr Rheumatol Rep，2010，12（1）：70-76.

Hanouna G，Morel N，LeThiHuong D，et al. Catastrophic antiphospholipid syndrome and pregnancy：an experience of 13 cases. Rheumatology，2013，52（9）：1635-1641.

Hoayek JG，Moussa HN，Rehman HA，et al. Catastrophic antiphospholipid syndrome in pregnancy，a diagnosis that should not be missed. J Matern Fetal Neonatal Med，2016，29（24）：3950-3955.

Sène D，Piette JC，Cacoub P. Antiphospholipid antibodies，antiphospholipid syndrome and viral infections. Rev Med Interne，2009，30（2）：135-141.

病例 35 妊娠合并噬血细胞综合征 1 例

【病历摘要】

患者女，27 岁。

主诉： 停经 18^{+5} 周，发热 12 天，胸闷气短 6 天，皮疹 4 天。

现病史： 患者于入院前 12 天家属发热后出现咽痛、口唇疱疹，伴右上肢及左下肢疼痛，后逐渐发展至全身疼痛，体温升高，就诊外院提示细菌感染，B 族链球菌阳性，先后予头孢哌酮钠舒巴坦钠（舒普深）、阿奇霉素、哌拉西林、替考拉宁抗感染治疗，地塞米松 5 mg 每日 1 次，吲哚美辛栓等退热治疗，仍间断发热，最高 40℃，应用退热药体温可降至正常，效果仅维持 2～3 h。6 天前患者出现胸闷气短，偶咳痰，4 天前，患者出现全身皮疹，为红色丘疹，轻微瘙痒，应用甲泼尼龙抗过敏治疗效果不佳。无腹痛、肌紧张，无阴道出血、流液。

月经婚育史： 既往月经规律，5 天/28 天，G1P0。患者外院产检，因原发性不孕行试管婴儿，双绒毛膜双羊膜囊双胎，产检无特殊。

既往史： 无特殊。

【体格检查】

T 36.5℃，P 60 次/分，BP 140/70 mmHg，周身泛发红色斑疹，鹅口疮，咽部红肿，双肺呼吸音粗，心脏查体无特殊。专科检查：宫底脐下一指，未及宫缩，胎心 150～160 次/分，双下肢不肿。

【辅助检查】

胎儿超声提示宫内双活胎，符合孕周。

胸部 CT 提示双肺炎症，双下肺膨胀不全，纵隔内及双腋下多发肿大淋巴结，心包积液，双侧胸腔积液。

血常规及生化结果见表 35-1。病原学结果见表 35-2。

表 35-1　血常规及生化结果

日期（2018 年）	血常规			生化			
	WBC (10^9/L)	PLT (10^9/L)	Hb (g/L)	ALT (IU/L)	LDH (IU/L)	Fet (ng/ml)	TG (mmol/L)
2 月 22 日	17.41	144	102	102	1092	2577	
3 月 1 日	11.85	271	90	44			
3 月 3 日	15.42	216	104	147		5040	
3 月 5 日	13.39	27～32	93～100	374	1616		7.03
3 月 6 日	9.73	18	79	283	1975	>15 000	6.95

续表

日期（2018 年）	血常规			生化			
	WBC (10⁹/L)	PLT (10⁹/L)	Hb (g/L)	ALT (IU/L)	LDH (IU/L)	Fet (ng/ml)	TG (mmol/L)
3 月 7 日	4.07	27	64	252	1363	11 098	5.64
3 月 8 日	2.74	30	67	217	1023	9543	6.22
3 月 11 日	5.23	70	87	124	675	4358	3.71
3 月 15 日	7.15	122	93	54	426	1229	3.23

WBC，白细胞；PLT，血小板；Hb，血红蛋白；ALT，谷丙转氨酶；LDH，乳酸脱氢酶；Fet，血清铁蛋白；TG，甘油三酯

表 35-2　病原学结果

日期（2018 年）	检测结果					
2 月 22 日	甲、乙型流感病毒核酸阴性	EB 病毒核酸定量阴性	人巨细胞病毒核酸定量阴性	鼻咽拭子：白假丝酵母菌	血培养需氧菌、厌氧菌均阴性	外周血涂片中性粒细胞可见中毒颗粒
2 月 28 日				尿培养阴性	血培养需氧菌、厌氧菌均阴性	
3 月 2 日	甲、乙型流感病毒核酸阴性			痰涂片可见真菌孢子	痰培养无致病菌生长	
3 月 5 日	疱疹病毒核酸阴性	痰 EB 病毒核酸阳性		口咽拭子涂片未见真菌孢子	口咽拭子培养无真菌生长	

骨髓涂片（2018 年 3 月 5 日）：如图 34-1 所示，检查结果：①感染骨髓象。②纯红细胞再生障碍性贫血。③巨核生成、成熟障碍性血小板减少。

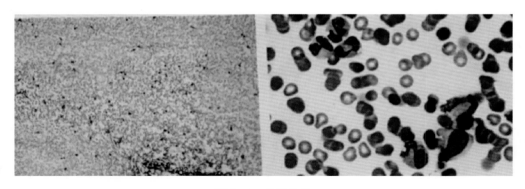

图 35-1　骨髓涂片

骨髓穿刺（2018 年 3 月 6 日）：骨髓穿刺镜下图像如图 35-2 所示，骨髓组织增生活跃，造血细胞容积约 80%，粒系明显增生，各阶段可见，红系明显减少，未见红细胞造血岛，巨核系数量尚可，部分巨核细胞胞体偏小，核分叶不良，并可见幼稚分叶核巨核细胞，间质内组织细胞及浆细胞易见。

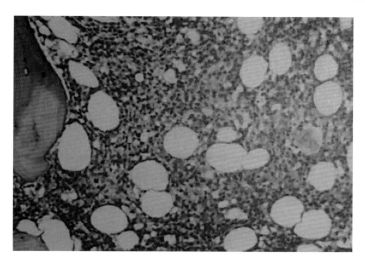

图 35-2　骨髓活检病理图像

【初步诊断】

①孕 18^{+5} 周，G1P0，双胎妊娠。②肺部感染。③双侧胸腔积液。④心包积液。⑤肝功能异常待查。

【诊治经过】

患者于 2018 年 2 月 22 日入院后给予抗生素，氟康唑抗真菌，阿昔洛韦抗病毒、保肝、醋酸泼尼松 20 mg，外用擦剂治疗；完善各项化验后，3 月 1 日疑诊噬血细胞综合征，甲泼尼龙加量 40 mg 每 12 h 1 次，加用环孢素A 75 mg 每 12 h 1 次，丙种球蛋白 20 g/d。

3 月 7 日化验回报自然杀伤（NK）细胞活性低，sCD25 明显升高，结合患者发热、血两系下降、铁蛋白明显升高、甘油三酯升高、纤维蛋白原下降，噬血细胞综合征诊断明确。予 EP 方案＋间断输血方案。3 月 16 日血常规、体温等恢复正常，无明显不适主诉，查体：BP 121/70 mmHg，T 37℃，心肺阴性，双下肢不肿，双胎胎心好，排畸超声未见特殊，符合孕周。VP-16（依托泊苷）为妊娠 D 类药物，存在致畸风险，患者本次妊娠为珍贵儿，了解风险后要求继续妊娠，出院，门诊随访，病情稳定后停用 VP-16 改用环孢素 A。

【最终诊断】

①噬血细胞综合征。②肺炎（真菌、病毒、细菌混合感染）。③单纯疱疹病毒感染。④孕 23^{+5} 周双胎妊娠。⑤试管婴儿。⑥缺铁性贫血。⑦类固醇糖尿病。⑧肠道菌群失调。⑨肝功能异常。⑩低蛋白血症。⑪胸腔积液。⑫心包积液。

【病例讨论】

噬血细胞综合征（hemophagocytic syndrome，HPS）曾被称为噬血细胞性淋巴组织细胞增多症（hemophagocytic lymphohistiocytosis，HLH），是一种免疫介导的可危及生命的疾病（噬血细胞综合征中国专家联盟，2018）。HPS 可以影响各年龄人群，不仅发生于先天性遗传易感性免疫缺陷患者，也在越来越多的自身免疫性疾病、持续性感染、恶性肿瘤或免疫抑制的患者中发现，因此涉及多学科交叉。HPS 分为原发性或家族性和继发性。原发性或家族性 HPS 是常染色体隐性遗传性疾病。继发性 HPS 的病因较多，与各种潜在疾病有关，是由感染、肿瘤、风湿性疾病等多种病因启动免疫系统的活化机制引起的一种反应性疾病，常见原因包括病毒、细菌、寄生虫、真菌、恶性肿瘤、某些自身免疫性疾病、药物等，其中以病原体感染最为多见，妊娠也可以诱发 HPS。妊娠合并 HPS 十分罕见，其临床表现错综复杂，缺乏特异性，常易误诊、漏诊，且病情进展凶险，预后较差（丛婷婷，2016；焦蕊丽，2015；陈宝花，2012）。

目前公认的 HPS 诊断标准由国际组织细胞协会于 2004 年修订，符合以下两条标准中任何一条时可以诊断 HPS。

（1）分子诊断符合 HPS：在目前已知的 HPS 相关致病基因（如 *PRF1*、*UNC13D*、*STX11*、*STXBP2*、*Rab27a*、*LYST*、*SH2D1A*、*BIRC4*、*ITK*、*AP3β1*、*MAGT1*、*CD27* 等）中发现病理性突变。

（2）符合以下 8 项指标中的 5 项：①发热：T＞38.5℃，持续＞7 天。②脾大。③血细胞减少（累及外周血两系或三系）：血红蛋白＜90 g/L，血小板＜$100×10^9$/L，中性粒细胞＜$1.0×10^9$/L 且非骨髓造血功能减低所致。④高甘油三酯血症和（或）低纤维蛋白原血症：甘油三酯＞3 mmol/L 或高于同年龄的 3 倍标准差，纤维蛋白原＜1.5 g/L 或低于同年龄的 3 倍标准差。⑤在骨髓、脾、肝或淋巴结中找到噬血细胞。⑥血清铁蛋白升高：铁蛋白≥500 μg/L。⑦NK 细胞活性降低或缺如。⑧sCD25（可溶性白介素-2 受体）升高。

骨髓穿刺或组织活检有助于诊断 HPS，但部分患者早期可能观察不到噬血细胞（陈宝花，2012；Pawar，2015；Giard，2016），必要时需反复进行上述检查。

治疗方面，目前广泛应用的标准治疗方案是 HLH-1994 或 HLH-2004 方案（Henter，2007）。HLH-1994 的 8 周诱导治疗包括地塞米松、依托泊苷（VP-16），以及鞘内注射甲氨蝶呤和地塞米松。HLH-2004 是基于 HLH-1994 的重新修订，将环孢霉素（CsA）提前至诱导期与 VP-16 同时使用。根据 HLH-1994 和 HLH-2004 治疗方案的前瞻性临床研究结果和国际组织细胞协会的最新意见，推荐在诱导治疗期使用 HLH-1994 方案，即 VP-16：第 1～2 周 150 mg/m² 每周 2 次，第 3～8 周 150 mg/m² 每周 1 次；地塞米松：第 1～2 周 10 mg/（m²·d），第 3～4 周 5 mg/（m²·d），第 5～6 周 2.5 mg/（m²·d），第 7 周 12.5 mg/（m²·d），第 8 周减量至停药。该诱导方案中 VP-16 的剂量为每次 150 mg/m²。

预后方面，家族性 HPS 预后多不良，未经治疗者中位生存期约 2 个月。由细菌感染引起的 HPS 患者预后较好。EB 病毒所致者预后最差，其他病毒所致者的病死率一般在 50% 左右。目前对于妊娠合并 HPS 并无标准治疗方案，但糖皮质激素联合免疫球蛋白治疗和及时终止妊娠有助于病情改善。

【专家点评】

　　妊娠期出现不明原因肝功能异常、发热、皮疹、血细胞进行性下降，应考虑到 HPS，同时及时行相关检查，明确病因，并积极治疗。发热、肝脾大、血象二系或三系下降、Fet 升高、甘油三酯升高或低纤维蛋白原血症、找到嗜血细胞、NK 细胞活性降低或缺如、sCD25 升高均提示 HPS 的可能。明确诊断后须及时治疗，是否终止妊娠需要对更多病例的观察。建议妊娠合并 HPS 的孕妇在病情未恶化前，选择适宜的时机行剖宫产术终止妊娠。

（中日友好医院　梁静　荣春红　李杨）

参考文献

陈宝花，李会云，徐先明，等. 妊娠合并噬血细胞综合征三例临床分析. 中华妇产科杂志，2012，47（4）：301-302.

丛婷婷，柳思琪，贾胜男，等. 妊娠合并噬血细胞综合征 1 例报告. 临床肝胆病杂志，2016，32（12）：2369-2370.

焦蕊丽，王明，庞秋梅，等. 妊娠合并噬血细胞综合征 2 例报告. 北京医学，2015，37（12）：1214-1215.

噬血细胞综合征中国专家联盟，中华医学会儿科学分会血液学组，首都医科大学附属北京友谊医院血液科，等. 噬血细胞综合征诊治中国专家共识. 中华医学杂志，2018，98（2）：91-95.

Giard JM，Decker KA，Lai JC，et al. Acut liver failure secondary to hemophagocytic lymphohistiocytosis during pregnancy. ACG Case Rep J，2016，3（4）：e162.

Henter JI，Horne AC，Arico M，et al. HLH-2004：diagnostic and therapeutic guidelines for hemophagotic lymphohistiocytosis. Pediar Blood Cancer，2007，48（1）：124-131.

Pawar S，Ragesh R，Nischal N，et al. Unique triad of pregnancy，Kala Azar and hemophagocytic lymphohistiocytic syndrome from a nonendemic region. J Assoc Physicians India，2015，63（6）：65-68.

病例 36 妊娠合并阑尾炎、弥漫性腹膜炎和感染性休克 1 例

【病历摘要】

患者，女，29 岁。

主诉： 停经 26^{+6} 周，间断腹痛 3 天伴发热 1 天。

现病史： 患者孕期平顺，未规律产检。入院前 3 天开始出现右侧腹部阵发性绞痛，平卧位减轻，站立位加重，不伴放射痛，无进行性加重，无其他伴随症状，就诊我院（北京大学人民医院）外科，血常规：白细胞 12.97×10^9/L，中性粒细胞百分比 92.1%。腹部 B 超提示右肾轻度积水，肝肾间隙及盆腔少许积液，予抗感染治疗后腹痛缓解。入院前 1 天再次出现发热，体温最高达 39℃，为进一步诊治收入院。

既往史： 体健。

月经婚育史： 平素月经规律，G3P1，因足月臀位剖宫产 1 次，因"胎儿脑水肿"孕 16 周引产 1 次，余无特殊。

家族史： 无特殊。

【体格检查】

T 37.5℃，R 20 次/分，P 130 次/分，BP 109/61 mmHg。一般情况可，双面颊部可见对称性红斑，全身皮肤黄染，无皮疹及出血点，心肺听诊无异常，左侧腹部压痛（＋），伴反跳痛、肌紧张，余腹部轻压痛，移动性浊音可疑（＋），双下肢水肿（－）。产科查体：腹部膨隆，宫底脐上两指，胎心 160 次/分。

【辅助检查】

入院前 1 天血常规：白细胞 11.39×10^9/L，中性粒细胞百分比 92.9%，淀粉酶 27 U/L，急诊八项提示低钾、低氯、低钠，尿常规胆红素（＋＋），白细胞（－）。

产科 B 超提示：单活胎臀位，超声孕 27^{+5} 周，右侧子宫后方可见液性暗区，深约 2.0 cm，左侧腹腔可见液性暗区，深约 6.2 cm，其内可见纤维素样分隔漂浮其内。

【初步诊断】

①孕 26^{+6} 周，G3P1。②腹痛待查：急性肾盂肾炎？急性阑尾炎？腹膜炎？③瘢痕子宫。

【诊治经过】

入院后行腹腔穿刺抽出黄绿色液体 150 ml，化验提示为渗出性，腹部 B 超回报胆囊增大，胆囊多发性结石，胆囊周围线样积液，右肾积水，右侧输尿管上段扩张，两侧腹肠间

隙积液。肝肾功能：谷草转氨酶 24 U/L，白蛋白 27.4 g/L，总胆红素 31.7 μmol/L，直接胆红素 22.0 μmol/L；D-二聚体 2152 ng/ml；粪便潜血（－）；血常规：白细胞 11.38×10⁹/L。考虑细菌性腹膜炎可能性大，予抗感染、补液、补钾治疗后体温降至正常，腹痛缓解，黄疸消失。

患者 1 周后再次出现发热，最高达 38℃，复查生化肝功能升高，总胆红素及直接胆红素稍下降，C 反应蛋白 87.8 mg/L，腹部超声同前，予抗感染、补液、保肝、抑酸治疗。10 天后突发全腹痛，以脐周为主，伴高热、寒战，体温最高达 40℃，查体见全腹肌紧张，无明显压痛、反跳痛，考虑弥漫性腹膜炎可能性大，行剖腹探查术（图 36-1）。术中证实为阑尾粪石嵌顿导致坏疽性阑尾炎、阑尾穿孔、阑尾周围脓肿。患者术中发生血压下降、感染性休克，考虑胎儿预后不良，同时行剖宫产术。术后发生多器官功能障碍，呼吸机辅助呼吸，药物维持循环稳定，抗感染、输血等对症支持治疗，术后病理提示：腹水中可见大量中性粒细胞（图 36-2）；血培养提示：脆弱拟杆菌。术后 18 天，患者再次发热，并出现喘憋，病情反复，经会诊，考虑由感染引起胸腔积液导致，再次经 ICU 积极抢救，术后 33 天康复出院。

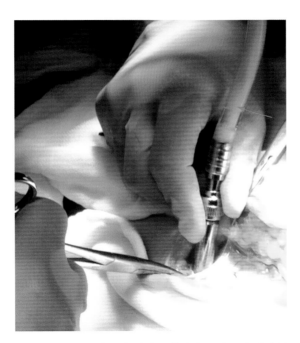

图 36-1　术中吸出腹腔内脓液，箭头所示为吸出脓液情况

【术后诊断】

①孕 28⁺⁴ 周，G3P2。②急性阑尾炎，阑尾穿孔。③弥漫性腹膜炎。④感染性休克。⑤胸腔积液。⑥瘢痕子宫。

【病例讨论】

妊娠期阑尾炎为妊娠期较常见的外科急腹症，发病率为 0.07%～0.18%（顾美皎，

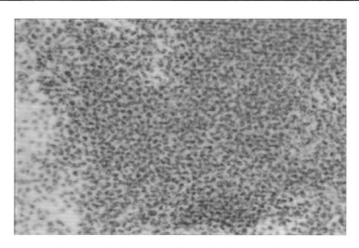

图 36-2　术后病理。腹水中可见大量中性粒细胞

2011），80％以上发生于妊娠中晚期。患者的妊娠晚期死亡率达 16.7％，早期手术可以降低孕妇死亡率至 1％以下，围生儿死亡率为 3％。

虽然妊娠合并急性阑尾炎的症状和体征并不典型，但仍有 70％～80％的患者出现典型症状（解珺淑，2012）。右下腹压痛、反跳痛、肌紧张；白细胞＞15×10⁹/L、中性粒细胞百分比＞80％、C 反应蛋白升高，腰大肌试验、闭孔内肌试验、直肠触痛、Bryman 试验（右侧卧位，若右移子宫引起疼痛，提示疼痛并非由子宫本身疾病所致）、Alder 试验（取最明显的压痛点，左侧卧位，使子宫移至左侧，如压痛减轻或消失，提示疼痛来自子宫，如疼痛更明显，提示疼痛来自子宫以外部位）等均可帮助诊断妊娠期急性阑尾炎。B 超为首选检查，其敏感性可达 85％～100％，特异性可达 92％～96％。在妊娠中晚期，由于子宫增大，B 超的敏感性会下降到 46.1％（盛建，2010）。MRI 在诊断方面的敏感性及特异性均可达 100％（Israel，2008）。

一旦确诊妊娠期阑尾炎，应积极争取 24 h 内手术治疗。对于极少数症状轻、体征不明显、体温≤37.5℃、炎症已经局限、影像学检查未提示明显病变者，可在严密监护下进行药物抗感染保守治疗，保守治疗的成功率约为 40％。但一旦病情有加重趋势，应立即手术（李光源，2007）。本例妊娠合并阑尾炎病例早期未明确诊断，保守治疗过程中炎症扩散，发展为弥漫性腹膜炎和感染性休克，治疗困难。因此，妊娠期腹痛患者还应警惕阑尾炎的可能性，积极诊断，及时手术，改善母儿预后。

【专家点评】

产科医师应对妊娠合并急性阑尾炎提高警惕，及时请外科会诊，及早得出明确诊断，及时手术。除少数症状轻微患者可抗感染保守治疗外，其他均应尽早手术治疗。

（北京大学人民医院　解珺淑　张晓红）

参考文献

顾美皎，戴钟英，魏丽惠. 临床妇产科学. 2 版. 北京：人民卫生出版社，2011.

解珺淑，张晓红. 妊娠合并急性阑尾炎保守治疗后手术一例——附文献复习. 中国妇产科临床杂志，2012，13（1）：67.

李光源，牛瑞潘. 100 例妊娠合并急性阑尾炎临床分析. 中国妇幼保健，2007，22（12）：1607-1608.

盛建，费文勇，徐青. 妊娠期急性阑尾炎 37 例临床分析. 南京医科大学学报（自然科学版），2010，30（12）：1809-1811.

Israel GM，Malguria N，McCarthy S，et al. MRI vs. ultrasound for suspected appendicitis during pregnancy. J Magn Reson Imaging，2008，28（2）：428-433.

病例 37 妊娠中期自发性腹腔内出血 1 例

【病例摘要】

患者女，38 岁，于 2014 年 8 月 28 日 00:49 入院。

主诉：停经 25^{+5} 周，下腹阵痛 1 天，加重 3^+ 小时。

现病史：2014 年 3 月 18 日于我院（北京大学人民医院）行胚胎移植，预产期 2014 年 12 月 8 日，孕 22^{+2} 周我院行羊水穿刺，结果回报为：47，XXX，遗传咨询后患者要求继续妊娠。孕 25 周查口服葡萄糖耐量试验（OGTT）4.53 mmol/L-10.78 mmol/L-7.99 mmol/L，诊断妊娠期糖尿病，入院前 1 天出现下腹坠痛，渐规律，无阴道出血及排液，于急诊就诊，为进一步诊治收入院。

既往史：曾因输卵管积水行腹腔镜输卵管整形术。

月经婚育史：G4P1。2002 年足月阴道顺产一男婴 3800 g，现体健，人工流产 2 次。

家族史：无特殊。

【辅助检查】

B 超（2014 年 8 月 18 日，我院）：双顶径 5.6 cm，头围 21.2 cm，腹围 18.8 cm，股骨长 4.6 cm，羊水指数 21 cm，提示单活胎，头位。

【初步诊断】

①宫内妊娠 25^{+5} 周，G4P1，头位。②先兆流产。③体外受精胚胎移植术后。④妊娠期糖尿病。⑤羊水过多。

【诊治经过】

入院后予硫酸镁解痉、抗感染、保胎治疗，入院当日 16:00 产科 B 超示宫颈管长 4.8 cm，内口未开。但下腹痛持续性加重，耻骨压痛，予保留尿管导尿，导尿后疼痛无明显缓解。21:00 诉下腹部疼痛加重，为持续性，查体：BP 100/66 mmHg，HR 105 次/分，急性面容，被动体位，腹部膨隆，腹壁柔软，宫体压痛，耻骨上为重，腹部拒按，胎心波动 125～140 次/分。予持续心电监护、吸氧、开放两条静脉、抗感染、急查血常规：白细胞 9.39×10^9/L，中性粒细胞百分比 88.7%，血红蛋白 97 g/L。D-二聚体 2325 ng/ml。22:00 诉腹痛较前加重，伴呕吐，为胃内容物及褐色黏稠物，量少。查体：BP 90/60 mmHg，HR 110～150 次/分，神志清楚、表情淡漠，腹部膨隆并较前加重，叩诊全腹鼓音，未闻及肠鸣音，子宫张力较大，宫体压痛，腹部拒按。血尿淀粉酶及心肌损伤标志物未提示异常，血常规：白细胞 20.15×10^9/L，中性粒细胞百分比 93.0%，血红蛋白 73 g/L。急诊八项：D-二聚体 3364 ng/ml。

急诊腹部超声：肝周、脾周、肝肾间隙、脾肾间隙积液，较大液区深约 2.4 cm，其中脾周积液内见絮状回声漂动。腹部肠管胀气。CT 检查提示大量腹腔积液。行腹腔穿刺抽出不凝血。经全院联合会诊，考虑患者腹痛进行性加重，腹腔内出血导致休克，有急诊剖腹探查指征，拟行剖腹探查术明确病因。

　　急诊行剖腹探查术。静-吸复合全身麻醉成功后取平卧位，取下腹正中纵切口切开皮肤约 12 cm，术中见腹膜张力大，广泛蓝染，打开腹膜，吸取腹腔内出血量及血块约 2000 ml，探查子宫不旋，双侧附件区及子宫后壁、肠管等探查困难，向上绕脐扩大切口至脐上 5 cm，将子宫娩出腹腔，探查子宫前壁、底部及双侧附件区无明显异常，检查子宫后壁，见子宫左后壁近阔韧带后叶处血管活动性出血，周围组织广泛充血水肿、炎性渗出（图 37-1）。2-0 可吸收线局部缝扎止血，因组织水肿质脆，缝扎困难，难以止血。再次向患者家属交代病情，家属同意行子宫下段剖宫产术＋子宫修补术，放弃胎儿（图 37-2）。

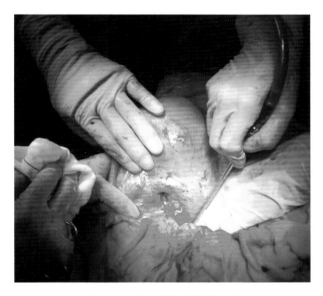

图 37-1　子宫后壁破损出血处

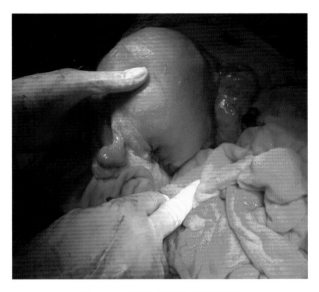

图 37-2　修补后子宫后壁情况

外科医师上台探查肝、胆、胰、脾、肾、肠道未见明显异常，阑尾稍粗，无明显炎症表现。麻醉满意，手术顺利，术中出血 2400 ml，输液 4100 ml，输注压积红细胞 6 U。尿量 150 ml，术中血压、心率平稳。死胎为未成熟女死婴，体重 700 g，身长 34 cm，外观无明显异常。术后安返外科监护，抗生素预防感染，促进宫缩治疗，脱机拔管顺利，术后输注红细胞 800 ml，血浆 800 ml，维生素 B6 回奶治疗。患者术后恢复可，于术后第 7 天出院。

【术后诊断】

①宫内妊娠 25^{+6} 周，G4P1，取胎后。②自发性腹腔内出血（子宫后壁血管破裂出血）。③失血性休克。④体外受精胚胎移植术后。⑤妊娠期糖尿病。

【病例讨论】

与妊娠相关的腹腔内出血的常见原因包括异位妊娠流产或破裂、子宫瘢痕破裂、胎盘穿透性植入、妊娠早期黄体破裂。但非以上常见原因的腹腔内出血也有报道。文献中也常用腹部卒中（sbdominal apolexy）、自发性腹腔内出血（spontaneous hemoperitoneum）、特发性腹腔内出血（idiopathic hemoperitoneum）描述发生在妊娠期或分娩期的腹腔大量出血。"腹部卒中"的定义类似于颅内血管自发性出血的"脑卒中"，是由腹腔内血管自发性破裂导致的腹腔大量出血（Missouri，1962）。自发破裂的血管多数来自盆腹腔的静脉系统，如脾静脉、子宫卵巢静脉、盆腔静脉或腹腔盆腔曲张的静脉破裂，也有肠系膜血管破裂出血的报道（黄敏，2012）。引起妊娠期或分娩期腹腔内出血的少见原因包括子宫-卵巢血管破裂、子宫表面曲张静脉出血、脾静脉、腹腔动脉瘤或血管瘤破裂出血（Diaz-Murillo，2014）。血管自发性破裂出血的病因尚不清楚，目前认为可能与高血压、动脉硬化、腹腔内血管的先天发育缺陷及妊娠有关。妊娠、炎症以及内分泌变化被认为是女性发生腹部卒中的原因，当存在妊娠期内分泌变化、血管扭曲曲张、血管壁变薄时，在一定条件下，如在精神紧张、用力咳嗽或性交、分娩等使腹腔内压力增高的因素的诱导下可发生血管破裂内出血（黄敏，2012）。

自发性腹腔内出血中 60% 的病例为妊娠期妇女，其可发生在妊娠早期、中期、晚期、分娩或产后 3 周内的任何时间（黄敏，2012）。由于孕期子宫的遮挡，腹腔内出血的症状和体征可能不典型，多表现为不能以产科原因解释的腹痛、腹胀，伴血红蛋白进行性下降。当出现以上临床表现时应考虑到本病可能性，积极行剖腹探查止血。术中针对常见出血部位全面探查，明确出血病灶给予止血措施。

【专家点评】

妊娠期间不明原因的腹痛应提高警惕，动态观察，超声腹腔内积液情况及血红蛋白进行性下降应考虑存在腹腔内出血可能，尽早剖腹探查止血。

（北京大学人民医院　　解珺淑　张晓红）

参考文献

黄敏，邝丽贞，林青梅. 腹部卒中致孕产妇死亡 2 例. 实用妇产科杂志，2012，28（7）：579-580.

Diaz-Murillo R，Tobias-Gonzalez P，Lopez-Magallon，et al. Spontaneous hemoperitoneum due to rupture of uterine varicose veins during labor successfully treated by percutaneous embolization. Case Reports in Obstet and Gynecol，2014，2014：580384.

Missouri F. Abdominalapoplexy. Annals of Surgery，1962，155（1）：153-160.

病例 38　妊娠合并梅毒 2 例

病例 38-1

【病历摘要】

患者女，28 岁，妊娠合并一期梅毒。

主诉：停经 11 周，发现右侧大阴唇内侧溃疡 1 周。

现病史：患者平素月经规律，自诉末次月经：1998 年 l0 月 23 日。根据末次月经推算预产期 1999 年 7 月 30 日。停经 30$^+$ 天测尿 hCG（＋），孕 40$^+$ 天出现轻度恶心、呕吐等早孕反应，持续 1 个月自行缓解。入院前 1 周患者发现右侧大阴唇内侧一大小为 5 mm×5 mm 的椭圆形浅溃疡，无明显脓液，无疼痛等不适。为治疗来我院（北京大学深圳医院）就诊。

既往史：无特殊。

月经婚育史：月经初潮 14 岁，既往月经规律，5 天/28 天，经量、颜色正常，无痛经。末次月经：1998 年 10 月 23 日。适龄结婚，配偶体健，G1P0。

家族史：否认家庭成员有梅毒等传染病史。

【体格检查】

生命体征平稳。一般情况可，心肺查体无特殊，腹软、稍隆起。专科检查：右侧大阴唇内侧见一大小为 5 mm×5 mm 浅溃疡，呈椭圆形，边缘整齐，稍隆起，质地稍硬，无脓液，无压痛（图 38-1）。阴道畅；子宫颈光滑；子宫前位，增大如孕 11 周大小；附件：双侧未触及包块和压痛。

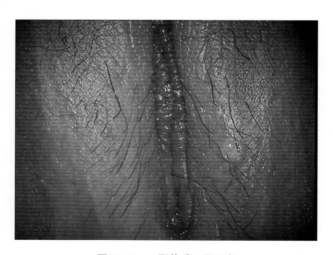

图 38-1　一期梅毒-硬下疳

【辅助检查】

血常规（1999 年 1 月 6 日）：血红蛋白 110×10^9 g/L，白细胞 6.46×10^9/L，血小板 225×10^9/L。肝功能、肾功能（1999 年 1 月 6 日）正常。TORCH 筛查（1999 年 1 月 6 日）：弓形虫抗体（TG）-IgM（－）；风疹病毒抗体（RV）-IgM（－）；巨细胞病毒抗体（CMV）-IgM（－）；单纯疱疹病毒 Ⅱ（HSV）-IgM（－）。乙型肝炎病毒表面抗原（HbsAg）（1999 年 1 月 6 日）：（－）。人类免疫缺陷病毒抗体筛查（1999 年 1 月 6 日）：（－）。梅毒血清学筛查（1999 年 1 月 6 日）：血清 TRUST 滴度 1:8（＋），TPHA 滴度 1:160（＋）。

B 超检查（1999 年 1 月 6 日）：宫内早孕，妊娠 11 周大小。

【初步诊断】

①妊娠早期（G1P0，宫内孕 11 周）。②妊娠合并一期梅毒。

【诊治经过】

患者于 1999 年 1 月 6 日完善相关检查，梅毒血清学筛查：血清 TRUST 滴度 1:8（＋），TPHA 滴度 1:160（＋），排除其他传染病及皮肤病，全面评估患者临床症状后，考虑"妊娠合并一期梅毒"。青霉素皮肤过敏试验（－）；予苄星青霉素 240 万 U＋生理盐水 4 ml 分两侧臀部注射，每周 1 次，连续 3 周。同时建议患者性伴侣接受临床症状及性病评估。

【随访】

驱梅治疗后每月复查非螺旋体血清定量试验（如 TRUST）评价疗效。

治疗 1 个月后复查 TRUST 滴度 1:4（＋），治疗效果明显。

产时患者复查 TRUST 滴度 1:2（＋）；婴儿血 TRUST 滴度 1:2（＋），19s-IgM-TPHA（－）。

产后第 3 个月患者复查 TRUST 滴度 1:2（＋）；婴儿血 TRUST 滴度（－），19s-IgM-TPHA（－）。证实驱梅治疗成功，婴儿无先天性梅毒，母婴传播阻断成功。

【最终诊断】

①G1P1，孕 40 周 LOA 位顺产分娩单胎活婴。②妊娠合并一期梅毒。

病例 38-2

【病历摘要】

患者女，22 岁，妊娠合并二期梅毒。

主诉：停经 39 周，发现手掌、外阴及肛周皮肤异常 1 周。

现病史：患者平素月经规律，自诉末次月经：2008 年 4 月 20 日，根据末次月经推算预产期 2009 年 1 月 27 日，孕期从未产检。孕 30^+ 天自测尿 hCG（＋），孕 40^+ 天出现轻度恶心、呕吐等早孕反应，持续 1 个月自行缓解。入院前 1 周患者发现双手掌出现散在 1～

2 mm 大小的暗红色斑疹，同时外阴和肛门周围出现约 2 mm 大小多发疣状物，患者自觉异物感，无疼痛及瘙痒等不适。当时未予重视。现为治疗来我院（北京大学深圳医院），门诊拟"妊娠晚期，妊娠合并二期梅毒？"收入院。

既往史：无特殊。

月经婚育史：月经初潮 14 岁，既往月经规律，5 天/28 天，经量、颜色正常，无痛经。末次月经：2008 年 4 月 20 日。适龄结婚，配偶体健，G1P0。

家族史：否认家庭成员有相关传染病等病史。

【体格检查】

生命体征平稳。心、肺查体无异常，腹部软、膨隆。双手掌出现异常着色，见散在 1～2 mm 暗红色斑疹（图 38-2）。专科检查：宫高 30 cm，腹围 88 cm，未及宫缩，骨盆内外测量未见明显异常，胎心 140 次/分。外阴和肛门周围见扁平疣状病损（图 38-3）。阴道内诊：先露头，LOA，S-3。宫颈居中，质中，未消，宫口未开，胎膜未破。

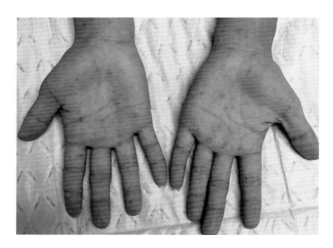

图 38-2　二期梅毒-手部皮疹

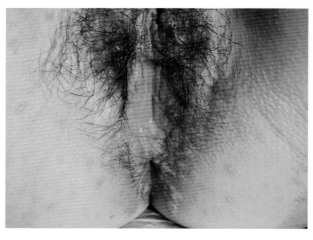

图 38-3　二期梅毒-扁平湿疣

【辅助检查】

血常规（2009 年 1 月 20 日）：血红蛋白 110×10⁹ g/L，白细胞 6.46×10⁹/L，血小板 225×10⁹/L。

凝血检查（2009 年 1 月 20 日）：纤维蛋白原 3.8 g/L，凝血酶原时间 12 s，部分凝血活酶时间 27 s，凝血酶时间 13 s。

肝功能（2009 年 1 月 20 日）：（－）。肾功能（2009 年 1 月 20 日）：（－）。

75 g 口服葡萄糖耐量试验（OGTT）（2009 年 1 月 20 日）：空腹血糖（FPG）及口服葡萄糖后 1、2、3 h 血糖值分别为 5.0 mmol/L、8.6 mmol/L、7.2 mmol/L 和 6.1 mmol/L（正常值上限分别为 5.8 mmol/L、10.6 mmol/L、9.2 mmol/L 和 8.1 mmol/L）。

TORCH 筛查（2009 年 1 月 20 日）：弓形虫抗体（TG）-IgM（－）；风疹病毒抗体（RV）-IgM（－）；巨细胞病毒抗体（CMV）-IgM（－）；单纯疱疹病毒Ⅱ（HSV）-IgM（－）。

乙型肝炎病毒表面抗原（HbsAg）（2009 年 1 月 20 日）：（－）。人类免疫缺陷病毒抗体筛查（2009 年 1 月 20 日）：（－）。梅毒血清筛查（2009 年 1 月 20 日）：血清 TRUST 滴度 1∶32（＋），TPHA 滴度 1∶640（＋）。

B 超检查（2009 年 1 月 20 日）：胎儿双顶径：9.5 cm，股骨长度：7.0 cm；胎儿肝脾增大，腹腔积液。胎盘位置：后壁，成熟度：2 度。羊水指数：25 cm。胎心 140 次/分。

【初步诊断】

①G1P0，孕 39 周 LOA 待产。②妊娠合并二期梅毒。③先天性梅毒？

【诊治经过】

入院当天完善相关检查，了解患者梅毒血清学滴度，排除其他传染病及皮肤病，全面评估患者临床特征，考虑"妊娠合并二期梅毒"。予青霉素皮肤过敏试验，结果提示阴性，随后予苄星青霉素 240 万 U 肌内注射。同时建议患者性伴侣接受临床症状及性病评估。

2009 年 1 月 27 日重复肌内注射苄星青霉素 240 万 U，同时在隔离产房阴道顺产分娩单胎活女婴，体重 3950 g，新生儿外观可见腹膨隆，手、脚见皮损（图 38-4 和图 38-5）。胎盘 25 cm×25 cm×3.5 cm，重 2000 g。脐带血清 TRUST 滴度 1∶128（＋），TPPA 滴度 1∶1280（＋）。

结合辅助检查考虑新生儿先天性梅毒，新生儿转儿科按先天性梅毒治疗。建议母婴随访血清 TRUST 滴度，失访。

【最终诊断】

①G1P1，孕 40 周 LOA 位顺产分娩单胎活女婴。②妊娠合并二期梅毒。③新生儿先天性梅毒。

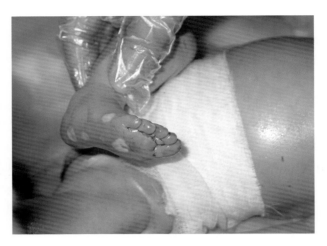

图 38-4　早期先天性梅毒（皮肤黏膜损害）

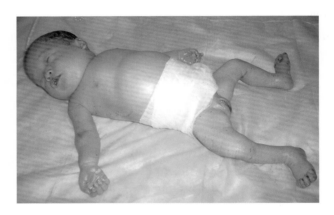

图 38-5　早期先天性梅毒（肝脾大及腹水）

【病例讨论】

1. 妊娠合并梅毒的流行病学

虽然几十年来梅毒（syphilis）已能得到有效治疗，但其仍是母婴面临的重要问题。2016 年全球孕产妇梅毒感染率为 0.69%，我国孕产妇梅毒感染率为 0.16%（Korenromp，2019）。从 2011 年到 2017 年，先天性梅毒的病例已从 13294 例下降到 3846 例，2017 年孕妇梅毒筛查覆盖率达 99.5% 以上，但只有 80% 的患者在分娩前得到治疗。在感染风险方面，先天性梅毒感染率较高与产前保健不足及缺乏治疗有关（Wang，2018）。采取积极的母婴阻断措施，有助于实现根除梅毒。

2. 妊娠合并梅毒的发病机制和传播

梅毒病原体为苍白螺旋体，宫颈黏膜微小损伤可为螺旋体的进入提供途径。宫颈外翻、充血、脆弱会增加传播危险性。苍白螺旋体通过复制可在几小时到几天内经淋巴管播散。梅毒平均潜伏期为 3～4 周，潜伏期长短取决于宿主因素及螺旋体载量。

早期梅毒包括一期梅毒、二期梅毒和早期潜伏梅毒，此时苍白螺旋体载量最高，伴侣传播率高达 30%～60%，而晚期梅毒传播率则随着螺旋体减少而明显下降。胎儿可通过多种途径感染母体梅毒。苍白螺旋体容易通过胎盘导致胎儿先天性感染。虽然经胎盘传播是梅毒最主要的传播途径，但新生儿也可在分娩时因接触病损部位或胎膜部位的螺旋体而感染。50% 以上感染梅毒的胎儿会发展成为未治疗的早期梅毒，10% 发展成为晚期隐性梅毒（Horsager，2018）。

3. 妊娠合并梅毒的临床表现

根据临床特征和病程可分为三期。一期梅毒可根据苍白螺旋体侵入部位的特征性硬下疳诊断，硬下疳的特征为无痛性红色隆起，边界清，基底平坦，常伴非化脓性淋巴结肿大。即使不予治疗，硬下疳也会在 2～8 周后自然消失。可出现多个病损，这种情况在合并 HIV-1 感染的女性中更多见。二期梅毒是指苍白螺旋体已播散并影响机体多个组织器官。二期梅毒通常在硬下疳出现 4～10 周后出现，多达 90% 的女性会出现皮肤异常表现。可表现为弥漫性黄斑皮疹、足底和手掌特征性病变、斑片状脱发和（或）黏膜斑。扁平湿疣表现为会阴和肛周的新鲜丘疹和结节，其内含大量苍白螺旋体，具有高度传染性。大部分二期梅毒女性还可能出现全身症状（如发热、萎靡不振、头痛和肌痛等），也可能发展为肝炎、肾病、骨膜炎和眼部疾病（如前葡萄膜炎）。一期梅毒或二期梅毒未治疗时可发展为隐性梅毒，患者虽无临床表现，但梅毒血清学试验阳性。早期隐性梅毒是指发生在 12 个月内的隐性梅毒。12 个月后诊断为晚期隐性梅毒或病期不明确的隐性梅毒。三期梅毒或晚期梅毒是影响全身多系统的慢性进行性疾病，在育龄期妇女中少见（Horsager，2018）。

4. 先天性梅毒的临床表现

在纳入分析的 1187 例梅毒血清阳性孕妇中，900 例（75.8%）梅毒血清阳性孕妇接受了治疗，287 例（24.2%）未接受治疗。接受治疗的孕妇中有 16.3%（147/900 例）观察到不良妊娠结局，而未接受治疗的妇女中有 33.8%（97/287 例）观察到不良妊娠结局（Liu，2019）。母体感染梅毒可导致早产、死胎、胎儿生长受限或先天性梅毒。由于在妊娠中期之前胎儿免疫功能不全，故在此之前通常不会表现出梅毒感染的免疫炎症反应特征。然而，一旦胎儿感染梅毒，病情便呈持续进展状态。胎儿出现肝功能异常后会相继出现贫血和血小板减少，后进展为腹水和水肿。死胎依然是主要并发症。新生儿可出现黄疸伴瘀斑、紫癜、淋巴结肿大、鼻炎、肺炎、心肌炎、肾病或长骨受累。梅毒感染后，胎盘会增大、苍白。在显微镜下观察，可见绒毛失去特征性树枝状形态，变厚如杵状。疾病晚期由于动脉内膜炎和基质细胞增生，血管几乎完全消失。脐带也可能显示感染迹象（Horsager，2018）。

5. 妊娠合并梅毒及先天性梅毒的诊断

WHO、美国、英国及我国建议所有孕妇均应在第一次产前检查时做梅毒血清学（如TRUST）筛查。对梅毒高发地区孕妇或梅毒高危孕妇，应在妊娠第 28 周及临产前再次做梅毒血清学筛查。所有在妊娠 20 周后有死胎史者均需要做梅毒血清学筛查（WHO，2017；Kingston，2016；樊尚荣，2012；Curry，2018）。

苍白螺旋体无法由临床标本培养得到。可以通过暗视野显微镜检查、聚合酶链反应（polymerase chain reaction，PCR）或直接荧光抗体检测的方法查找到皮肤病变处分泌物、病变组织或体液中的苍白螺旋体，从而对早期病变进行诊断。这些方法并不广泛使用并且比血清学检测敏感性低。因此，在临床实践中，诊断主要依据临床表现和血清学检测，即非特异性螺旋体试验，包括性病研究实验室试验（venereal disease research laboratory test，VDRL 试验）和快速血浆反应素试验（rapid plasma reagin，RPR）；特异性螺旋体试验，包括荧光密螺旋体抗体吸收试验（fluorescent treponemal-antibody absorption test，FTA-ABS）、苍白螺旋体被动颗粒凝集试验（T pallidum passive particle agglutination，TP-PA）和各种免疫测定。两种方法组合检查可识别感染并明确疾病发展阶段。非特异性螺旋体试验阳性时，应进行定量测量，用滴度表示，滴度可反映疾病活动度。由于 VDRL 滴度和 RPR 并不完全一致，故推荐持续采用其中一种方法进行监测。特异性螺旋体试验一般终身均呈阳性结果。每种血清学检查都有局限性，包括假阳性和假阴性结果。如果有合理的筛查、随访和治疗方案，这两种方法均有效（Fan，2019）。

在明确诊断为妊娠合并梅毒后，应同时排查患者艾滋病、其他性传播疾病以及其性伴侣的情况，并评估胎儿先天性梅毒的风险。有临床医生误将患儿非特异性梅毒螺旋体抗原血清抗体阳性作为先天性梅毒的诊断依据。更有误将患儿梅毒螺旋体抗原血清抗体阳性作为先天性梅毒诊断依据者。建议对胎龄大于 20 周的胎儿进行超声检查，评估胎儿是否感染先天性梅毒。超声检查发现肝大、胎盘增厚、羊水过多、腹水、胎儿水肿、大脑中动脉血流速度升高，均提示有胎儿感染的可能。根据美国疾病预防控制中心 2015 年性传播疾病指南，诊断或高度怀疑先天性梅毒的依据包括：①先天性梅毒的临床症状和体征。②从病变部位、胎盘或脐带处找到梅毒螺旋体或体液抗梅毒螺性旋体 IgM 抗体（＋）。③患儿非特异性梅毒螺旋体抗原血清抗体较母体血清增高 4 倍。因母体血梅毒螺旋体 IgG 抗体可经胎盘至胎儿，故单纯脐血或新生儿血梅毒螺旋体抗原血清抗体阳性不能确诊先天性梅毒。对死胎怀疑先天性梅毒时，可取胎儿、脐带或胎盘组织用特殊银染或免疫荧光技术检测梅毒螺旋体进行诊断。在胎儿尸体自溶时，对胎儿行全身长骨 X 线检查，发现胎儿有骨软骨炎或骨膜炎对诊断有帮助。胎盘检查对发现先天性梅毒有重要意义。梅毒胎盘的主要表现包括巨大胎盘、局灶性绒毛炎、血管增生及坏死性脐带炎，胎盘绒毛相对不成熟；在胎盘组织中找到梅毒螺旋体也可确诊先天性梅毒（Workowski，2015）。

6. 妊娠合并梅毒的治疗

根据分期采用相应的青霉素方案治疗，必要时增加疗程（表 38-1），对于青霉素过敏患者，先进行青霉素脱敏，然后应用苄星青霉素治疗（Workowski，2015）。避免应用水剂青霉素治疗妊娠合并梅毒。梅毒螺旋体的复制周期为 30～33 h，对青霉素非常敏感，一般认为青霉素浓度超过 0.03 U/ml 可杀灭梅毒螺旋体，但这一浓度需要至少保持 7～10 日，水剂青霉素的有效血清浓度为 0.016～1.0 U/ml，增加浓度可提高疗效，但超过上述有效浓度范围将不再提高疗效。水剂青霉素的半衰期仅为半小时，很难维持血清有效浓度，应用水剂青霉素治疗、疗程不足和疗程不规则常导致三期梅毒发生，短时间内静脉滴注大量水剂青霉素也不能提高治疗效果。红霉素对胎儿感染的疗效差，不用于治疗妊娠合并梅毒。四环素和多西环素可能使胎儿乳牙变色，禁用于孕妇（樊尚荣，2012）。尚无高质量的研究表明头孢曲松可用于妊娠合并梅毒患者。分娩后可选择多西环素治疗（樊尚荣，2012）。根据我国有关规定，梅毒血清阳性孕妇应接受 2 个疗程的梅毒治疗，以实现母婴阻断。一个完整疗程包括连续 3 周每周肌内注射苄星青霉素 240 万 U 或连续 15 天每天肌内注射普鲁卡因青霉素 60 万 U（Kingston，2016）。但有两项研究表明，孕 28 周前使用 1 个疗程方案与孕期使用 2 个疗程方案相比，没有统计学差异（Hong，2017；Liu，2019）。如果梅毒血清学筛查阳性，又不能排除梅毒时，尽管有过抗梅毒治疗，但为了保护胎儿，应再次接受抗梅毒治疗。梅毒患者妊娠时，如果已经接受正规治疗和随诊，则无需再治疗。对上次治疗和随诊有疑问或本次检查发现有梅毒活动征象，应再次给予治疗（樊尚荣，2012）。

表 38-1　妊娠合并梅毒的推荐治疗方案

疾病分期	治疗方案
早期梅毒[a]	苄星青霉素 G，240 万 U 单次肌内注射，有学者推荐 1 周后注射第 2 剂
病程超过 1 年[b]	苄星青霉素 G，240 万 U 肌内注射，每周 1 次，共 3 次

[a] 包括一期梅毒、二期梅毒和病程小于 1 年的隐性梅毒。[b] 病期不明或超过 1 年的隐性梅毒、三期梅毒。孕妇用药必须足量，用药剂量不足者必须重新重复整个疗程治疗

　　孕妇治疗后需每月复查非特异性螺旋体血清定量试验（如 TRUST）直至分娩。如 TRUST 或 VDRL 持续升高 3 个月，或滴度增加 4 倍，或再现一、二期病灶，则应再行驱梅治疗，同时做脑脊液检查除外神经梅毒。用不同血清学检测时要注意 VDRL 滴度一般低于 TRUST（Workowski，2015；WHO，2017；Kingston，2016；樊尚荣，2012）。

　　性伴侣的处理：应对梅毒患者的性伴侣做梅毒血清学检查，并根据检查结果决定治疗。对于早期梅毒患者的性伴侣，即使血清学检查阴性，也应给予推测性诊断和治疗（流行病学治疗）（ACOG，2018）。

　　产科处理要点：①很多临床医生对妊娠合并梅毒认识不够，因为害怕发生胎儿先天性梅毒，故常建议妊娠合并梅毒孕妇终止妊娠，这样做常常是不恰当的。事实上，如果能够在妊娠 28 周前诊断和治疗妊娠合并梅毒，几乎可以完全预防先天性梅毒。深圳一项妊娠合并梅毒的病例研究结果表示，孕 28 周前使用苄星青霉素 G 治疗者，可获得健康婴儿的概率为 99.7%（1809/1815 例）（Hong，2017）。但是妊娠合并梅毒属于高危妊娠，在妊娠 20 周后注意超声检查是否有胎儿先天性梅毒征象（Rac，2014）。②驱梅治疗时应注意检测和预防吉-海反应（Butler，2017）。③分娩方式依据产科指征确定，没有研究表明剖宫产可降低先天性梅毒的发生率。④哺乳问题：梅毒除可经胎盘传播外，产妇未治愈时母乳喂养也可传播梅毒感染婴儿，在产妇未治愈前，不应实行母乳喂养（樊尚荣，2012）。

　　诊断或高度怀疑先天性梅毒的治疗方案：①水剂青霉素。出生 7 天内，5 万 U/kg，每 12 h 1 次，静脉滴注；出生 7 天后，5 万 U/kg，每 8 h 1 次，静脉滴注，连续 10 天。②普鲁卡因青霉素。5 万 U/kg，每日 1 次，肌内注射，连续 10 天。若治疗中断 1 天以上应重新治疗（Workowski，2015）。

　　孕期驱梅治疗失败的因素包括：未系统进行产前检查（产前检查次数少、首次产前检查过晚或者未行产前检查）；较高的母体血清滴度；早产和分娩前不久才开始治疗；妊娠合并梅毒患病率高（Fan，2019）。本文报道的两例病例中，病例 1 患者先天性梅毒母婴阻断成功，而病例 2 母婴阻断失败，是由于病例 2 患者从未产检，妊娠早期未能及时发现（未进行产检），妊娠晚期（大于 28 周）发现梅毒血清学异常时滴度较高（超过 1∶16），驱梅治疗的时间较晚（大于 28 周）。

【专家点评】

目前，梅毒仍是全球性公共卫生问题，为了有效地进行梅毒母婴传播阻断，主要有 3 个原则：①在妊娠早期对所有孕妇进行梅毒筛查，若发现妊娠合并梅毒则尽早进行足疗程驱梅治疗，密切随访母婴情况。②改善梅毒患者性伴侣的管理。③尽量降低梅毒在普通人群中的感染率。

（北京大学深圳医院　严少梅　樊尚荣）

参考文献

樊尚荣. 中华医学会妇产科学分会感染性疾病协作组. 妊娠合并梅毒的诊断和处理专家共识. 中华妇产科杂志，2012，47（2）：158-160.

ACOG. ACOG committee opinion no. 737：expedited partner therapy. Obstet Gynecol，2018，131（6）：e190-e193.

Butler T. The Jarisch-Herxheimer reaction after antibiotic treatment of spirochetal infections：areview of recent cases and our understanding of pathogenesis. Am J Trop Med Hyg，2017，96（1）：46-52.

Curry SJ，Krist AH，Owens DK，et al. US Preventive Services Task Force. US Preventive services task force screening for syphilis infection in pregnant women：US preventive services task force reaffirmation recommendation statement. JAMA，2018，320（9）：911-917.

Fan SR，Wang AL，Wang LH. Elimination of mother-to-child transmission of syphilis：challenge and solution. Matern-Fetal Med，2019，1（2）：95-104.

Hong FC，Wu XB，Yang F，et al. Risk of congenital syphilis（CS）following treatment of maternal syphilis：results of a CS control program in China. Clin Infect Dis，2017，65（4）：588-594.

Horsager R，Roberts S，Roger V，et al. Williams Obstetrics. 25th Edition. New York：McGraw Hill Education，2018.

Kingston M，French P，Higgins S，et al. Members of the syphilis guidelines revision group 2015. UK national guidelines on the management of syphilis 2015. Int J STD AIDS，2016，27（6）：421-446.

Liu H，Chen N，Yu J，et al. Syphilis-attributable adverse pregnancy outcomes in China：a retrospective cohort analysis of 1187 pregnant women with different syphilis treatment. BMC Infect Dis，2019，19（1）：292.

Rac MW，Bryant SN，McIntire DD，et al. Progression of ultrasound findings of fetal syphilis after maternal treatment. Am J Obstet Gynecol，2014，211（4）：426. e1-e6.

US Preventive Services Task Force，Curry SJ，Krist AH，et al. US Preventive services task force-screening for syphilis infection in pregnant women：US preventive services task force reaffirmation recommendation statement. JAMA，2018，320（9）：911-917.

Wang AL，Qiao YP，Dou LX，et al. Challenges of eliminating mother-to-child transmission of HIV，syphilis and hepatitis B in China：a cross-sectional survey. Lancet，2018，392（Supplement 1）：55.

WHO guidelines approved by the guidelines review committee. WHO guideline on syphilis screening and treatment for pregnant women，2017. https：//apps. who. int/iris/handle/10665/259003.

Workowski KA，Bolan GA. CDC. Sexually transmitted diseases treatment guidelines，2015. MMWR Recomm Rep，2015，64（RR-3）：1-137.

病例 39　妊娠合并 IgA 肾病 1 例

【病历摘要】

患者女，32 岁，妊娠合并 IgA 肾病 4 期，重度子痫前期。

主诉：停经 36⁺⁶ 周，IgA 肾病伴高血压 8 年，肝功能异常 1 天。

现病史：平素月经规律，5 天/30 天，末次月经：2016 年 10 月 18 日，停经 30 天自测尿 hCG（＋），妊娠早期我院彩超提示宫内早孕，核对孕周无误，预产期 2017 年 7 月 25 日。NT 彩超、排畸彩超未见明显异常，行外周血无创 DNA 示低风险，停经 28 周、32 周彩超提示胎儿各径线大小符合孕周；停经 34 周彩超检查提示胎儿腹围偏小两周，羊水最大平面 57 mm，脐动脉 S/D 2.99；血常规检查提示血红蛋白 86 g/L，考虑肾病贫血，予促红细胞生成素治疗及地塞米松促胎儿成熟治疗，并建议患者终止妊娠，患者拒绝，要求继续观察。

患者于入院前 8 年因"头晕、水肿"就诊，发现血压升高达 180/100 mmHg，伴尿蛋白（＋＋＋），于我院（北京大学第一医院）行肾穿刺活检诊断为"IgA 肾病"，孕前予以氨氯地平（络活喜）控制血压满意。妊娠早期改为拉贝洛尔、硝苯地平（拜新同）口服控制血压，目前用量为拉贝洛尔 200 mg 每 8 h 1 次，硝苯地平 30 mg 每日 1 次，妊娠期血压波动于 120～130/70～80 mmHg。妊娠期监测尿蛋白（＋），24 小时尿蛋白定量 0.21～0.41 g/24 h，妊娠期估算肾小球滤过率波动于 24.6～32.5 ml/（min·1.73 m²）。妊娠期间尿蛋白及肾功能变化情况见表 39-1。自妊娠 14 周开始，患者每日口服阿司匹林 100 mg 至 34 周。入院当日产检发现肝功能增高，谷丙转氨酶 82 IU/L，尿蛋白（＋＋＋），急诊收入院。患者妊娠期体重增加 16 kg，近一周体重增长 2 kg。

表 39-1　妊娠期间尿蛋白及肾功能指标变化情况

妊娠周数	24 小时尿蛋白（g/24 h）	肌酐（μmol/L）	估算的肾小球滤过率 [ml/（min·1.73 m²）]
4 周	0.30	188.0	29.4
7 周	0.23	173.0	32.5
11 周	0.28	182.0	30.6
15 周	0.38	186.0	29.8
19 周	0.21	181.0	30.8
23 周	0.31	182.0	30.6
27 周	0.44	185.8	29.8
29 周	0.27	217.9	24.6
33 周	0.41	218.0	25.6
35 周	—	288.0	19.1
36 周	0.84	290.1	17.4

既往史：2009 年 7 月双膝外伤，予手术治疗，否认输血史，否认药物过敏史。个人史无特殊。G2P0，人工流产 2 次。

家族史： 否认家族遗传病史及类似疾病史。

【体格检查】

T 36.1℃，P 82 次/分，R 20 次/分，BP 150/90 mmHg。一般情况可，心、肺、腹查体无特殊。双下肢水肿（＋＋）。宫高 34 cm，腹围 96 cm，胎儿头位，HR 140 次/分，手摸宫缩：无/20 分钟，子宫迟缓好。

【辅助检查】

彩超检查提示胎儿体重约 2600 g，羊水指数 91 mm，脐动脉 S/D 2.21。血小板减少、肝酶升高以及乳酸脱氢酶升高。

血常规：白细胞 $9×10^9$/L，血红蛋白 70 g/L，血小板 $89×10^9$/L。尿常规：尿蛋白（＋＋＋）。肝、肾功能：谷丙转氨酶 82 IU/L，谷草转氨酶 70 IU/L，白蛋白 24 g/L，肌酐 290 μmol/L，乳酸脱氢酶 655 U/L。凝血功能：凝血酶原时间 14 s，活化部分凝血活酶时间 26 s，纤维蛋白原 3.8 g/L。24 小时尿蛋白：2.6 g。

眼底检查：未见明显异常。超声心动图：未见明显异常。腹部超声检查：肝、胆、胰、脾未见明显异常，双肾体积略增大。

完善自身抗体、狼疮抗凝物、抗血小板抗体等检查均无异常。

【初步诊断】

1. 慢性高血压合并妊娠。2. 慢性高血压合并重度子痫前期，HELLP 综合征？3. IgA 肾病。4. 慢性肾脏病 4 期。5. 宫内孕 36^{+6} 周，G3P0，头位，未产。6. 贫血。

【诊治经过】

患者 8 年前曾行肾穿刺活检术诊断为 IgA 肾病，妊娠前血肌酐 196 μmol/L，故 IgA 肾病、慢性肾脏病 4 期诊断明确。

患者妊娠前即诊断为慢性高血压，口服降压药物治疗，故慢性高血压诊断明确。

患者妊娠期血压及尿蛋白控制稳定，近期出现血压明显升高达 160/110 mmHg，24 小时尿蛋白含量明显增加，故考虑慢性高血压合并重度子痫前期，HELLP 综合征诊断明确。

入院后密切监测患者血压变化情况，评估患者的一般状况，完善相关检查。入院后监测血压波动于 150～160/90～110 mmHg，调整降压药物剂量为拉贝洛尔 200 mg 每 8 h 1 次，硝苯地平 30 mg 每日 2 次。

患者妊娠期肾功能缓慢下降，近两周来血肌酐水平明显升高，考虑存在急性肾功能下降。目前已妊娠 36^{+6} 周，故建议尽快终止妊娠。术前予硫酸镁 2 g 静脉滴注预防子痫，输注浓缩红细胞 2 U 纠正贫血，于妊娠 37 周行子宫下段剖宫产术终止妊娠，娩一男婴，2700 g，Apgar 评分 1 分钟 10 分，5 分钟 10 分。术中出血 200 ml。术后予硫酸镁预防子痫，控制血压、溴隐亭回奶等治疗，术后 7 天顺利出院。

【病例讨论】

近年来，妊娠合并慢性肾脏病的患者逐年增多。Williams 等研究认为育龄期女性中有 0.1％～3％患有不同程度的肾病（Williams，2012）。Zhang 等的全国横断面调查估计，我国有 1.2 亿左右的慢性肾脏病患者，其中 18～39 岁的女性的患病率高达 7.4% （Zhang，2012）。就肾病的类型来说，孕妇中最常见的慢性肾脏病（chronic kidney disease，CKD）类型为 IgA 肾病。

改善全球肾脏病预后组织（KDIGO）对 CKD 的定义为：对健康有影响的肾结构或者功能异常，持续时间＞3 个月。肾损害的标志包括：①尿白蛋白水平异常（尿白蛋白排泄率≥30 mg/24 h；白蛋白/肌酐比值≥30 mg/g）。②尿沉渣检查结果异常。③肾小管疾病导致的电解质异常和其他异常。④组织学证实的肾结构异常。⑤影像学检查提示肾结构异常。⑥肾移植病史。⑦估算的肾小球滤过率（estimated glomerular filtration rate，eGFR）＜60 ml/（min·1.73 m^2）。

KDIGO 指南基于不同肾损害指标对 CKD 进行分期，包括 eGFR、肾损害的病因以及尿白蛋白水平。目前，基于 eGFR 进行分期与疾病的严重程度及并发症的风险最为契合，也是应用最广泛的分期，见表 39-2。本例患者妊娠前血肌酐水平达到 196 μmol/L，eGFR 为 27 ml/（min·1.73 m^2），故为慢性肾脏病 4 期。

表 39-2　KDIGO 指南推荐的 eGFR 分期

分期	eGFR [ml/（min·1.73 m^2）]	定义
1 期	≥90	正常或增高
2 期	60～89	轻度下降
3a 期	45～59	轻中度下降
3b 期	30～44	中重度下降
4 期	15～29	重度下降
5 期	＜15	肾衰竭

eGFR，估算的肾小球滤过率

Hladunewich 等建议，孕前存在 CKD 的患者若存在以下情况需推迟妊娠或不宜妊娠：①复发或缓解性疾病（如狼疮性肾病、系统性血管炎）孕妇应在疾病缓解至少 6 个月以上再计划妊娠。②使用细胞毒性药物（如环磷酰胺）的孕妇应避免妊娠。③严重高血压的孕妇需要了解妊娠期禁忌用药，并在妊娠前停药且控制血压稳定。④明显肾功能不全（血肌酐＞180 μmol/L）的孕妇在肾移植前不建议妊娠。⑤eGFR＜60 ml/（min·1.73 m^2），尤其是血压控制欠佳的糖尿病肾病孕妇不建议妊娠。⑥肾移植孕妇至少在移植 1 年且肾功能稳定后再计划妊娠（Hladunewich，2014）。该患者为 4 期 CKD 患者，故不建议妊娠，但与患者沟通后，患者拒绝妊娠早期终止妊娠。

对于肾功能正常的女性，妊娠中期母体肾血流量增加可达 70%～80%，至足月时下降至比非妊娠期增加约 45%；GFR 增加 50%，由于这一生理性变化，妊娠期间母体血肌酐浓度平均下降约 35 μmol/L，妊娠期血肌酐的正常范围变为 35～70 μmol/L。Webster 等指出，对妊娠前即存在中度肾损伤的女性，妊娠期 GFR 增加的程度减弱，妊娠前血肌酐水平＞200 μmol/L 者则完全消失（Webster，2017）。妊娠期间血容量及红细胞的生成增加也与妊娠前血肌酐水平呈负相关。该患者妊娠前即存在明显的肾功能损伤，所以妊娠期血肌酐水平没有出现生理性下降的过程，而在妊娠期处于持续增高的状态，同时，由于较严重的肾基础疾病，在妊娠晚期出现明显的贫血。

妊娠前合并 CKD 的女性是妊娠期间并发子痫前期的高危人群，而妊娠期并发子痫前期是胎儿不良预后及母体肾功能下降的独立危险因素。对于妊娠前合并 CKD 的女性，建议自妊娠 12～16 周开始服用小剂量阿司匹林（75～100 mg/d），以降低妊娠期间并发子痫前期的风险。故该患者于妊娠 14 周开始口服小剂量阿司匹林以预防子痫前期的发生。

就妊娠结局而言，4 期 CKD 患者由于肾功能严重下降，妊娠期并发症发生率显著升高。在早期的研究中，Williams 和 Davison 回顾了 1985—2007 年的文献（Williams，2012），认为血肌酐水平＜125 μmmol/L 的患者子痫前期的发生率为 22%；血肌酐水平＞177 μmmol/L 的患者子痫前期的发生率为 60%。在 Imbasciati 等（Imbasciati，2005）的研究中，前瞻性纳入了 27 例肾功能严重受损的孕妇（CKD 3b～5 期），其中妊娠早期 24 小时尿蛋白＜1 g 的孕妇平均分娩孕周约为 34 周，新生儿平均出生体质量为 2275 g；而妊娠早期 24 小时尿蛋白≥1 g 的孕妇平均分娩孕周约为 33 周，新生儿平均出生体质量仅为 1864 g。除肾病分期外，妊娠前是否合并慢性高血压、尿蛋白含量及肾病的类型均与妊娠结局密切相关。本例患者为妊娠前合并慢性高血压的 4 期 CKD 患者，妊娠期发生早产、胎儿生长受限、子痫前期的风险极高，由于其妊娠期肾功能下降明显，建议妊娠 34 周终止妊娠，但患者拒绝，随着妊娠进展，至妊娠 37 周并发 HELLP 综合征而终止妊娠，经积极治疗后，母婴结局良好。

Webster 等研究认为，重度肾功能受损的 CKD 3b 期及 4～5 期孕妇中，有 70% 在妊娠期间发生肾功能下降，约 33% 在妊娠期间或者产后 6 个月内需要透析（Webster，2017）。本例患者在妊娠期间 eGFR 出现明显下降，妊娠过程加速了肾病的进展。

【专家点评】

妊娠前存在 CKD 的女性是妊娠的高危人群，妊娠期并发子痫前期、早产、胎儿生长受限的风险增高。多种因素可以影响合并慢性肾脏病患者的妊娠结局，包括基础肾病的分期、尿蛋白含量、肾病的类型、是否合并慢性高血压以及是否需要多种药物治疗。对妊娠前肾功能基本正常的 1～2 期 CKD 患者，整体妊娠结局良好，妊娠及分娩过程通常不会明显加速肾病的进展，但对于 3b 期以上的 CKD 患者，不良妊娠结局的风险明显增加，并且妊娠过程会加速肾病的进展。

（北京大学第一医院　赫英东）

参考文献

Hladunewich MA，Hou S，Odutayo A，et al. Intensive hemodialysis associates with improved pregnancy outcomes：a Canadian and United States cohort comparison. J Am Soc Nephrol，2014，25（5）：1103-1109.

Imbasciati E，Gregorini G，Cabiddu G，et al. Pregnancy in CKD stages 3 to 5：fetal and maternal outcomes. Am J Kidney Dis，2007，49（6）：753-762.

Webster P，Lightstone L，Mckay DB，et al. Pregnancy in chronic kidney disease and kidney transplantation. Kidney Int，2017，91（5）：1047-1056.

Williams D，Davison J. Chronic kidney disease in pregnancy. BMJ. 2008；336（7637）：211-215.

Zhang L，Wang F，Wang L，et al. Prevalence of chronic kidney disease in China：a cross-sectional survey. Lancet，2012，379（9818）：815-822.

病例 40 妊娠合并膈疝 1 例

【病历摘要】

患者女，31 岁，宫内孕 24 周（核对后），G2P1；左侧膈疝；隔离肺手术史；慢性浅表性胃炎；巨大儿分娩史。

主诉：停经 25 周，左上腹疼痛 3 天。

现病史：平素月经欠规律，（3～5）天/（33～40）天，末次月经：2017 年 9 月 18 日，根据超声监测排卵核对孕周后推 1 周，核对后预产期：2018 年 7 月 2 日。定期于我院（北京大学第一医院）产检，NT 1.34 mm，妊娠 13 周起开始出现左上腹疼痛，约每 10 天 1 次，持续半天自行缓解。唐氏筛查低风险。2018 年 3 月 9 日晚饭进食虾后出现持续性左上腹痛，为胀痛及痉挛样疼痛，伴腹泻、恶心、呕吐，呕吐物为胃内容物及黄绿色液体，呕吐后腹痛稍缓解，外院查尿常规显示酮体（＋＋＋），先后予补液、口服头孢克洛（希刻劳）抗感染、昂丹司琼止吐、山莨菪碱解痉治疗，效果欠佳，2018 年 3 月 12 日就诊于我院妇产科急诊。BP 125/85 mmHg，HR 97 次/分，上腹部拒按，宫缩 20 s/（3～10）min，考虑腹痛待查急诊收入院。

既往史：2012 年于美国因隔离肺行手术治疗，胸腔镜手术困难，中转开胸手术，行左下肺肺叶切除。术后间断出现左上腹痛，可自行缓解。2015 年妊娠期间症状明显，间断出现，产后缓解，产后 4 个月再次出现。2017 年行胃镜，诊断为慢性浅表性胃炎，予质子泵抑制剂口服，仍间断出现腹痛。

月经婚育史：G1P1。2015 年足月产钳助产一子，4000 g，现体健。

家族史：否认家族遗传史及肿瘤病史。

【体格检查】

T 36.9℃，P 93 次/分，R 20 次/分，BP 115/72 mmHg，强迫座位，腹部膨隆，腹软，左上腹压痛，未及包块，腹部叩诊鼓音，移动性浊音（－）。肠鸣音正常。

专科检查：宫底平脐，无宫缩，胎心率 147 次/分。

【辅助检查】

产科彩超（2018 年 3 月 12 日）：宫内孕活胎，臀位，胎儿脐带绕颈一周。

【初步诊断】

①宫内孕 24 周（核对后），G2P1。②腹痛待查。③隔离肺手术史。④慢性浅表性胃炎。⑤巨大儿分娩史。

【诊治经过】

入院后患者腹痛明显，强迫体位。予完善化验检查，血常规：白细胞 14.60×10⁹/L，血红蛋白 109 g/L，血小板 220×10⁹/L，中性粒细胞百分比 93.2％，C 反应蛋白 5 mg/L。

生化：谷丙转氨酶 15 IU/L，谷草转氨酶 21 IU/L，白蛋白 37.8 g/L，总胆汁酸 2.82 μmol/L，葡萄糖 5.39 mmol/L，K^+ 3.71 mmol/L，淀粉酶 112 IU/L。腹部超声可见左上腹肠管扩张，宽约 30.1 mm，内容物为液性，蠕动亢进。给予禁食水、补液治疗，请外科急会诊，考虑急性胃肠炎可能，建议对症治疗，适当解痉治疗，给予头孢替安抗感染治疗。后患者

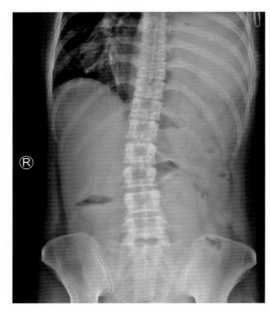

图 40-1　立位腹平片

仍腹痛剧烈，伴恶心，应用哌替啶 50 mg 止痛后症状缓解，夜间患者饮水后再次腹痛，给予山莨菪碱解痉、奥美拉唑静脉滴注后仍腹痛明显，恶心，呕吐胃内容物。至 3 月 13 日 08:00 记入量 3020 ml，出量 350 ml。复测体温升高，T_{max} 37.5℃，心率最快 140 次/分，血象升高，白细胞 $15.91×10^9$/L，中性粒细胞百分比 89.6%，C 反应蛋白 10 mg/L，予头孢哌酮钠舒巴坦钠（舒普深）抗感染。根据患者入院后腹痛不缓解，反复恶心呕吐，查体左上腹压痛明显，考虑不除外肠梗阻，病因不清，建议患者行立位腹平片，告知患者腹平片可能有辐射，但剂量低，知情同意后行立位腹平片（图 40-1，2018 年 3 月 13 日 09:56）示：左膈显示不清。腹部可见少量散在肠气影，未见明显肠管扩张，上腹部及右中腹部可见气液平面，较宽约 4.1 cm。

立即启动孕产妇抢救绿色通道，予胃肠减压、补液、补钾治疗，请普外科、胸外科会诊。进一步完善检查，胸部 X 线检查（图 40-2，2018 年 3 月 13 日 15:00）示：左肺中上野内带可见团状透亮影，余左肺野及右肺野内带弥漫致密密度影，左心缘、左膈面及左侧肋膈角被遮盖。纵隔及气管明显向右侧移位。

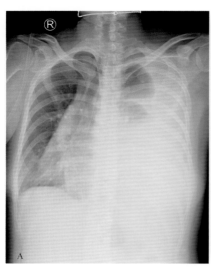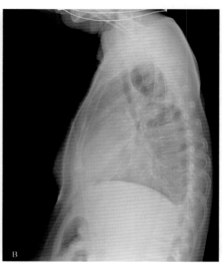

图 40-2　胸部 X 线检查

胸部超声可见肠管疝入左侧胸腔。胸部 MRI（图 40-3，2018 年 3 月 13 日 18：11）示：左侧胸腔内肠管及肠系膜，考虑膈疝可能大，伴左侧胸腔大量积液、左肺局限性膨胀不全、纵隔右移，请结合临床。右侧胸腔少量积液。

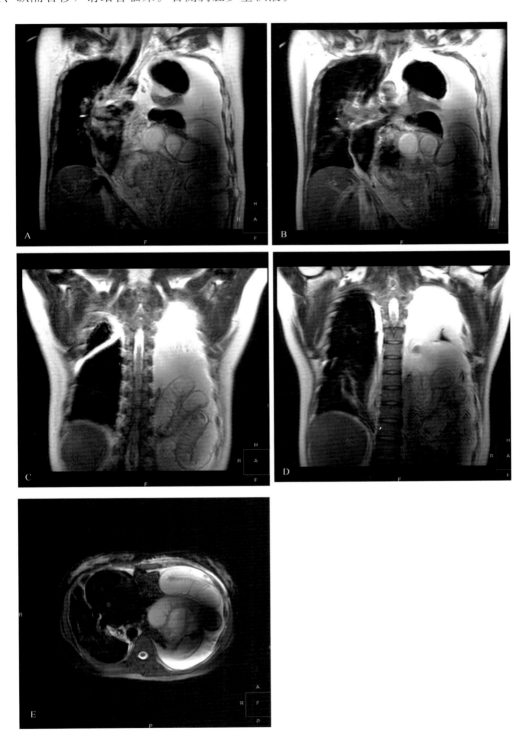

图 40-3　胸部 MRI

经胸外科、普外科、影像科、麻醉科、儿科及妇产科会诊，考虑膈疝伴不全肠梗阻诊断较为明确，膈疝保守治疗效果欠佳，需行手术解除肠梗阻，还纳肠管，修补膈疝。经胸入路修补困难，若膈疝缺损大，可考虑补片；若术中见绞窄性肠梗阻合并肠缺血坏死，可能行肠部分切除；妊娠子宫占据盆腹腔较大空间，会增加腹腔内压力，若肠管还纳困难，可能行剖宫取胎术。膈疝修补后，随着妊娠进展，腹腔内压力增加，膈疝可能复发。向患者交代病情，患者同意手术。

2018 年 3 月 13 日 20:42 全身麻醉下行剖腹探查术＋膈疝内容物还纳＋膈疝修补术。腹腔内少量淡黄色腹水，探查胃正常，自屈氏韧带以下 30 cm 空肠上段轻度扩张（图 40-4A），以下空肠及大部分回肠自左外侧膈肌缺损处疝入胸腔，大网膜及横结肠左半也疝入胸腔，疝环口紧张（图 40-4B）。还纳肠管后见淡红色胸腔积液 1000 ml，全部还纳后检查各段肠管，有浆膜缺损处予以修补。小肠及结肠颜色略暗，但无缺血坏死表现，肠管活力好，系膜内血管搏动好。检查膈肌缺损直径约 4 cm，予以间断缝合修补并留置胸腔闭式引流管1根（图 40-4C）。

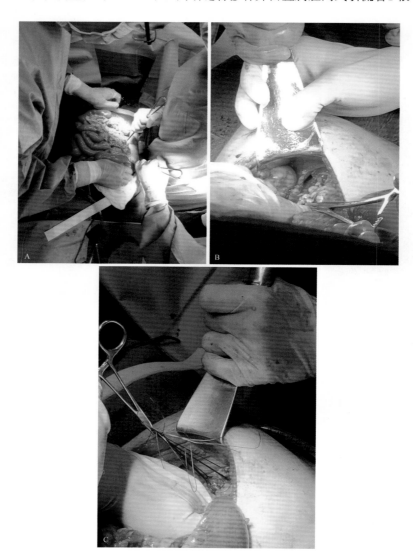

图 40-4　术中所见。**A.** 空肠上段轻度扩张。**B.** 疝环口紧张。**C.** 间断缝合修补并留置胸腔闭式引流

【术后诊断】

①左侧膈疝。②宫内孕 24 周（核对后），G2P1，未产。③慢性浅表性胃炎。④左肺手术史。⑤巨大儿分娩史。

【术后治疗】

术后予禁食水、抗感染、静脉营养、补液、保胎治疗，术后第 1 天复查胸部 X 线检查（2018 年 3 月 15 日 07:20）示：原膈疝消失，纵隔居中，左侧胸腔积液较前减少，左肺复张。右肺渗出，右侧少量胸腔积液可能大。术后第 1 天出现宫缩 5 min/10～15 min，予吲哚美辛及硫酸镁保胎，宫缩逐渐消失，患者恢复好，第 7 天拔除胸腔引流管，术后第 7 天未排气，复查胸部 MRI（2018 年 3 月 20 日 13:20）示：左侧膈肌修补术后，左侧胸腔未见肠管信号，双侧胸腔可见少量液体信号，转入普外科病房，予少量饮水，无腹胀。第 9 天拔胃管进流食，第 10 天进半流食，第 13 天出院。患者定期于我院产检，妊娠 29 周去美国，后妊娠 37 周于国外顺产一男婴，产后 6 个月复查腹部 CT 无异常（图 40-5），未再出现腹痛症状。产后至今随访产儿体健。

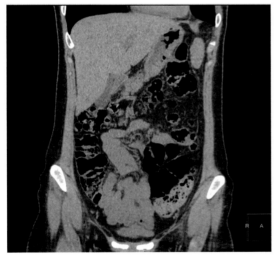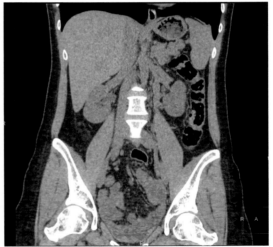

图 40-5　腹部 CT

【病例讨论】

膈是负压胸腔和正压腹腔的分界。膈肌纤维起自胸廓下口的周缘和腰椎的前面，分为胸骨部（起自剑突后）、肋部（起自下 6 对肋骨和肋软骨内面）和腰部（以左、右两个膈脚起自上 2～3 个腰椎体），各部均止于中心腱。在膈的起点处，各部之间往往留有三角形的小区域，此处无肌纤维，仅有一些疏松结缔组织和膈筋膜，比较薄弱，肝、脾、横结肠、胃、胰腺、肾上腺及肾与膈的下表面相接触，病理情况下这些腹腔脏器易自此疝入。胸腹结构可通过 3 个主要裂孔（即主动脉裂孔、腔静脉孔、食管裂孔）穿过膈，此类结构包括主动脉、下腔静脉、胸导管、食管、迷走神经及膈神经。

一般根据有无创伤史可将膈疝分为创伤性与非创伤性膈疝，创伤性膈疝包括穿透性损伤（枪击、刀刺等）和钝性膈破裂（车祸、坠落等）。非创伤性膈疝包括先天性和后天性膈疝两类，先天性膈疝与膈肌发育不良有关，半侧膈缺失是最严重的先天性膈疝，后天性膈疝与慢性肥胖及腹内压升高有关。膈疝的真实发生率尚不清楚，因为许多病例很可能未得到诊断。美国国家创伤数据库（National Trauma DataBank，NTDB）是全球最大的创伤登记数据库，使用该数据库的研究发现，膈损伤（即创伤性膈疝）的总发生率为 0.46%（Fair，2015）。先天性膈疝的患病率为（1～4）/10 000 例活产儿（Deprest，2014；McGivern，2015；Burgos，2016），受精后第 4～10 周胸腹膜皱襞如未正常闭合，内脏会疝入胸腔。绝大多数先天性膈疝是散发病例，无明确家族联系。约 95% 的膈缺损发生于膈后外侧（Bochdalek 疝）（Deprest，2014），其余发生于胸骨后或胸骨旁（Morgagni 疝）或膈中央。80%～85% 的膈疝发生在左侧，10%～15% 发生在右侧（Dott，2003；Torfs，1992），双侧发生率不足 2%（Deprest，2014）。最常见的 Bochdalek 疝在成人中的发病率为 0.17%（Mullins，2001）。后天性膈疝最常见为食管裂孔疝。需要注意，膈疝并不都是由一种原因引起，有时可综合先天性、医源性因素等，在咳嗽、妊娠等腹压升高的情况下可诱发症状出现。

妊娠合并膈疝罕见，近 50 年国内外文献均为个案报道，尚无文献报道其发病率，回顾 1970 年至今的文献，共报道膈疝 77 例，其中国外 48 例，国内 29 例。总体产妇病死率为 11.7%，其中我国产妇病死率高达 17.2%，国内外胎儿及新生儿死亡率均为产妇病死率的 2 倍。由于发病罕见，且为外科疾病，妇产科医师往往对其认识不足，易延误诊治，造成病情迅速恶化，甚至出现呼吸心搏骤停、消化道梗阻穿孔、感染性休克等，危及生命。

本例患者既往无膈疝病史，但 2012 年于美国因"隔离肺"行手术治疗，胸腔镜手术困难，中转开胸手术，行左下肺肺叶切除。术后患者间断有腹痛症状，第一次妊娠期间症状加重，产后好转，本次妊娠症状再次加重并出现膈疝。考虑病因有两种可能：①先天性支气管肺隔离症（bronchopulmonary sequestration，BPS），简称"肺隔离症"，伴随先天性膈疝（congenital diaphragmatic hernia，CDH）（Correia-Pinto，2010；MacKenzie，2001；Tsai，2008）。②胸腔镜中转开胸手术时术中损伤膈肌并修补。再次妊娠腹腔压力增加及反复呕吐可能使原本薄弱的膈肌出现破裂及脏器疝出。

妊娠期子宫增大，腹压增加，压迫膈肌。在非妊娠期，正常平静呼吸下，腹腔内压力范围为 +2～+7 mmHg，胸膜腔内压为 -4～-7 mmHg，因此仰卧位时的胸腹压力梯度为 +6～+14 mmHg。在最大吸气时，膈会被迫下降，胸腹压力梯度可高达 +74 mmHg。施加于腹部或胸部的钝性力可使胸腹压力梯度达到 +74～+147 mmHg，这超过了膈肌或肌腱组织的承受强度，从而引起膈破裂或从附着处撕脱。有前瞻性研究测量足月剖宫产术前孕妇的腹腔内压平均值为 14.2 mmHg，术后为 11.5 mmHg（Fuchs，2013）。可见随孕周增加妊娠子宫增大造成的腹压增加并不足以使膈疝发生，合并其他如呕吐、咳嗽、便秘等增加腹压的诱因可能诱发膈疝，因此即使妊娠早期也可能发生膈疝。本患者有既往胸部手术史，不能除外膈肌损伤，至妊娠 24 周发病，以进食海鲜后引起胃肠炎呕吐为诱因，反复呕吐腹压增加，使肠管疝入胸腔。

妊娠期膈疝患者的症状可根据膈疝的发生时间、疝入器官类型、是否发生嵌顿等表现不一。轻者多为消化道症状如恶心、呕吐、腹痛等，重者如发生嵌顿，消化道缺血坏死而穿孔，则出现胸腹膜刺激症状、肺压迫影响呼吸出现呼吸困难，严重者纵隔摆动出现心率增快、血压下降甚至呼吸心搏骤停。根据以上症状患者会有相应的体征，如心率、呼吸增快，胸部呼吸音减弱，可闻及气过水声等。应注意询问病史，了解患者既往手术、外伤史，对于有既往胸腹部手术史且反复出现消化道症状，对症治疗效果不佳者应想到此病，并进行细致的全身查体，尤其是胸部体征。

一旦怀疑膈疝，确诊采用影像学方法最为简便，胸部 X 线检查、胸腹部超声、CT、MRI 等均有很高的诊断价值。针对胸部 X 线检查和 CT 的辐射剂量，2017 年美国妇产科医师学会发布的指南（Committee on Obstetric Practice，2017）显示，造成胎儿不良结局的最低辐射暴露剂量通常为 50～200 mGy，大剂量暴露（>1 Gy，1 Gy=1000 mGy）才易导致胚胎死亡，临床上造成胎儿出生后严重智力障碍的最低暴露剂量是 610 mGy（Patel，2007；Al Naemi，2020）。单次胸部 X 线检查、腹部平片和胸部 CT 的胎儿辐射暴露剂量分别为 0.0005～0.01 mGy、0.1～3.0 mGy 和 0.01～0.66 mGy，单次腹部 CT 的胎儿辐射暴露剂量为 1.3～35 mGy，目前尚无证据表明妊娠期单次 X 线和 CT 检查对胎儿存在危害。本患者入院当日腹部超声未发现肠管疝入胸腔，经保守治疗后症状加重，考虑"肠梗阻"行腹部平片检查，迅速发现左膈显示不清，进一步行胸部 X 线检查确诊，累积辐射剂量最大为 3.01 mGy，并不会对胎儿造成影响。随后的胸部 MRI 为外科、胸外科及麻醉科团体术前评估提供更为详细的资料，虽检查时间长，但在患者生命体征尚平稳时，选择 MRI 而非 CT 是减少对胎儿影响的最优选择。

妊娠期一旦出现有症状的膈疝，均需手术还纳疝入器官并修补膈疝，可经胸、腹部入路，国外也有妊娠中期行腹腔镜膈疝修补的报道（Debergh，2014），无症状者是否手术尚有争议。产科分娩方式的选择需根据孕周决定，如为妊娠 26～34 周发生者可先行外科手术，促胎肺成熟后择期行剖宫产术终止妊娠，如为分娩期膈疝可剖宫产术同时行膈疝修补。如患者症状严重则建议终止妊娠，如剖宫取胎或引产。本患者在妊娠 24 周进行开腹肠管还纳及膈疝修补，术后监测胎心良好，后足月阴道分娩，新生儿体健，经产后复查 CT 未再复发，结局良好。

【专家点评】

　　本例患者既往有胸部手术史，术后及妊娠期反复出现消化道症状，病史典型，临床及时行腹部平片及胸部 X 线检查发现膈疝，并经多学科会诊，处置及时，并无症状反复，最终足月顺产，治疗快速有效。

（北京大学第一医院　米兰　杨慧霞）

参考文献

Al Naemi H，Aly A，Kharita MH，et al. Multiphase abdomenpelvis CT in women of child bearing potential（WOCBP）：Justification and radiation dose. Medicine（Baltimore），2020，99（4）：e18485.

Burgos CM，Frenckner B. Addressing the hidden mortality in CDH：A population-based study. J Pediatr Surg，2017，52（4）：522.

Committee on Obstetric Practice. Committee Opinion No. 723：Guidelines for diagnostic imaging during pregnancy and lactation. Obstet Gynecol，2017，130（4）：e210-e216.

Correia-Pinto J，Gonzaga S，Huang Y，et al. Congenital lung lesions—underlying molecular mechanisms.

Semin Pediatr Surg，2010，19（3）：171-179.

Debergh I，Fierens K. Laparoscopic repair of a Bochdalek hernia with incarcerated bowel during pregnancy：report of a case. Surg Today，2014，44（4）753-756.

Deprest J，Brady P，Nicolaides K，et al. Prenatal management of the fetus with isolated congenital diaphragmatic hernia in the era of the TOTAL trial. Semin Fetal Neonatal Med，2014，19（6）：338-348.

Dott MM，Wong LY，Rasmussen SA. Population-based study of congenital diaphragmatic hernia：risk factors and survival in Metropolitan Atlanta，1968-1999. Birth Defects Res A Clin Mol Teratol，2003，67（4）：261.

Fair KA，Gordon NT，Barbosa RR，et al. Traumatic diaphragmatic injury in the American College of Surgeons National Trauma Data Bank：a new examination of a rare diagnosis. Am J Surg，2015，209（5）：864.

Fuchs F，Bruyere M，Senat MV，et al. Are standard intra-abdominal pressure values different during pregnancy? PLoS One，2013，8（10）：e77324.

MacKenzie TC，Guttenberg ME，Nisenbaum HL，et al. A fetal lung lesion consisting of bronchogenic cyst，bronchopulmonary sequestration，and congenital cystic adenomatoid malformation：the missing link? Fetal Diagn Ther，2001，16（4）：193.

McGivern MR，Best KE，Rankin J，et al. Epidemiology of congenital diaphragmatic hernia in Europe：a register-based study. Arch Dis Child Fetal Neonatal Ed，2015，100（2）：F137.

Mullins ME，Stein J，Saini SS，et al. Prevalence of incidental Bochdalek's hernia in a large adult population. AJR Am J Roentgenol，2001，177（2）：363-366.

Patel SJ，Reede DL，Katz DS，et al. Imaging the pregnant patient for nonobstetric conditions：algorithms and radiation dose considerations. Radiographics，2007，27（6）：1705-1722.

Torfs CP，Curry CJ，Bateson TF，et al. A population-based study of congenital diaphragmatic hernia. Teratology，1992，46（6）：555.

Tsai AY，Liechty KW，Hedrick HL，et al. Outcomes after postnatal resection of prenatally diagnosed asymptomatic cystic lung lesions. J Pediatr Surg，2008，43（3）：513-517.

病例 41 妊娠合并卵巢癌 1 例

【病例摘要】

患者女，30 岁，妊娠合并卵巢癌。

主诉：停经 32^{+1} 周，发现盆腔肿物 17^+ 周，发现胎心监护异常 1 天。

现病史：患者妊娠后于外地规律产检，核对预产期推后至 2016 年 11 月 9 日，孕 15^+ 周 B 超提示子宫右后方见 9.5 cm×8.2 cm×6.4 cm 的囊性肿物，内见中等回声分隔，左侧附件区见 4.8 cm×4.8 cm×4.5 cm 无回声，未处理，复查 B 超肿物逐渐增大，建议上级医院就诊，未遵医嘱，入院前 1 个月自觉腹围增加，感腹胀，入院前半个月无法平卧入睡，需抬高床头 60°～90°，偶感胸闷憋气，平素活动不受限，入院当日自觉胎动减少 1/3，产检胎心监护提示细变异差，无加速。

既往史：2013 年 5 月于外地某院行腹腔镜左侧卵巢囊肿剔除术，术后病理回报左侧卵巢黏液性囊腺瘤伴钙化。术后不规律复查，自诉术后 1 年复发，左侧卵巢囊肿直径波动在 4～7 cm，自诉肿瘤标志物均正常。当地医院建议手术治疗，患者未手术，自行口服中药（桂枝茯苓胶囊）治疗。孕前末次复查为 2016 年 1 月，双侧附件区均可见肿物 4 cm，囊性。

月经婚育史：患者平素月经欠规律，5 天/（25～60）天，末次月经：2016 年 1 月 28 日，G1P1，2011 年足月分娩一女婴，出生体重 3050 g，健存，产程 3 小时，无产后出血及感染。

家族史：否认家族遗传史及肿瘤病史。

【体格检查】

BP 140/78 mmHg，HR 98 次/分，一般情况好，心肺查体无异常，腹部膨隆。专科查体：宫高 32 cm，腹围 120 cm，先露头，胎心率 132 次/分，胎心监护细变异差，未及明显加速减速，宫颈长 2^+ cm，质中居中，容指，S-3 cm。

【辅助检查】

产科超声（妊娠 15 周）：子宫右后方见 9.5 cm×8.2 cm×6.4 cm 囊性肿物，内见中等回声分隔，左侧附件区见 4.8 cm×4.8 cm×4.5 cm 无回声。

产科超声（妊娠 23 周）：左侧附件区 6.1 cm×5.6 cm×4.7 cm 囊性无回声，内可见中等回声分隔，壁上可见点状血流信号；右侧附件区可见 11.8 cm×10.3 cm×7.2 cm 的囊性无回声，内可见中高回声，呈丘样突起，其上均可见点状血流信号，囊肿周边见半环状液性暗区，最大液深 5.7 cm。

产科超声（妊娠 26 周）：右侧附件区肿物 15^+ cm，左侧附件区肿物 6 cm，盆腹腔大量积液，最大液深 6.6 cm。

产科超声（2016 年 9 月 15 日）：盆腔右侧可及 20^+ cm 的囊实性包块，左侧可及直径约 8 cm 的囊实性包块，包块内均可见乳头样回声；腹腔大量积液，左侧髂窝最深 17.3 cm，肝肾区 7.2 cm。

尿蛋白 24 小时定量：0.411 g。

肿瘤标志物（2016 年 9 月 17 日）：AFP 216.4 U/L↑，CA153 9.13 U/L，CA724 135.70 U/L↑，CA125 38.30 U/L↑，CA19-9 62.60 U/L↑。

妇科超声（2016 年 9 月 17 日）：子宫右侧囊实性包块，直径 20 cm，内实性成分血流丰富。子宫左侧囊性包块直径 6 cm，内可见中等回声 2.5 cm×1.6 cm，无血流信号。腹水液深 12.1 cm。

腹部超声（2016 年 9 月 17 日）：腹膜肠系膜上多发中低不均匀回声，部分融合成片，范围 13 cm×8 cm，考虑恶性，转移性可能，大量腹水。

【初步诊断】

①宫内孕 32^{+1} 周，G2P1，头位。②妊娠合并双侧卵巢肿物性质待查——卵巢癌？③胎儿窘迫？④腹腔积液。⑤妊娠高血压？⑥腹腔镜左侧卵巢囊肿剔除术史。

【诊治经过】

患者于 2016 年 9 月 16 日由河北转至我院。入院后监测血压两次舒张压＞90 mmHg，尿蛋白 24 小时定量 0.411 g，诊断轻度子痫前期。

经全院讨论，根据临床症状和有限的辅助检查，考虑双侧附件区肿物不除外恶性，且伴盆腹腔转移可能，宜尽快终止妊娠。因患者为经产妇，前次分娩产程较快，若行剖宫产术，手术困难，盆腹腔多发转移病灶可能，手术难度极大，建议经阴道分娩。于 2016 年 9 月 19 日行人工破膜＋缩宫素引产，自然分娩一活婴，产程经过顺利，早产儿转儿科。产妇产后转入妇科病房进一步治疗。

患者于妇科完善各项检查，放腹水 10200 ml，行腹部 CT 提示双侧腹腔巨大占位，来源于卵巢囊腺瘤？右侧病变破裂？腹盆腔大量积液（图 41-1）。PET-CT 提示腹腔多发囊实性占位病变，实性部分代谢明显增高，考虑来源于卵巢恶性病变可能大，右侧病变不除外破裂可能。2016 年 9 月 27 日行剖腹探查术，术中见盆腹腔大量积液，呈暗褐色黏液状，右侧卵巢囊实性增大 26 cm×20 cm×20 cm，表面呈紫蓝色，上极可及一直径 10 cm 破口，大量黄白色黏液絮状物组织堵塞破口，左侧卵巢囊性增大 5 cm×3 cm×3 cm，盆腹腔腹膜充血明显，直肠子宫陷凹无异常，大网膜水肿增厚充血，未见明显病灶，余盆腹腔脏器未见异常。术中切除右侧附件区（图 41-2），冰冻病理提示：（卵巢肿物）黏液性肿瘤，以黏液性囊腺瘤伴大部分呈交界性改变可能性大。向患者家属交代病情，要求行保留生育功能的卵巢肿瘤分期手术。遂行粘连松解＋右侧附件区切除＋左侧卵巢囊肿剔除＋左侧卵巢成形＋盆腔腹膜活检＋大网膜切除＋腹主动脉旁淋巴结切除＋盆腔淋巴结清扫＋阑尾切除术。术后病理结果回报：（右侧）卵巢交界性黏液性囊腺瘤，部分癌变呈黏液性囊腺癌，肠型，伴明显坏死和多量中性粒细胞渗出。（大网膜、左右结肠旁沟腹膜、左右盆腔腹膜、右侧骨盆漏斗韧带）可见灶状蜕膜样变，大量泡沫细胞反应以及间皮细胞增生。腹腔假黏液瘤形成。盆腔及腹主动脉旁淋巴结（一），阑尾（一）。

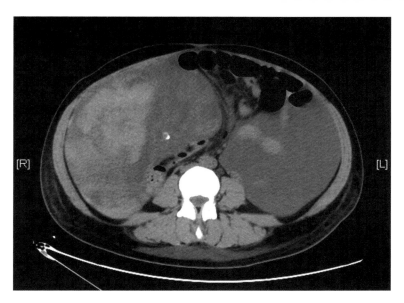

图 41-1　腹部 CT

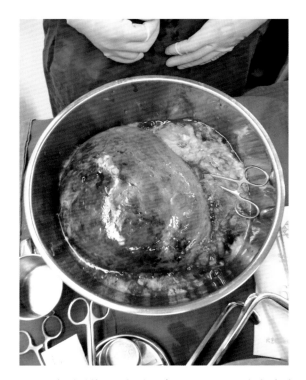

图 41-2　右侧附件区已切除，表面可见 10 cm 自发破裂口

【术后诊断】

①卵巢黏液性囊腺癌，Ic2 期。②产褥期。③腹腔镜左侧卵巢囊肿剔除术史。

【术后治疗】

因术后病理与术中冰冻病理结果不一致，经全科讨论，再次向患者及家属交代病情，患者及家属考虑无再生育计划，要求切除子宫及左侧附件区。因患者短期内经历分娩及卵巢癌全面分期手术，故先行紫杉醇＋卡铂方案（TC 方案）化疗 2 个疗程，以改善患者一般情况，于 2016 年 12 月 6 日行剖腹探查＋全子宫切除＋左侧附件区切除术，术中见左侧附件区包块 12 cm×10 cm×10 cm，粘连固定于左侧盆壁；子宫后壁与直肠前壁广泛膜状粘连，盆腹腔腹膜增厚明显，未见明显病灶；直肠子宫陷凹未见明显异常。术后病理：（左侧）卵巢交界性黏液性囊腺瘤。术后予 TC 方案静脉化疗 4 个疗程。末次随访 2018 年 12 月，患者一般情况好，无复发征象。

【病例讨论】

妊娠合并卵巢肿瘤包括以下几种：生理性囊肿如黄体囊肿、黄素化囊肿等；子宫内膜异位囊肿；卵巢良性肿瘤，如成熟畸胎瘤、浆液性/黏液性囊腺瘤等；卵巢恶性肿瘤如卵巢上皮性癌等。妊娠期卵巢恶性肿瘤的发病率较低，大多数患者无症状，少数表现为腹部不适、尿频、腹胀及食欲缺乏等，而这些症状因在妊娠期较为常见而易被忽视。超声检查是最简单有效的诊断方法。出现下述情况时有卵巢癌可能：直径＞6 cm、双侧、具有实性结构、囊性肿物有＞6 mm 乳头、实性部分可探及血流、伴有腹水、持续存在至妊娠 16 周后。至于临床常用的 CA125 等肿瘤标志物，部分患者妊娠早期 CA125 水平升高，在妊娠中晚期降至正常，因此，CA125 对于妊娠早期卵巢肿瘤无明确诊断意义，但在妊娠中晚期具有一定的辅助诊断价值。

卵巢肿瘤的治疗以手术为主。妊娠早期手术的主要并发症是流产，妊娠 7 周后由于卵巢黄体功能逐渐被取代，手术对卵巢黄体的不良影响基本消失，流产风险明显降低。目前，多数文献推荐的妊娠合并卵巢肿瘤的手术时间为妊娠 16～18 周。妊娠中晚期因子宫增大而增加了手术难度，且手术操作对子宫的刺激易诱发早产，尤其是对于妊娠 28～32 周怀疑卵巢恶性肿瘤者，应结合孕龄、胎儿发育情况等综合考虑决定手术时机。妊娠晚期应尽可能待胎儿成熟后在行剖宫产术的同时予以处理。

美国胃肠内镜外科学会建议，若妊娠后发现的卵巢囊肿＜6 cm，且观察过程中无明显变化并不考虑恶性者，可期待至足月，必要时在行剖宫产术的同时处理。B 超介入下穿刺抽液主要适用于液性囊肿，对于可疑恶性肿瘤、囊性畸胎瘤及黏液性囊腺瘤则为禁忌。但因存在溢出液引起炎症反应、导致恶性肿瘤分期上升等问题，妊娠期囊肿穿刺存在争议。若妊娠期间定期复查肿物逐渐增大，囊内出现实性成分，高度可疑为恶性肿瘤时则不考虑孕周，应尽快手术治疗。

卵巢交界性肿瘤一般预后良好，妊娠 20 周前可行腹腔镜手术，妊娠 20～24 周后则建议于分娩结束后处理。术中行冰冻病理检查，切除患侧附件及可见病变，可保留正常的卵巢。如果没有肉眼可见的腹膜病变，可不进行淋巴结清扫术，应常规行细胞学检查、随机腹膜活检、大网膜切除术或活检。黏液性肿瘤建议行阑尾切除术。若为 I c 期及以上且保留胎儿者，待分娩后宜根据病理类型及分期再次处理。因妊娠期子宫遮挡，无法行充分的盆腔及直肠子宫陷凹腹膜活检，必要时行再分期手术。

在妊娠合并卵巢癌中，卵巢上皮性癌最为常见，患者多有体积较大的肿物，更有可能出现腹胀、急腹症如肿瘤扭转或破裂等。对于肿瘤分化好、Ia 期的患者，可考虑行保留生育功能的全面分期手术，切除患侧附件并行全面分期。术后 TC 方案化疗 3～6 个疗程。妊娠早中期的 Ⅲ 期患者，建议行卵巢癌肿瘤细胞减灭术。部分妊娠中晚期腹膜转移患者，可行新辅助化疗（卡铂＋紫杉醇）继续妊娠，分娩后行肿瘤细胞减灭术。妊娠早期（尤其是妊娠 2～8 周）化疗最大的风险是先天性畸形或流产，妊娠中晚期化疗大多对胎儿没有不可逆转的影响，也不增加早产的发生率，但分娩应选择在非中性粒细胞减少期间。靶向治疗药物为孕期禁忌，可能对胎儿发育或羊水生成产生不利影响。

【专家点评】

妊娠期卵巢肿瘤的处理方法主要取决于肿瘤的大小、形态学特征、病理类型、病变范围、孕周、患者及家属的意愿。对于妊娠 28～32 周怀疑卵巢恶性肿瘤者，应结合孕龄、胎儿发育情况等综合考虑决定手术时机。晚期妊娠应尽可能待胎儿成熟后在行剖宫产术的同时予以处理。

（北京大学第三医院　韩钦　王伽略　吴郁　郭红燕）

参考文献

Amant F，Halaska MJ，Fumagalli M，et al. Gynecologic cancers in pregnancy：guidelines of a second international consensus meeting. Int J Gynecol Cancer，2014，24（3）：394-403.

Ledermann JA，Raja FA，Fotopoulou C，et al. Newly diagnosed and relapsed epithelial ovarian carcinoma：ESMO Clinical Practice Guidelines for diagnosis，treatment and follow-up. Ann Oncol，2013，24（6）：24-32.

Morice P，Uzan C，Gouy S，et al. Gynaecological cancers in pregnancy. Lancet，2012，379（9815）：558-569.

Skrzypczyk-Ostaszewicz A，Rubach M. Gynaecological cancers coexisting with pregnancy—a literature review. Contemp Oncol（Pozn），2016，20（3）：193-198.

Vergote I，Trope CG，Ameant F，et al. Neoadjuvant chemotherapy or primary surgery in stage ⅢC or Ⅳ ovarian cancer. N Engl J Med，2010，363（10）：943-953.

病例 42　产褥期无害梭菌脓毒症 1 例

【病历摘要】

患者女，25 岁，顺产后胎盘植入感染，无害梭菌脓毒症。

主诉：妊娠 39^{+5} 周，规律下腹痛 3 小时。

现病史：停经 39^{+5} 周，妊娠期在我院（北京大学深圳医院）建卡并定期产检，妊娠期产检未见明显异常，心电图提示窦性心律不齐，患者无胸闷、心悸等不适，未做特殊处理。入院前 3 小时出现规律下腹痛，无阴道流血、流水。急诊来我院就诊，检查 B 超提示羊水指数 53 mm，门诊拟"临产，羊水过少？"收入院。

既往史：无特殊。

月经婚育史：既往月经规律，（4～5）天/（40～50）天，G2P0，2016 年自然流产 1 次。

家族史：否认家族遗传病史。

【体格检查】

患者生命体征平稳，一般情况好，心肺查体无异常。专科查体：宫高 33 cm，腹围 98 cm，胎儿头位，胎心率 145 次/分，规律宫缩，外阴已婚型，阴道通畅，宫颈消 100%，软，宫口开大 2 cm，先露头，S-2 cm，胎膜未破，羊水未见。

【辅助检查】

产科 B 超（2017 年 10 月 23 日）：妊娠晚期单活胎，双顶径 91 mm，股骨长 76 mm，羊水指数 53 mm，脐带绕颈一周。胎盘位置正常。

【初步诊断】

①G2P0，妊娠 39^{+5} 周 LOA 临产。②羊水过少？③脐带绕颈一周？④窦性心律不齐。

【诊治经过】

患者于 2017 年 10 月 23 日住院，当天 12:54 阴道顺利分娩，因产后胎盘未能自然娩出，予手剥胎盘及 B 超引导清宫术，胎盘粘连致密，仅取出部分胎盘组织约 60 mm×40 mm×10 mm。考虑胎盘植入于当日 16:10 行子宫动脉栓塞术。予头孢呋辛 2 g 静脉滴注，每日 2 次；米非司酮 25 mg 口服，每日 2 次，共 3 日。

2017 年 10 月 27 日胎盘仍未剥离，14:00 出现发热，体温最高 39℃，腹部压痛，降钙素原 0.37 ng/ml，拟诊子宫感染。17:35 在手术室脊椎麻醉（腰麻）下及 B 超提示下行钳刮术，手术困难，钳夹出胎盘组织，约 80 mm×80 mm×50 mm，牛肉样，恶臭。B 超：宫底仍有少许胎盘残留，无法清出。术中出血 50 ml。19:00 体温 40.9℃伴寒战，转重症医学科。白蛋白 26.4 g/L，血红蛋白 79 g/L，抗生素改为美罗培南 1 g，每 8 h 1 次静脉滴注；白蛋白静脉滴注纠正低蛋白血症。

【术后诊断及治疗】

2017 年 10 月 27 日患者阴道分泌物培养：大肠埃希菌，对头孢菌素类、美罗培南、青霉素类及喹诺酮类抗生素均敏感。胎盘培养：大肠埃希菌，对头孢菌素类、美罗培南、青霉素类及喹诺酮类抗生素均敏感；粪肠球菌，对喹诺酮类、万古霉素、替加环素、青霉素类抗生素敏感，对四环素耐药。

2017 年 10 月 27 日 21:50 血培养（图 42-1）：革兰氏阳性杆菌，质谱鉴定：无害梭菌（*clostridium innocuum*）。

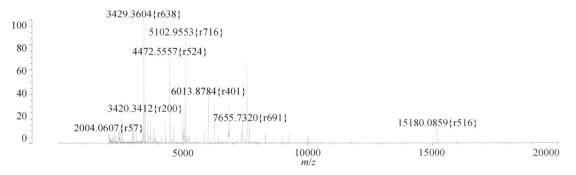

图 42-1　血培养质谱鉴定为无害梭菌

2017 年 10 月 28 日 08:13 血培养：革兰氏阴性杆菌，质谱鉴定：大肠埃希菌。

2017 年 10 月 30 日血培养阴性，转患者回产科继续治疗，继续予美罗培南（1 g，每 8 h 1 次）＋莫西沙星（0.4 g，每日 1 次）抗感染治疗，体温波动在 37～38.1℃。

2017 年 11 月 1 日停用美罗培南，继续莫西沙星 0.4 g，每日 1 次。

2017 年 11 月 4 日血培养、尿培养及大便培养：真菌（－）。

2017 年 11 月 5 日体温 37.3～37.8℃，停用莫西沙星，改为美罗培南 1.0 g，每 8 h 1 次；万古霉素 1.0 g，每 12 h 1 次。口服金双歧调节肠道菌群。

2017 年 11 月 6 日体温 37.3～38.5℃，血常规：白细胞 17.0×10⁹/L，降钙素原 0.13 ng/ml，改用美罗培南（1.0 g，每 8 h 1 次）＋万古霉素（1.0 g，每 12 h 1 次）＋奥硝唑（0.5 g，每 12 h 1 次）。11 月 6 日 B 超：产后子宫，体积均匀性增大，大小约 78 mm×106 mm×101 mm，轮廓欠规则，宫腔内及肌层可见弥漫性强弱不等回声区，其内可见弥漫分布点状强回声斑，后方伴彗星尾，范围约 106 mm×63 mm，无明显边界，其边缘直达宫颈内口，未见明显血流信号，提示子宫腔及子宫肌层气体声像（图 42-2）。

2017 年 11 月 7 日血培养、尿培养及大便培养：真菌（－）。体温仍波动在 37.4～38.9℃，改为美罗培南 1.0 g，每 8 h 1 次；哌拉西林钠他唑巴坦钠（特治星）4.5 g，每 8 h 1 次；奥硝唑 0.5 g，每 12 h 1 次。在 B 超引导下行宫口扩张＋钳夹术＋奥硝唑冲洗，少许蜕膜组织有脓苔，恶臭，送细菌培养。

2017 年 11 月 8 日体温 37.3～38.5℃，血培养：细菌、厌氧菌、真菌均（－）。宫腔引流：大肠埃希菌和无害梭菌。改用哌拉西林钠他唑巴坦钠（4.5 g，每 8 h 1 次）＋替加

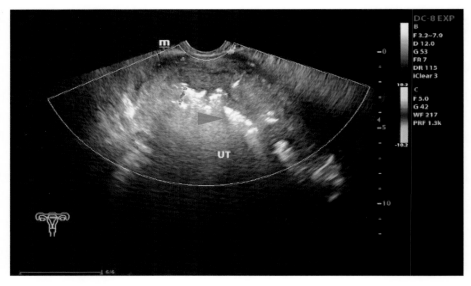

图 42-2　2017 年 11 月 6 日 B 超。宫腔及子宫肌层弥漫性气体回声，子宫轮廓不清，箭头所指为气体回声

环素（50 mg，每 12 h 1 次，首剂 100 mg）＋奥硝唑（0.5 g，每 12 h 1 次）。患者应用奥硝唑以后，胃肠道反应明显，予对症治疗。

　　2017 年 11 月 9 日盆腔 MRI：宫腔及子宫肌层充满弥漫性气体回声，考虑宫腔及子宫肌层积气（图 42-3）。

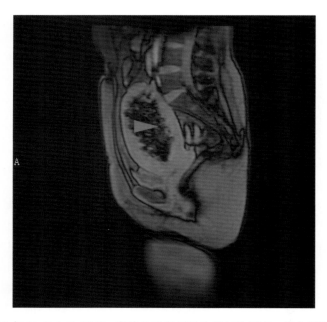

图 42-3　2017 年 11 月 9 日 MRI。宫腔及子宫肌层弥漫气体回声，箭头所指为气体回声

　　2017 年 11 月 13 日 B 超：子宫 93 mm×79 mm×61 mm，宫内可见弥漫性强弱不等回声区，后方伴彗星尾约 54 mm×57 mm×47 mm，边界不清，与肌层界限不清（图 42-4）。

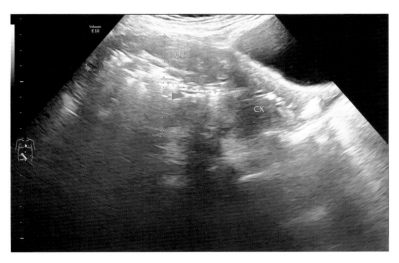

图 42-4　2017 年 11 月 13 日 B 超。宫腔及子宫肌层弥漫性气体回声减轻，子宫轮廓可见，箭头所指为气体回声

2017 年 11 月 14 日行宫颈内口扩张＋钳夹术，钳夹出恶臭组织 10 cm×10 cm×12 cm，上覆脓苔并伴有恶臭脓液 40 ml。宫腔培养：粪肠球菌（＋），大肠埃希菌（＋）。随后每天给予宫颈扩张术，均有脓液流出，渐少。11 月 14 日开始体温正常。11 月 16 日复查盆腔 MRI 提示宫腔积气减少（图 42-5）。

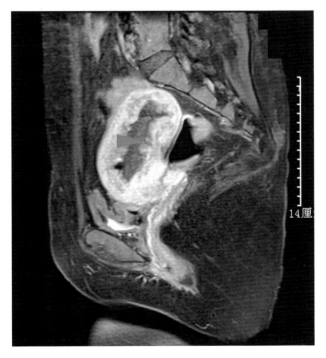

图 42-5　2017 年 11 月 16 日 MRI。宫腔及子宫肌层弥漫性气体回声减轻，箭头所指为气体回声

2017 年 11 月 17 日停用奥硝唑，继续哌拉西林他唑巴坦（4.5 g，每 8 h 1 次）＋替加环素（50 mg，每 12 h 1 次）。每日白蛋白静脉输注。

2017 年 11 月 18 日宫颈扩张术时未见脓液排出，有少许阴道流血，停止宫颈扩张引流。

2017 年 11 月 19 日血常规：白细胞 2.85×10⁹/L，中性粒细胞百分比 40%。

2017 年 11 月 20 日 B 超提示子宫轮廓逐渐清晰（图 42-6）。

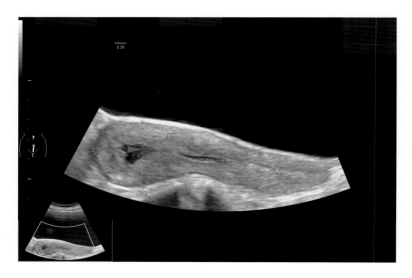

图 42-6　2017 年 11 月 20 日 B 超。子宫轮廓清晰可见，箭头所指为气体回声消失

2017 年 11 月 21 日血常规：白细胞 2.61×10⁹/L，中性粒细胞百分比 34%。予重组人粒细胞刺激因子 0.15 mg 皮下注射。谷丙转氨酶 102 U/L，予护肝治疗；宫腔引流：沃氏葡萄球菌（＋），对苯唑西林、青霉素、红霉素耐药，其余敏感。大便培养：少许真菌。予氟康唑 150 mg 顿服。停用替加环素，改用替考拉宁 600 mg，每 12 h 1 次。B 超：子宫 67 mm×50 mm×90 mm，宫腔积液。予宫颈扩张，引流出 3 ml 红色血水样分泌物。

2017 年 11 月 22 日放置宫腔引流管，远端接负压，未见脓液流出。抗生素改为头孢他啶（2 g，每 8 h 1 次）＋替考拉宁（0.6 g，每 12 h 1 次）＋氟康唑（400 mg，每日 1 次）静滴滴注。

2017 年 11 月 23 日大便培养：真菌孢子（＋）；尿液真菌（－）。宫腔引流：真菌孢子（＋）。白带常规真菌（－）。宫腔引流液：细菌培养（－）。抗生素减量为头孢他啶（2 g，每 12 h 1 次）＋替考拉宁（0.4 g，每日 1 次）＋氟康唑（0.4 g，每日 1 次）静脉滴注。

2017 年 11 月 24 日宫腔引流液呈淡黄色，约 5 ml。拔除宫腔引流管。谷丙转氨酶 119 U/L，白蛋白 39.8 g/L。继续护肝治疗。考虑宫腔感染后宫腔粘连、闭经、不孕风险高，予维生素 B6 退奶，以促进月经尽早恢复。

2017 年 11 月 26 日停用全部抗生素，继续抗真菌治疗。

2017 年 11 月 27 日宫腔、阴道、大便培养：热带念珠菌（＋），对两性霉素、氟胞嘧啶和卡泊芬净敏感；对氟康唑、伊曲康唑和伏立康唑耐药。故停用氟康唑、头孢他啶和替考拉宁，改用卡泊芬净 50 mg 静脉滴注，每日 1 次，共用 4 天。

2017 年 11 月 28 日宫口扩张，宫腔引流出淡红色血水约 2 ml，宫腔分泌物送培养。

2017 年 11 月 21 日宫腔引流细菌培养（－）。11 月 28 日宫腔引流真菌培养（－）。
2017 年 12 月 1 日治愈出院。

【最终诊断】

①子宫感染。②脓毒症。③胎盘植入。④窦性心律不齐。⑤脐带绕颈一周。⑥G2P1，孕 39^{+5}周 LOA 位顺产分娩单胎活婴。⑦肝功能异常。⑧骨髓抑制 Ⅱ 级。⑨中度贫血。⑩真菌感染。⑪低蛋白血症。⑫子宫动脉介入治疗后。⑬宫腔粘连。

【出院随访】

2017 年 12 月 5 日血常规：白细胞 3.31×10^9/L，中性粒细胞百分比 47.7%，血红蛋白 107 g/L。

2017 年 12 月 8 日门诊予复方甲硝唑栓每日 1 枚，外用 1 周。

2018 年 1 月 16 日 B 超：宫壁回声分布欠均匀，宫腔分离，宫腔内强回声结构：产后少量宫腔积血。

2018 年 3 月 2 日 B 超：宫壁回声不均匀，内膜线不清晰，子宫质地不均匀。

2018 年 3 月 2 日激素：卵泡刺激素 7.0 IU/L；雌二醇 34 pg/ml；孕酮 0.03 ng/ml。

2018 年 3 月 12 日因产后闭经 4 个月拟诊"宫腔粘连"入院行宫腔镜检查术，见宫腔完全封闭，B 超引导下行宫腔镜下微型钳、微型剪逐步钝锐性分离宫腔粘连，恢复宫腔形态至基本正常，宫腔广泛纤维化，可见点状内膜，轻取少许内膜送病理，未见双侧输卵管开口（图 42-7）。3 月 13 日 B 超监测下经阴道放置宫腔球囊（生理盐水 4 ml），3 月 14 日出院。病理：少量纤维结缔组织，伴少量炎症细胞浸润，分化尚可，未见肿瘤性病变。出院医嘱：戊酸雌二醇（补佳乐）6 mg，每日 1 次，21 天，第 12 天加用黄体酮 100 mg，每日 2 次，10 天。

2018 年 3 月 19 日返院取出宫腔球囊。诊断：重度宫腔粘连。术后继续口服雌孕激素。

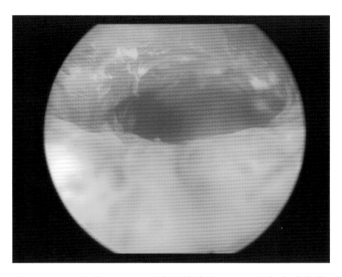

图 42-7　2018 年 3 月 12 日宫腔镜检查。可见子宫内膜菲薄

患者治疗过程中的感染指标和处理见表 42-1。

表 42-1　患者的辅助检查指标和处理

日期 （2017 年）	T （℃）	WBC （10⁹/L）	CRP （mg/L）	PCT （ng/ml）	ALT （U/L）	培养	处理	抗生素
10 月 23 日		13.29			10		分娩，人工剥离胎盘困难，行介入手术	头孢呋辛
10 月 27 日	39.0	14.43	160.56	0.37			钳刮术，胎盘组织，恶臭；转 ICU	美罗培南
10 月 30 日	38.1					血：无害梭菌、大肠埃希菌	转回产科	美罗培南＋莫西沙星
11 月 5 日	37.8	17.01	38.57	0.13		血：细菌阴性 尿：细菌阴性	口服金双歧	美罗培南＋万古霉素
11 月 7 日	38.9	13.78	42.15	0.14		宫颈：大肠埃希菌、粪肠球菌	B 超：宫腔及子宫肌层弥漫气体回声；胎盘病理：绒毛变性、梗死及钙化	美罗培南＋哌拉西林他唑巴坦＋奥硝唑
11 月 8 日	38.5			0.15	95	宫腔引流液体：大肠埃希菌、粪肠球菌		哌拉西林他唑巴坦＋替加环素＋奥硝唑
11 月 14 日	正常	10.77	4.61	0.14	44	引流液、大便、尿：细菌阴性	宫颈钳夹出恶臭组织，每日扩张宫口	哌拉西林他唑巴坦＋替加环素＋奥硝唑
11 月 19 日	正常	2.85		0.21	102	血：细菌阴性 大便：近平滑念珠菌		哌拉西林他唑巴坦＋替加环素＋氟康唑
11 月 21 日	正常	2.61	＜0.4	0.21	135	宫腔引流：粪肠球菌、沃氏葡萄球菌	重组人粒细胞刺激因子；护肝治疗	哌拉西林他唑巴坦＋替考拉宁
11 月 22 日	正常	25.91				宫腔引流：真菌 尿：真菌阴性	T 型管宫腔引流	头孢他啶＋替考拉宁＋氟康唑
11 月 23 日	正常	8.58		0.13		大便：真菌孢子		头孢他啶＋替考拉宁＋氟康唑
11 月 24 日	正常	6.14			119	尿、大便、咽拭子：真菌阴性	停 T 型管宫腔引流	同上
11 月 26 日	正常					宫腔引流、阴道、大便、宫颈：热带念珠菌		氟康唑
11 月 27 日	正常	4.73			152			卡泊芬净
11 月 29 日	正常	6.19	＜0.4	0.02	134	宫颈：热带念珠菌		同上
12 月 1 日	正常					宫腔引流：细菌和真菌均阴性		出院

T，体温；WBC，白细胞；CRP，C 反应蛋白；PCT，降钙素原；ALT，谷丙转氨酶

【病例讨论】

无害梭菌（*clostridium innocuum*）是人可感染的罕见病原体，属于厌氧芽孢革兰氏阳性菌，是口腔和胃肠道中存在的正常菌群，也可引起脓毒症，多见于免疫缺陷患者，如获得性免疫缺陷综合征（艾滋病）、白血病、肿瘤和器官移植。由于梭状芽孢杆菌对几种常见抗生素（包括万古霉素）具有耐药性，故可能会引起严重感染。本例患者为产后无害梭菌感染导致的脓毒症。下面将综述无害梭菌脓毒症的临床特征及其对常用抗生素的敏感性，以提出诊断和治疗思路。

Smith 和 King 于 1962 年首次报道和命名无害梭菌，首次报道的 8 株菌株分别分离自胸部脓腔、脑梗死感染灶、阑尾脓肿、膈下脓肿、急性肠梗阻后腹腔积液、伤口流脓、腹壁静脉窦感染，以及复合骨折时土壤感染。革兰氏染色显微镜检查显示这些细菌是革兰氏阳性杆菌，长 $2\sim4\ \mu m$，宽 $0.4\sim1\ \mu m$，末端椭圆形孢子。这些菌株在碎肉培养基中培养 2 天后即可形成芽孢；注射在肝琼脂上 $3\sim5$ 天后也可形成芽孢。形成孢子的细菌明显大于未形成孢子的细菌。液体培养菌落直径 $1.5\sim2.5\ mm$，有光泽、白色、凸起、全缘。血琼脂上无溶血区（Smith，1962）。

自首次报道后，全球范围内不断有无害梭菌感染的病例报道（Castiglioni，2003；Crum-Cianflone，2009；Hung，2014；Bodey，1991；Cutrona，1995）。对英文文献报道的无害梭菌血流感染患者的主要特征进行总结，患者平均年龄为 38 岁，男性占 66.7%，多数患者存在原发疾病，如急性白血病、艾滋病、慢性肝炎、泌尿生殖系统恶性肿瘤、胃肠道恶性肿瘤或器官移植等（Crum-Cianflone，2009；Hung，2014；Bodey，1991；Cutrona，1995；Shah，2009）。最常见的临床症状为发热，其次为胃肠道症状（如腹泻或便秘）和（或）呼吸系统症状等。多数患者预后很差，死亡率为 33.3%。表 42-2 为文献报道的无害梭菌感染引起的脓毒症病例（Liu，2020）。

表 42-2　文献报道的无害梭菌感染引起的脓毒症病例

编号	年龄（岁）	性别	伴随疾病	临床表现	合并感染	治疗	结局
1	31	男	黑色素瘤	发热、胃肠出血		未知	存活 23 天
2	70	男	未分化恶性肿瘤	发热、腹痛		未知	存活
3	39	女	白血病	发热		未知	存活
4	28	女	白血病	发热、肺炎		未知	存活 24 天
5	36	男	淋巴瘤	导管引起的软组织感染	表皮葡萄球菌，假单胞菌	未知	存活
6	65	男	白血病	发热	大肠埃希菌	未知	存活 7 天
7	54	男	白血病	发热	大肠埃希菌	未知	存活 <1 天
8	49	男	白血病	发热	热带念珠菌	未知	存活
9	27	女	白血病	多发性肠黏膜出血	肠球菌，克雷伯菌	未知	存活 5 天

续表

编号	年龄（岁）	性别	伴随疾病	临床表现	合并感染	治疗	结局
10	59	男	白血病	发热	脆弱拟杆菌，表皮葡萄球菌	未知	存活 18 天
11	79	男	肠癌	发热	S. rumosum		存活
12	74	男	肉瘤	发热	梭性芽孢杆菌		存活
13	18	女	心内膜炎、精神障碍	头痛，咳嗽咳痰		红霉素，头孢曲松	存活 5 天
14	38	女	慢性丙型肝炎、肾移植	发热，腹痛		青霉素，克林霉素，哌拉西林他唑巴坦	存活
15	38	男	艾滋病	发热		甲硝唑，达托霉素，利奈唑胺	存活
16	未知	未知	前列腺癌	未知		未知	存活<1 天
17	未知	未知	肾细胞癌	未知		未知	存活<2 天
18	85	男	泌尿系统感染、糖尿病	发热		哌拉西林他唑巴坦	存活
19	32	男	骨髓炎、白血病	发热		哌拉西林他唑巴坦、甲硝唑，克林霉素	存活
20	25	女	子宫感染	发热	大肠埃希菌	替加环素	存活*

＊本例

对无害梭菌感染的早期诊断存在众多困难。开展对厌氧菌的培养和精确进行细菌鉴定是目前面临的重要诊断挑战，质谱鉴定是鉴定无害梭菌的重要手段之一（Kim，2016；Rudrik，2017）。由于无害梭菌对许多常用抗生素耐药，易发展为血流感染。患者发生血流感染的常见特征包括发热、白细胞升高、C 反应蛋白升高、降钙素原升高等。易感因素主要为机体免疫受损，包括：肿瘤、免疫缺陷或免疫治疗及分娩等。患者的临床特征包括以下几个方面：

（1）局部组织坏死和形成脓肿：在 Smith 和 King 报道的 8 例患者中，6 例存在脓肿（Smith，1962）；Cutrona 报道的个案中，患者形成脓胸（Cutrona，1995）；Mutoh 等报道的个案中，患者抗感染治疗后体温逐渐恢复正常，但仍然存在腰部疼痛，CT 显示髂肌小脓肿，予引流，引流物培养细菌（－）（Mutoh，2015）。本例患者，清宫后持续存在宫腔引流，刮宫物培养：大肠埃希菌（＋）和粪肠球菌（＋）。

（2）局部气体形成：在体外培养中，无害梭菌周围可形成气泡（Smith，1962）。在 Castiglioni 报道的肾移植合并无害梭菌感染所致脓毒症的病例中，CT 检查发现在感染血肿部位出现气体聚集（Castiglioni，2003）。在本例患者 B 超检查见子宫腔和肌层出现气体聚集，最严重时因气体干扰使超声成像困难。MRI 同样显示子宫腔和肌层气体聚集。

（3）混合感染：Bodey 等报道 12 例无害梭菌脓毒症，8 例合并其他细菌感染，占 67%（8/12 例）。本例患者合并感染大肠埃希菌。

（4）脓液臭味：和其他厌氧菌感染相似，无害梭菌感染患者的脓液存在显著臭味。

体外抗生素敏感性和治疗选择：Goldstein 等发表了多项研究检测无害梭菌对抗生素的敏感性（Alexander，1995；Citron，2003；Citron，2010；Goldstein，1999；Goldstein，2000；

Goldstein，2002；Goldstein，2003a；Goldstein，2003b；Goldstein，2004；Goldstein，2006；Goldstein，2011；Goldstein，2013；Goldstein，2018）。根据敏感性高低对无害梭菌敏感的抗生素依次为替加环素、阿莫西林/舒巴坦、阿莫西林/克拉维酸等；耐药的抗生素包括：26.7%的菌株对莫西沙星耐药，20%的菌株对克林霉素耐药。6.7%的菌株对亚胺培南耐药（表 42-3）。治疗最常用的抗生素是哌拉西林/他唑巴坦、甲硝唑和克林霉素等。

表 42-3　体外无害梭菌的抗生素敏感性*

抗生素	株数	MIC	MIC_{50}	MIC_{90}	R（%）
氨苄西林	19	0.06～0.25	0.25	0.25	
氨苄西林/舒巴坦	15	0.125～0.5	0.25	0.5	0
阿莫西林/克拉维酸	13	0.125～0.5	0.5	0.5	
杆菌肽	19	128～>128	128	128	
克林霉素	15	0.25～>32	0.5	>32	20
头孢洛林	21	0.5～4	1	2	
头孢曲松	21	8～32	8	16	
头孢西丁	19	8～128	64	128	
氯霉素	40	8～16	8	16	
头孢替坦	21	128～>128	128	>128	
达巴万星	15	0.125～0.5	0.25	0.25	
达托霉素	11	2～8	4	8	
多西环素	11	0.25～>16	2	16	
厄他培南	40	0.5～4	2	2	
非达霉素	11	128～512	256	256	
加雷沙星	11	0.125～>16	1	4	
吉米沙星	13	0.06～2	0.125	2	
格帕沙星	13	0.5～>16	1	>16	
亚胺培南	15	0.25～4	1	2	6.7
亚胺培南/瑞来巴坦	15	0.5～4	2	2	
利奈唑胺	15	2～4	2	2	
左氧氟沙星	13	1～>16	2	16	
甲硝唑	15	0.5～2	1	1	0
美罗培南	11	1～2	1	2	
莫西沙星	15	1～>16	2	16	26.7
哌拉西林/他唑巴坦	15	0.25～1	0.5	1	0
哌拉西林	11	0.125～1	0.5	0.5	
奎奴普丁/达福普汀	15	0.125～1	0.25	0.25	
雷莫拉宁	19	0.06～0.25	0.06	0.125	
瑞来巴坦	15	>32	>32	>32	
Ridinilazole（SMT19969）	10	0.06～1	0.25	1	
西他	19	0.125～4	0.125	1	

续表

抗生素	株数	MIC	MIC_{50}	MIC_{90}	R（%）
司帕沙星	13	0.125～16	0.5	16	
辛内吉	19	0.5～4	1	2	
替考拉宁	19	0.125～1	0.5	1	
特拉万星	15	2～4	4	4	
替加环素	15	<0.03～0.06	<0.03	0.06	
曲伐沙星	13	0.125～8	0.25	4	
万古霉素	15	8～16	16	16	

﹡重复发表的菌株药物敏感检测结果选择最后一次发表的数据。MIC，最低抑菌浓度；MIC_{50}，半数抑菌浓度；MIC_{90}，90%抑菌浓度；R，

【专家点评】

　　无害梭菌是人可感染的罕见病原菌，感染难以控制，我们总结以下几点经验教训：①及时发现感染高危因素，并采取恰当预防措施。②感染发生后，及时诊断，特别强调及时进行病原学诊断，对有指征者进行血培养。③及时将患者转至重症医学科治疗。④对脓毒症应尽早联合应用对耐药菌可能有效的抗生素。⑤采取降阶梯抗生素应用原则。⑥及时清除感染病灶。⑦在脓毒症治疗过程中，加用降钙素原监测治疗效果。⑧在治疗效果不满意时及时开展多学科会诊，确定和调整治疗方案。

（北京大学深圳医院　刘平　樊尚荣）

参考文献

Alexander CJ，Citron DM，Brazier JS，et al. Identification and antimicrobial resistance patterns of clinical isolates of Clostridium clostridioforme，Clostridium innocuum，and Clostridium ramosum compared with those of clinical isolates of Clostridium perfringens. J Clin Microbiol，1995，33（12）：3209-3215.

Bodey GP，Rodriguez S，Fainstein V，et al. Clostridial bacteremia in cancer patients. A 12-year experience. Cancer，1991，67（7）：1928-1942.

Castiglioni B，Gautam A，Citron DM，et al. Clostridium innocuum bacteremia secondary to infected hematoma with gas formation in a kidney transplant recipient. Transpl Infect Dis，2003，5（4）：199-202.

Citron DM，Merriam CV，Tyrrell KL，et al. In vitro activities of ramoplanin，teicoplanin，vancomycin，linezolid，bacitracin，and four other antimicrobials against intestinal anaerobic bacteria. Antimicrob Agents Chemother，2003，47（7）：2334-2338.

Citron DM，Tyrrell KL，Merriam CV，et al. In vitro activity of ceftaroline against 623 diverse strains of anaerobic bacteria. Antimicrob Agents Chemother，2010，54（4）：1627-1632.

Crum-Cianflone N. Clostridium innocuum Bacteremia in a patient with acquired immunodeficiency syndrome. Am J Med Sci，2009，337（6）：480-482.

Cutrona AF，Watanakunakorn C，Schaub CR，et al. Clostridium innocuum endocarditis. Clin Infect Dis，1995，21（5）：1306-1307.

Goldstein EJ，Citron DM，Warren Y，et al. In vitro activity of gemifloxacin（SB 265805）against anaerobes. Antimicrob Agents Chemother，1999，43（9）：2231-2235.

Goldstein EJ，Citron DM，Vreni Merriam C，et al. Comparative In vitro activities of ertapenem（MK-0826）against 1001 anaerobes isolated from human intra-abdominal infections. Antimicrob Agents Chemother，2000，44（9）：2389-2394.

Goldstein EJ，Citron DM，Merriam CV，et al. In vitro activities of dalbavancin and nine comparator agents against anaerobic grampositive species and corynebacteria. Antimicrob Agents Chemother，2003，47（6）：1968-1971.

Goldstein EJ，Citron DM，Merriam CV，et al. In vitro activities of daptomycin，vancomycin，quinupristin-dalfopristin，linezolid，and five other antimicrobials against 307 gram-positive anaerobic and 31 Corynebacterium clinical isolates. Antimicrob Agents Chemother，2003，47（1）：337-341.

Goldstein EJ，Citron DM，Merriam CV，et al. In vitro activities of the new semisynthetic glycopeptide telavancin（TD-6424），vancomycin，daptomycin，linezolid，and four comparator agents against anaerobic gram-positive species and Corynebacterium spp. Antimicrob Agents Chemother，2004，48（6）：2149-2152.

Goldstein EJ，Citron DM，Merriam CV，et al. Comparative in vitro susceptibilities of 396 unusual anaerobic strains to tigecycline and eight other antimicrobial agents. Antimicrob Agents Chemother，2006，50（10）：3507-3513.

Goldstein EJ，Citron DM，Tyrrell KL，et al. Activity of garenoxacin against 536 unusual anaerobes including 128 recovered from acute pelvic infections. Diagn Microbiol Infect Dis，2011，70（1）：131-136.

Goldstein EJ，Citron DM，Tyrrell KL，et al. Comparative in vitro activities of SMT19969，a new antimicrobial agent，against Clostridium difficile and 350 gram-positive and gram-negative aerobic and anaerobic intestinal flora isolates. Antimicrob Agents Chemother，2013，57（10）：4872-4876.

Goldstein EJ，Citron DM，Tyrrell KL. Comparative in vitro activities of SMT19969，a new antimicrobial agent，against 162 strains from 35 less frequently recovered intestinal Clostridium species：implications for Clostridium difficile recurrence. Antimicrob Agents Chemother，2014，58（2）：1187-1191.

Goldstein EJ，Citron DM，Tyrrell KL，et al. Comparative in vitro activities of relebactam，imipenem，the combination of the two，and six comparator antimicrobial agents against 432 strains of anaerobic organisms，including imipenem-resistant strains. Antimicrob Agents Chemother，2018，62（2）：e01992-17.

Hung YP，Lin HJ，Wu CJ，et al. Vancomycin-resistant Clostridium innocuum bacteremia following oral vancomycin for Clostridium difficile infection. Anaerobe，2014，30：24-26.

Kim YJ，Kim SH，Park HJ，et al. MALDI-TOF MS is more accurate than VITEK II ANC card and API Rapid ID 32 A system for the identification of Clostridium species. Anaerobe，2016，40：73-75.

Liu P，Fan SR，Liu XP，et al. Puerperal sepsis caused by Clostridium innocuumina patient with placenta accreta and literature review. JMatern-Fetal Med，2020，2（3）：181-188.

Mutoh Y，Hirai R，Tanimura A，et al. Osteomyelitis due to Clostridium innocuum in a patient with acute lymphoblastic leukemia：case report and literature review. Springerplus，2015，4（1）：385.

Rudrik JT，Soehnlen MK，Perry MJ，et al. Safety and accuracy of matrix-assisted laser desorption Ionization-time of flight mass spectrometry for identification of highly pathogenic organisms. J Clin Microbiol，2017，55（12）：3513-3529.

Shah M，Bishburg E，Baran DA，et al. Epidemiology and outcomes of clostridial bacteremia at a tertiary-care institution. Scientific World Journal，2009，28（9）：144-148.

Smith LD，King E. Clostridium innocuum，sp. n.，a sporeforming anaerobe isolated from human infections. J Bacteriol，1962，83（4）：938-939.

第三部分
生殖内分泌及计划生育疑难病例

病例43 宫内节育器取出术后子宫动脉破裂出血1例

【病历摘要】

患者女，40岁。

主诉：人工流产＋宫内节育器取出术后第18天，阴道大量出血1天。

现病史：患者因停经9⁺¹周，行B超检查提示宫内孕（符合约6周），宫内环。2015年8月13日于北京市西城区展览路医院行B超引导下负压吸宫术＋宫内节育器取出术，术中节育器取出较困难，节育器嵌顿。随后行负压吸宫术，吸出胎囊完整，卵圆钳夹取出完整"爱母环"一枚，无尾丝。术中出血250 ml，给予卡前列素氨丁三醇（欣母沛）注射促进子宫收缩。2015年8月14日充盈膀胱行B超检查后突发阴道大量出血共1200 ml。考虑宫内环移位，嵌顿伤口凝血栓脱落，因阴道出血量多且凶猛，立即启动抢救，给予宫腔填水囊压迫止血、输注红细胞2 U、血凝酶止血、抗生素预防感染、促宫缩等治疗。2015年8月17日取出宫腔水囊，未见阴道出血，予出院。2周后突发阴道大量出血，来我院（北京大学人民医院）就诊。

既往史：入院前7年开腹行卵巢囊肿剥除术。入院前3年患支气管结核，后治愈。

月经婚育史：平素月经规律，末次月经：2015年6月7日。G3P2，2012年、2014年7月分别顺产1次，目前处于哺乳期，1年前宫内放置"爱母环"避孕。

家族史：否认家族遗传病史。

【体格检查】

T 36.6℃，P 140次/分，R 19次/分，BP 88/50 mmHg，贫血貌，神清语利，自动体位，双肺呼吸音清，未闻及干、湿性啰音，心律齐，未闻及病理性杂音及异常心音。腹部平软，无压痛、反跳痛，移动性浊音（－）。

妇科查体：外阴：正常，可见血迹附着；阴道：通畅，阴道内可见大量血块及积血；宫颈：光滑，大小正常，可见宫颈口内大量血液涌出；子宫：后位，大小正常，质中，活动度可，无明显压痛。双侧附件区：未及包块，无明显压痛、反跳痛。

【辅助检查】

B超（2015年8月31日我院）：子宫后位，厚3.6 cm，表面光滑，质地均匀，子宫内中等不均回声带厚0.9 cm，宫内暗区0.6 cm，子宫后方可见不均回声包块4.1 cm×4.7 cm。提示：宫内中等不均回声带、宫内暗区、子宫后方不均回声包块（血块？）。

血常规（2015年8月31日）：血红蛋白116 g/L、白细胞8.6×10⁹/L、中性粒细胞百分比57.7%、血小板267×10⁹/L。

【初步诊断】

①阴道流血原因待查。②失血性休克。

【诊治经过】

患者入院后，清除阴道内大量积血，见阴道畅，未见明显破口，宫颈光滑，大小正常，无撕裂，可见宫颈口内血液涌出，急请 B 超科医师到场行超声检查，考虑宫腔内无残留，宫腔内出血可能性小，不除外宫颈出血、子宫动脉破裂可能。予缩宫素促宫缩治疗，并予开放两路静脉补液治疗，持续心电监护、吸氧，急配红细胞 400 ml，血浆 400 ml，拟行子宫动脉栓塞术治疗。向患者及家属交代病情及风险，输血同时急诊行子宫动脉栓塞术。

局部麻醉下穿刺右侧股动脉成功后，行双侧髂内选择性插管，子宫动脉造影示：左侧子宫动脉稍纤细，其远端分支可见片状造影剂外溢（图 43-1），右侧子宫动脉未见明确出血征象（图 43-2）。以微导管行双侧子宫动脉插管，以明胶海绵颗粒（350～560 μm）及微弹簧圈栓塞左侧子宫动脉，明胶海绵颗粒（350～560 μm）栓塞右侧子宫动脉，栓塞后再次造影示：双侧子宫动脉血流中断（图 43-3 和图 43-4），原造影剂外溢征象消失，子宫染色消失。术毕，拔管，缝合股动脉穿刺点。

术中血压最低降至 70/40 mmHg，心率升至 142 次/分；予输红细胞悬液 400 ml、血浆 400 ml，后血压渐升至 90/60 mmHg，心率降至 110 次/分，术毕安返病房。复查血常规：血红蛋白 85 g/L，白细胞 14.10×10^9/L，中性粒细胞百分比 87.1%，血小板 176×10^9/L。术后予补液、抗感染、加强宫缩、静脉补铁及对症支持治疗。

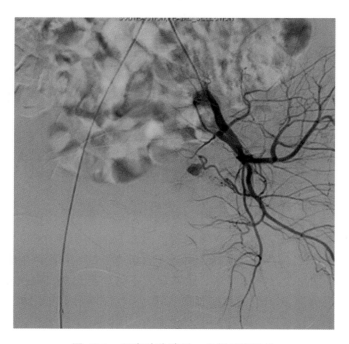

图 43-1　子宫动脉造影。左侧子宫动脉

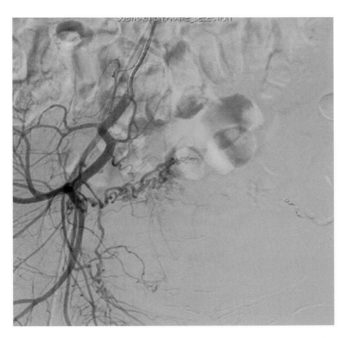

图 43-2　子宫动脉造影。右侧子宫动脉。远端分支可见片状造影剂外溢，未见明确出血征象

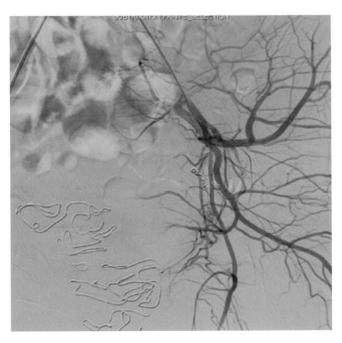

图 43-3　左侧子宫动脉栓塞后

　　术后第 6 天，患者一般情况好，阴道无出血，复查经直肠彩超（9 月 6 日）：子宫后位，4.4 cm×4.7 cm×3.7 cm，表面平，回声不均，内膜回声三线厚 0.5 cm。双侧卵巢（－）。盆腔游离液（－）。彩色多普勒血流图（color doppler flow imaging，CDFI）：子宫

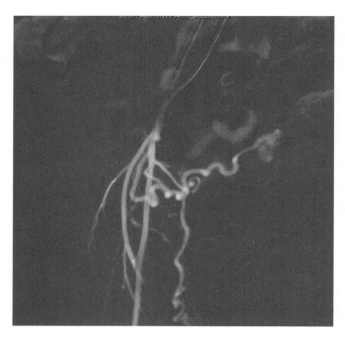

图 43-4 右侧子宫动脉栓塞后。子宫动脉血流中断，外溢征象消失子宫动脉血流中断

血流信号正常，子宫动脉 RI 0.91，PI 2.01。子宫动脉栓塞术后。血常规：白细胞 $4.80 \times 10^9/L$，中性粒细胞百分比 66.3%，血红蛋白 83 g/L，血小板 $200 \times 10^9/L$。准予出院。术后第 13 天，患者无明显诱因再次出现阴道出血，量同既往月经量，色鲜红，1 天后再次就诊于我院，急查妇科彩超示内膜回声中等厚 0.5 cm。宫颈厚 2.8 cm，宫颈管内液性分离 0.3 cm，可见流动波，左侧宫旁血管多，最粗管径 0.4 cm。超声提示：宫颈管内积血，左侧宫旁充血。考虑宫腔内无残留，子宫内膜不厚，宫腔内出血可能性小，不除外宫颈出血可能。予缩宫素促宫缩治疗、血凝酶＋氨甲苯酸＋酚磺乙胺止血、静脉抗感染治疗，监测生命体征，阴道出血渐少，持续 5 天停止。复查 B 超（9 月 21 日）提示：子宫内膜厚 0.6 cm，左侧卵巢卵泡 1.1 cm。追问患者既往月经史，考虑此次为月经来潮可能性大，痊愈出院。定期随访，患者出院 1 周后（9 月 28 日）复诊，一般情况好，阴道无出血，复查 B 超提示：子宫内膜厚 0.8 cm，左侧卵巢内见 2～3 个卵泡，最大卵泡 0.3 cm×0.3 cm，右侧卵巢内可见 4～5 个卵泡，最大卵泡 0.8 cm×0.9 cm。提示：大致正常盆腔。于 2015 年 10 月 12 日患者月经来潮，持续 5 天。

【术后诊断】

取环术后子宫动脉破裂。

【病例讨论】

人工流产＋宫内节育器取出术后子宫动脉破裂较为罕见。本病例先行宫内节育器取出术，较困难，出现节育器嵌顿，遂行人工流产术后再行节育器取出术，节育器取出完整。分析此病例考虑系随着孕期子宫逐渐增大，位置正常的宫内节育器受到胎囊挤压变形，且位置改变，不易勾取成功；加之该患者目前处于哺乳期，子宫较一般孕妇来说，质地更软，极易损伤。因此，带器妊娠者，如宫内环位置正常，应先行人工流产术；待子宫收缩后再行节育器取出术。如节育器位置下移或为带尾丝的节育器，可先行节育器取出术，再行人工流产术。

本例患者因人工流产术后阴道大出血入院。入院后紧急行床旁 B 超检查提示宫腔内无残留，考虑宫腔内出血可能性小，不除外宫颈出血可能。以往患者发生宫颈大出血时，为了抢救患者生命，只能行子宫切除术（隋凤香，2001），这使得患者失去器官及生育功能，给产妇带来极大的身体损害及精神创伤。因子宫及宫颈的血供来自子宫动脉，选择性子宫动脉插管栓塞可阻断子宫动脉血流，以达到止血的目的，是一种行之有效的微创治疗方法。自 1979 年该技术用于治疗产后大出血以来，此法在治疗妇科出血性疾病中已取代外科手术成为首选治疗（吴卫平，2006）。本例栓塞术中造影见左侧子宫动脉破裂出血，因明胶海绵颗粒较小，单纯应用明胶海绵颗粒，颗粒会随着破裂的子宫动脉进入腹腔，故术中同时行明胶海绵颗粒及微弹簧圈栓塞左侧子宫动脉，栓塞后造影提示子宫动脉血流中断。术后患者月经正常来潮 2 个月。因此，明胶海绵联合微弹簧圈栓塞破裂的子宫动脉是安全、有效的，值得临床推广。

人工流产术后子宫动脉破裂致阴道大出血者极为罕见。加之缺乏典型的病史和症状，诊断较为困难。若延误诊断和治疗，大量出血可引起孕妇多脏器功能衰竭甚至死亡（张秀兰，2000）。其死亡原因常为失血性休克、失血继发凝血功能障碍、多器官功能衰竭。处理原则是针对出血原因迅速止血，要求争分夺秒，掌握最佳抢救时机。在抢救过程中，及早诊断并迅速采取止血、补充血容量、纠正失血性休克、预防感染等有效措施，认真预测并尽量避免可能发生的情况，尽早决策行手术治疗还是子宫动脉栓塞是关键。

子宫动脉栓塞治疗人工流产术后大出血避免了外科手术带来的损伤及可能出现的并发症，具有安全可靠、止血迅速、成功率高、并发症少、疗效显著并能够保留子宫及生育功能的优点，其在人工流产术后大出血、产后大出血的治疗中起到了非常重要的作用（Song，2015），值得临床推广和应用。

【专家点评】

子宫动脉破裂的晚期急性出血较为罕见，难于在第一时间确定诊断。事实上，此例病变也是在子宫动脉栓塞时才确切诊断的。因此，对于子宫出血凶险程度的识别、防止因大量失血导致弥散性血管内凝血（DIC）的发生才是此类病变抢救的关键点。抓住了此点就抓住了抢救成功的先机，避免了循环衰竭导致的恶性结果。同时，果断选择动脉栓塞止血的时机也很重要，这一点是保留子宫的关键举措，因为一旦发生 DIC，动脉栓塞就可能失去意义。

（北京大学人民医院　郑兴邦　关菁）

参考文献

隋凤香. 人流术后大出血子宫动脉栓塞 1 例治疗体会. 中国社区医师（医学专业），2011，12（11）：218-219.

吴卫平，李选. 急性双侧子宫动脉栓塞治疗难治性产后大出血. 介入放射学杂志，2006，15（4）：243-245.

张秀兰，谢文娟. 妊娠晚期子宫静脉自发破裂 4 例分析. 实用妇产科杂志，2000，16（6）：323.

Song Y，Shin JH，Yoon HK，et al. Bleeding after dilatation and curettage：the efficacy of transcatheter uterine artery embolisation. Clinical Radiology，2015，70（12）：1388-1392.

病例 44　妊娠合并自发性卵巢过度刺激综合征 1 例

【病历摘要】

　　患者女，25 岁，自发性卵巢过度刺激综合征。

　　主诉： 停经 66 天，腹胀 2 周。

　　现病史： 患者自然妊娠，未用促排卵药物及中药等助孕，入院时停经 66 天。停经 30$^+$ 天时自测尿 hCG（＋）。入院前 2 周（停经 50 天）无明显诱因开始出现腹胀，逐渐加重，入院前 2 天腹胀严重伴疼痛，行走困难，轻度呼吸困难，伴恶心、进食稍减少，尿量无明显改变。遂于当地医院就诊，自诉静脉滴注抗感染治疗，无明显好转，转至我院就诊。自患病以来，进食、睡眠欠佳，大小便正常，孕期体重增加 4 kg。

　　既往史： 自诉 8 年前"中风"1 次，针灸治疗后缓解。否认肝炎、结核等传染病史，否认高血压、心脏病、甲状腺疾病等病史。否认药物过敏史。个人史无特殊。

　　月经婚育史： 平素月经规律，月经初潮 12 岁，月经周期 5 天/30 天，末次月经：2017 年 4 月 16 日。22 岁初婚，G1P0。

　　家族史： 父母体健，妹妹体健，否认家族遗传病史。

【体格检查】

　　T 36.3℃，P 80 次/分，R 20 次/分，BP 86/65 mmHg。身高 163 cm，体重 65 kg。一般情况可，心肺查体无特殊，腹部膨隆，移动性浊音（＋），无压痛、反跳痛，会阴及双下肢无水肿。

【辅助检查】

　　产科超声及腹部超声（2017 年 6 月 21 日）：宫内孕，胎芽长径 2.01 cm，相当于 8^{+5} 周，右侧卵巢大小 13.1 cm×10.1 cm，其内探及多个大小不等的无回声区，较大者 6.4 cm×6.2 cm，左侧卵巢 14.3 cm×8.6 cm，期内探及多个大小不等的无回声区，较大者 6.7 cm×6.8 cm。盆腹腔大量积液，最大液深 11.5 cm（图 44-1 和图 44-2）。

【初步诊断】

　　①腹水、卵巢囊肿待查：卵巢过度刺激综合征？妊娠合并卵巢肿瘤？②宫内孕 9$^+$ 周，G1P0。

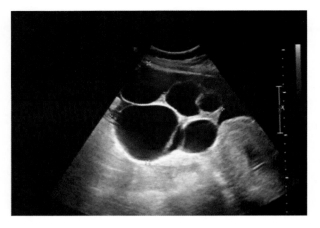

图 44-1　增大的卵巢，其内见多个囊性无回声

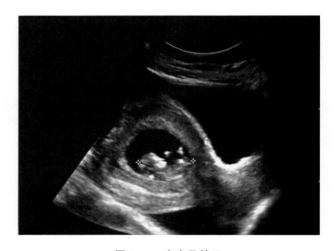

图 44-2　宫内孕情况

【诊治经过】

入院后给予全面评估、监测病情，在缓解症状的同时，积极查找病因，明确诊断，以对因治疗。

1. 完善化验、全面评估，缓解症状

检测患者出入量及体重变化。患者入量尚可，尿量逐渐稳定在 1000 ml 左右（表 44-1）。患者间断腹胀加重，予腹腔穿刺置长期引流管，间断开放放腹水以缓解症状，共放腹水 6 次，每次 1000～2900 ml，腹水清亮、色淡黄。

监测实验室检查指标（表 44-2），血常规未提示血液浓缩及贫血；凝血功能：D-二聚体明显升高，予低分子量肝素（速碧林）6150 IU 每日 1 次预防血栓；生化提示白蛋白降低，给予白蛋白输注 20～30 g 每日 1 次；电解质：K 3.00～3.7 mmol/L，Na 130～134.7 mmol/L，纠正电解质紊乱。

表 44-1　出入量及体重监测

入院天数	日期	入量（ml）	尿量（ml）	放腹水（ml）	体重（kg）
1	6 月 21 日	450	500		60.0
2	6 月 22 日	1840	500		61.0
3	6 月 23 日	2290	650	2000	63.0
4	6 月 24 日	1370	1050	2900	62.5
5	6 月 25 日	1600	1100		60.0
6	6 月 26 日	2790	1200	2000	62.0
7	6 月 27 日	2280	1100		60.5
8	6 月 28 日	1790	1080		61.5
9	6 月 29 日	2430	840	1000	61.0
10	6 月 30 日	2690	1300		60.0
11	7 月 1 日	1800	1440	—	60.0
12	7 月 2 日	1790	1270	—	59.5
13	7 月 3 日	1960	890	1000	60.0
14	7 月 4 日	1880	1200	1000	60.0
15	7 月 5 日	2400	1670		59.0
16	7 月 6 日				60.0

表 44-2　血常规、尿常规、凝血功能及生化监测

日期	WBC (10⁹/L)	HCT	Hb (g/L)	FDP (μg/ml)	D-二聚体 (μg/ml)	APTT (s)	尿比重	K (mmol/L) Na (mmol/L) Cr (μmol/L)	总蛋白 (g/L)	白蛋白 (g/L)
6 月 21 日	10.92	0.34	116	19.3	1.70		1.046	Na 132.2	65.0	31.0
6 月 22 日	8.88	0.33	110					Cr 101，Na 131	53.0	28.4
6 月 23 日							1.034	K 3.29，Na 131		
6 月 25 日	7.08	0.30	98	20.0	2.22	26.9		Na 132	53.0	25.0
6 月 26 日								K 3.46，Na 132.4	52.0	25.0
6 月 27 日								K 3.15，Na 131.6	50.0	25.0
6 月 28 日								K 3.40，Na 132.1	57.0	24.0
6 月 29 日	5.52	0.26	87	25.5	2.79	正常		K 3.33，Na 132.2		
6 月 30 日								Na 133.3		
7 月 1 日								K 3.4，Na 133.0		
7 月 2 日								Na 134	64.0	31.0
7 月 3 日	4.56	0.26	86			正常	1.025	K 3.00，Na 134.7	66.0	32.0
7 月 4 日								K 3.10，Na 134.0		
7 月 5 日								K 2.94，Na 正常		
7 月 6 日	5.43	0.25	86	21.7	1.33	27.5		Na 130.0		
7 月 10 日	5.51	0.28	92	—	—	27.4		正常	87.0	45.0
7 月 18 日	5.28	0.27	88			27.8	1.029	超敏 C 反应蛋白↑ 补体 C1q↑	69.7	45.0
9 月 21 日	5.33	0.30	99	2.9	0.33	25.8	1.018	补体 C1q 正常	60.2	33.3
10 月 19 日							1.018			

注：虚线以下是确诊并治疗后的转归

2. 进一步查找病因，行腹水生化及细胞学检查、甲状腺功能、性激素检查等

（1）排除肿瘤及感染性疾病。①肿瘤标志物见表 44-3。②腹水化验。2017 年 6 月 26 日：腹水涂片、TCT 沉渣中可见较多间皮细胞及少量淋巴细胞，未见肿瘤细胞。2017 年 6 月 29 日：腹水：比重 1.030，细菌总数 21 108 个 /μl，白细胞数 108 个 /μl，多核细胞百分比 55%，单核细胞百分比 45%，总蛋白 37 g/L，白蛋白 20 g/L，乳酸脱氢酶 169 U/L，漏出液可能，结核菌阴性；细菌培养阴性。2017 年 7 月 4 日：腹水涂片、TCT 沉渣中可见较多淋巴细胞及少量间皮细胞，未见肿瘤细胞。

表 44-3　肿瘤标志物

日期	CA125（U/ml）
6 月 22 日	1034
7 月 6 日	1360
7 月 10 日	1540
9 月 22 日	41.95

注：虚线以下是确诊并治疗后的转归

（2）筛查自发性卵巢过度刺激综合征（spontaneous ovarian hyperstimulation syndrome，sOHSS）的可能病因。①性激素监测：检测 hCG 及 FSH 水平，详见表 44-4。②检测甲状腺功能。甲状腺超声（2017 年 7 月 3 日）：甲状腺实质回声不均质减低，可见多发性回声结节，大者位于右叶，约 0.6 cm×0.4 cm，边界欠清，可见少量血流信号，炎性结节可能。甲状腺功能监测提示为甲状腺功能减退（表 44-5），给予左甲状腺素（优甲乐）治疗。

表 44-4　性激素监测

日期	hCG（IU/L）	FSH（IU/L）	E2（pmol/L）
6 月 22 日	124 763.00		＞36 710.0
7 月 1 日		1.07	＞36 710.0
7 月 6 日	86 007.00		
7 月 10 日	94 639.00		

注：虚线以下是确诊并治疗后的转归
hCG，人绒毛膜促性腺激素；FSH，卵泡刺激素；E2，雌二醇

表 44-5　甲状腺功能监测

日期	TT3（pg/ml）	FT3（ng/ml）	TT4（μg/dl）	FT4（ng/dl）	TSH（μIU/ml）	TGAb（U/ml）	TmAb（U/ml）
7 月 1 日			0.4 ↓	0.28 ↓	＞150.0 ↑	20.5	＜28.0
7 月 10 日			3.2 ↓	0.54 ↓	＞150.0 ↑		
7 月 18 日	0.85	2.27 ↓	8.8	1.12	69.46 ↑	27.9	30.4
7 月 27 日	1.59	4.05	14.0 ↑	1.62	3.01		
8 月 7 日	2.13 ↑	5.53 ↑	16.6 ↑	2.29 ↑	0.54 ↓		
8 月 17 日	1.74	4.03	12.0 ↑	1.49	0.39 ↓		
8 月 31 日	1.48	3.01	9.10	0.95	1.27		
9 月 21 日	1.78	3.41	11.30 ↑	1.18	0.68		
10 月 19 日	1.64	2.94	10.90	1.15	0.80		

TT3，总 T3；FT3，游离 T3；TT4，总 T4；FT4，游离 T4；TSH，促甲状腺素；TGAb，甲状腺球蛋白抗体；TmAb，甲状腺微粒体抗体

3. 确诊及转归

患者妊娠早期腹水合并双侧卵巢囊性增大，经全面查找病因，除外肿瘤及感染性因素，最终考虑为甲状腺功能减退引发的自发性卵巢过度刺激综合征。

在治疗上，补充甲状腺素的同时，给予纠正低蛋白、预防血栓、放腹水缓解症状、监测出入量等对症支持处理。经 16 天的住院治疗，症状明显缓解，出院时无明显腹胀，出院后继续口服优甲乐控制甲功至正常水平，随访超声提示双侧卵巢逐渐减小，胸腔积液、腹水逐渐消失（表 44-6）。

【最终诊断】

①自发性卵巢过度刺激综合征。②妊娠合并甲状腺功能减退。③宫内孕 10^{+} 周 G1P0。

【随访】

妊娠结局：后续妊娠无异常；2018 年 1 月 24 日妊娠 40^{+3} 周，因羊水过少于当地医院剖宫产一女，2700 g。术中探查盆腔及双侧卵巢未见异常。

表 44-6　卵巢大小及胸腔积液、腹水变化

日期	孕周	右侧卵巢（cm）	左侧卵巢（cm）	腹水（cm）	胸腔积液（cm）
6 月 21 日	8^{+5} 周	13.1×10.1	14.3×8.6	11.5	R 2.8，L 2.0
6 月 28 日	9^{+6} 周	14.4×10.2	15.7×8.0	5.2	R 6.5，L 3.2
7 月 6 日	10^{+6} 周	12.6×11.2	13.7×10.4	脾肾间隙 9.2	
7 月 20 日	12^{+6} 周	9.8×8.6	11.8×6.3	7.7	
8 月 7 日					无
9 月 21 日	21^{+2} 周	3.1×2.3	3.9×2.3	无	

注：虚线以下是确诊并治疗后的转归

【病例讨论】

自发性卵巢过度刺激综合征（sOHSS）发病率极低。1989 年首次报道了第 1 例单胎妊娠的甲状腺功能减低合并唐氏综合征患者发生自发性卵巢过度刺激综合征，该病例最初被误诊为卵巢恶性肿瘤，行开腹探查手术，术中卵巢活检结果为滤泡囊肿（Rotmensch，1989）。近年来 sOHSS 被逐渐认识，但至今国内外个案报道不足百例，因缺乏临床经验，容易发生误诊误治或者过度治疗。2004 年 Taher 报道了一例 22 岁女性，因左髂窝疼痛，双侧卵巢囊性增大，CA125 93 IU/ml，考虑卵巢恶性肿瘤拟行手术探查，后因检查发现甲状腺功能减退（TSH>100 mU/L），遂考虑甲状腺功能减退导致的 sOHSS，给予甲状腺素片治疗后患者症状逐渐缓解，卵巢恢复至正常（Taher，2004）。由于对该疾病的正确认识，避免了手术探查。

sOHSS 为非医源性疾病，多发生于自然妊娠合并甲状腺功能减退、多胎妊娠、葡萄胎患者，也可发生于未妊娠的垂体瘤、甲状腺功能减退患者。sOHSS 的诊断主要依据与OHSS 相似的临床特征，包括腹胀、腹痛、双侧卵巢多囊状增大、胸腔积液、腹水、血液浓缩、低蛋白血症、电解质紊乱等，并排除促排卵等医源性因素。据报道，妊娠合并卵巢肿瘤的发生率为 2.4％～7％，其中 5％ 为卵巢恶性肿瘤，故考虑 sOHSS 的同时，需警惕妊娠合并卵巢肿瘤。临床可通过超声、MRI 等影像学手段，以及腹水细胞学、组织学等方式鉴别；sOHSS 可合并 CA125 升高，CA125 在妊娠期会有所升高，若 CA125 及其他激素水平均升高，不能作为诊断卵巢恶性肿瘤的依据，避免误诊及过度治疗。本病例中，患者自然妊娠 7＋周开始出现腹胀、腹痛，逐渐加重，彩超提示双侧卵巢囊状增大，伴有胸腔积液、腹水；通过反复询问病史，排除了药物促排卵所致的 OHSS；并与妊娠合并卵巢恶性肿瘤进行鉴别，虽然 CA125 升高明显，但从超声声像看，卵巢恶性肿瘤多为囊实性，而本例患者卵巢呈多囊状无回声，更倾向于良性病变的声像，且多次腹水检查未见肿瘤细胞，故不支持卵巢恶性肿瘤，考虑为罕见的 sOHSS。

sOHSS 的发病机制尚不明确。目前认为可能的机制包括：①多胎妊娠、葡萄胎等患者 hCG 分泌过多，其与 FSH 受体结合后，促使卵泡膜卵巢病理性过度刺激。自然妊娠 8～10 周时，血 hCG 达到峰值，与 sOHSS 发生的孕周相符。而糖蛋白激素 LH、FSH、TSH 与 hCG 具有相同的 β 亚基，因此，分泌 LH 或者 FSH 的垂体瘤、甲状腺功能减退的患者，LH/FSH/TSH 分泌增多，也可能导致 sOHSS 的发生。②FSH 受体基因突变，突变基因编码的 FSH 受体对糖蛋白激素表现出更高的亲和力，产生更强的生物学效应，文献报道有 6 种 FSH 杂合型突变，并发现突变若发生在受体螺旋区，则对 TSH 及 hCG 均有更高的亲和力；若突变发生在细胞外区，则仅对 hCG 高亲和结合。2013 年 Nikoletta 等学者根据发病机制将 sOHSS 分为四种类型：Ⅰ型，FSH 受体突变型，hCG 水平正常；Ⅱ型，高 hCG 水平型，如多胎妊娠、葡萄胎等；Ⅲ型，高 TSH 水平型，如甲状腺功能减退；Ⅳ型，高 FSH/LH 水平型，如促性腺激素分泌性垂体瘤（Panagiotopoulou，2013）。sOHSS 多发生于妊娠 8～14 周，晚于 OHSS 患者；临床多为轻中度，同样具有自限性（李潇，2015）。若临床考虑为 sOHSS，应鉴别妊娠合并恶性肿瘤；治疗上应监测出入量，完善血尿常规、凝血功能、肝肾功能、电解质、白蛋白、总蛋白，给予对症支持治疗，适当高蛋白、多汤汁饮食，必要时扩容补液纠正血液浓缩，纠正电解质紊乱，输注白蛋白纠正低蛋白血症，低分子量肝素纠正高凝状态预防血栓形成，必要时腹腔穿刺放腹水、胸腔穿刺放胸腔积液缓解症状。应完善激素水平检测，筛查可能的发病因素，并对因治疗，如治疗甲状腺功能减退和功能性垂体瘤。多数患者不需要通过终止妊娠来治疗 sOHSS。同时，应避免因对疾病认识不足而导致的手术探查等过度治疗。

sOHSS 的诊治及发病机制还需进一步的临床经验累积及深入研究。

【专家点评】

sOHSS 是一类发病罕见，除外医源性促排卵治疗史，以双侧卵巢多囊状增大、胸腔积液和腹水、血液浓缩、低蛋白血症、电解质紊乱等为临床特征的综合征。sOHSS 多为轻中度，呈自限性，临床治疗主要为对症支持治疗及对因治疗，应避免过度治疗；同时也需注意与妊娠合并卵巢恶性肿瘤相鉴别。

（北京大学第三医院　邓凤　杨蕊　李蓉）

参考文献

李潇，刘水策，付凌婕，等. 自发性卵巢过度刺激综合征系统综述. 中国实用妇科与产科杂志，2015，31（9）：871-875.

Panagiotopoulou N，Byers H，Newman WG，et al. Spontaneous ovarian hyperstimulation syndrome：case report，pathophysiological classification and diagnostic algorithm. Eur J Obstet Gynecol Reprod Biol，2013，169（2）：143-148.

Rotmensch S，Scommegna A. Spontaneous ovarian hyperstimulation syndrome associated with hypothyroidism. Am J Obstet Gynecol，1989，160（5 Pt 1）：1220-1222.

Taher BM，Ghariabeh RA，Jarrah NS，et al. Spontaneous ovarian hyperstimulation syndrome caused by hypothyroidism in an adult. Eur J Obstet Gynecol Reprod Biol，2004，112（1）：107-109.

病例 45 卵巢过度刺激综合征合并脑梗死 1 例

【病历摘要】

患者女，31 岁，卵巢过度刺激综合征并发脑梗死。

主诉：人绝经促性腺素（HMG）注射后 1 个月，腹胀恶心 20 天，憋气尿少 4 天。

现病史：患者因"未避孕未孕 2 个月"于内蒙古当地医院行促排卵指导同房，口服来曲唑 1 周（2.5 mg/d），因卵泡增长缓慢加用 HMG 注射 2 周（75～150 IU/d）（缺乏病历资料，具体不详）。入院前 20 余天开始出现腹胀、恶心，逐渐加重。入院前 15 天（5 月 1 日）同房。入院前 4 天出现恶心、呕吐，不能进食，稍有憋气，尿量减少，少于 500 ml/d，无腹痛、发热、胸闷等不适，2014 年 5 月 14 日来我院（北京大学第三医院）急诊，查体双肺呼吸音清，腹膨隆，移动性浊音（＋），双下肢水肿（＋），血常规：白细胞 21.73×10^9/L，血细胞比容 50%，B 超提示左侧卵巢 9.5 cm×7.6 cm，右侧卵巢 13 cm×7.8 cm，腹水深5.6 cm，肝肾功能正常，予羟乙基淀粉 130/0.4 氯化钠溶液（万汶）1000 ml、5% 葡萄糖氯化钠溶液 500 ml 静点治疗，2014 年 5 月 15 日复查血常规：白细胞 17.56×10^9/L，血细胞比容 41.4%，并完善胸部超声提示左侧胸腔积液 5.2 cm，右侧胸腔积液 3.8 cm，考虑重度卵巢过度刺激综合征，于 2014 年 5 月 15 日 10:10 急诊入院。患者自发病以来，饮食睡眠不佳，大便正常，体重增加 4 kg。

既往史：既往体健。

月经婚育史：平素月经不规律，初潮 13 岁，7 天/（30～60）天，末次月经：2014 年4 月 16 日，量中，轻微痛经，29 岁结婚，G0。

家族史：否认家族遗传病史、心脑血管疾病及血栓病史。

【体格检查】

患者生命体征平稳，T 36.4℃，P 96 次/分，R 20 次/分，BP 115/70 mmHg。身高 152 cm，体重 46 kg，体重指数（body mas index，BMI）19.9 kg/m^2，神志清，精神欠佳，查体合作，自主体位，听诊右肺呼吸音清，叩诊清音，左下肺呼吸音稍弱，腹部膨隆，腹围89 cm，软，无压痛、反跳痛及肌紧张，移动性浊音（＋），双下肢水肿（＋）。

【辅助检查】

2014 年 5 月 15 日 D-二聚体 0.63 μg/ml。肝、肾功能：谷丙转氨酶 8 U/L，谷草转氨酶 32 U/L，肌酐 119 μmol/L，血 hCG 78 IU/L。

妇科彩超（2014 年 5 月 15 日）：左侧卵巢 9.1 cm×8.1 cm，右侧卵巢 12.5 cm×7.2 cm，双侧卵巢促排卵后改变，均可探及血流信号，左上腹无回声区 5.2 cm，右上腹无回声区 7.0 cm，左侧髂窝无回声区 6.4 cm，右侧髂窝无回声区 3.6 cm，直肠子宫陷凹无回声区 3.9 cm，左侧胸腔积液 5.2 cm，右侧胸腔积液 3.8 cm。

【初步诊断】

①重度卵巢过度刺激综合征。②早期妊娠。③促排卵治疗后。

【诊治经过】

患者入院后继续给予补液、扩容治疗，放腹水缓解症状。

2014 年 5 月 16 日 20：00，患者于小便后突发头痛、视物模糊、反应慢，查体左上眼睑略下垂，眼球各项运动正常，双眼右侧视物不能，右侧同向偏盲，其他神经系统查体无异常。神经内科急会诊，完善头颅 MRI＋DWI＋SWI 检查：左侧枕叶、背侧丘脑及部分岛叶异常信号（图 45-1），D-二聚体 5.3 μg/ml，考虑新发脑梗死，转神经内科治疗，予 rt-PA 溶栓治疗。

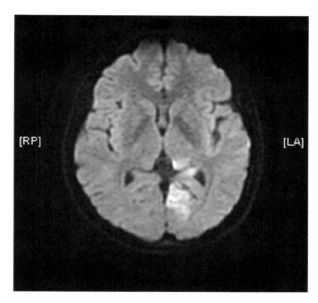

图 45-1　2014 年 5 月 16 日头颅 MRI＋DWI＋SWI

5 月 18 日予阿司匹林 100 mg 每日 1 次及低分子量肝素（速碧林）4100 IU 每日 2 次抗凝治疗。

5 月 19 日与患者及家属沟通后，予米非司酮终止妊娠，因药物禁忌，经神经科同意后，停用阿司匹林。行阴道超声引导下穿刺腹水引流＋右侧卵巢黄体囊肿穿刺引流术，放淡黄色腹水 2500 ml，囊肿囊内液 400 ml；胸腔穿刺放胸腔积液 1000 ml，继续扩容补液，并加用白蛋白静脉滴注。

5 月 20 日出现发热，体温最高 38.2℃，予左氧氟沙星（可乐必妥）抗感染治疗后好转。

5 月 21 日复查血 hCG 288.93 IU/L，血小板 36×10⁹/L，血红蛋白 101 g/L，血液浓缩缓解。

5 月 22 日复查血小板 42×10⁹/L，血红蛋白 105 g/L，行全院会诊：建议停用左氧氟沙星，改为头孢曲松（罗氏芬）抗感染，同时放腹水 2000 ml 缓解症状，腹水为血性，右上肢肘窝抽血处可见散在瘀斑，不除外腹腔内出血，甚至弥散性血管内凝血，停用低分子量肝素，输新鲜血浆 200 ml。

5 月 23 日复查 hCG 555.9 IU/L，多次血常规：血红蛋白 80 g/L，血小板水平稳定，体温正常 3 天，改为口服抗生素。但患者呼吸困难、憋气、精神差、嗜睡、一般情况差，生命体征尚平稳，考虑病情复杂、危重，转入 ICU。

5 月 24 日复查 D-二聚体 2.37 μg/L，留置腹腔引流管、间断放腹水治疗，腹水为淡黄色，血液科会诊建议改为华法林抗凝治疗。

5 月 26 日复查头颅 CT：左侧丘脑、枕叶及部分岛叶脑梗死溶栓后复查，内部稍低或等密度区（图 45-2）。患者一般情况较前好转，转出 ICU。

5 月 28 日患者恶心、呕吐明显，妇科彩超提示宫内早孕（三胎），全科讨论后决定行人工流产术终止妊娠，术前给予维生素 K1 10 mg 拮抗华法林作用，术前、术后分别输注血浆 200 ml。

5 月 29 日在静脉麻醉下行负压吸引人工流产术，手术顺利。

5 月 30 日患者术后恶心、呕吐较前明显好转，阴道出血不多，尿量较前明显增加，出入量平衡，血液浓缩完全好转。血红蛋白 95 g/L，白细胞 7.70×10⁹/L，血细胞比容 0.28，血小板 293×10⁹/L；D-二聚体 0.76 μg/ml；hCG 29.28 IU/L。拔除腹腔引流管，继续监测国际标准化比值（international normalized ratio，INR）并调整华法林入量。

6 月 1 日，患者术后 3 日出院。

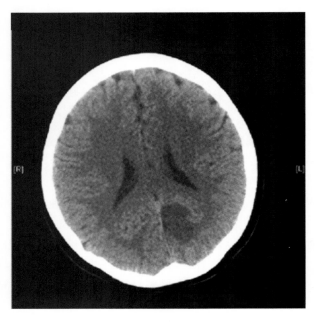

图 45-2　2014 年 5 月 26 日头颅 CT

【随访】

出院后继续口服抗凝药物 1 年（先后使用华法林、阿司匹林）；继续康复治疗，右侧视野轻度异常，不影响日常生活。

生育状况：2016 年自然妊娠，妊娠期无血栓形成，妊娠 9$^+$ 个月胎死宫内引产，原因不详。

【病例讨论】

卵巢过度刺激综合征（ovarian hyperstimulation syndrome，OHSS）是外源性促性腺激素控制性超促排卵及诱导排卵过程中产生的医源性疾病，是辅助生育技术中的主要并发症。其特点为卵巢囊性增大、血管通透性增加、"第三间隙"水肿（包括盆腹腔积液、胸腔积液、心包积液等）、血液浓缩、电解质紊乱，重者可造成肝肾功能损害、血栓形成、急性呼吸窘迫综合征等，甚至危及生命。

OHSS 并发血栓形成的发生率低，国内外文献多为个案报道。据报道，在辅助生殖技术助孕获得妊娠的促排卵周期中，静脉血栓的发生率为 0.94%（3/318 例），而在未获得妊娠促排卵周期的发生率为 0.13%（2/1518 例），2 例患者均为重度 OHSS 合并孤立性肺栓塞（Villani，2018）。Mor 等总结了 149 例 OHSS 合并血栓的患者，发现以静脉血栓为主，占 81%，动脉系统血栓占 19%（Mor，2014）。血栓发生的部位以头颈部、上肢等上半身静脉系统为主（89%），明显高于下肢静脉血栓，颈静脉及锁骨下静脉是好发部位，约 0.08% 发生于脑血管，导致脑血管意外的严重后果。血栓发生的时间可从胚胎移植后的 3 天至移植后 90 天不等，可能发生于 OHSS 症状出现数周后。OHSS 合并血栓形成多发生在晚发型患者（74%），26% 发生于早发型 OHSS。

OHSS 的发生机制尚不明确，可能与以下因素有关：①OHSS 患者血管通透性增加，体液大量渗透到第三间隙，导致有效血容量减少，血液浓缩，血液黏稠度增加，血流速度减慢。②在应用促性腺激素促排卵的过程中，雌二醇水平显著升高，血浆中纤维蛋白原含量及凝血因子 Ⅱ、Ⅴ、Ⅶ、Ⅷ 和 Ⅸ 水平显著上升，同时抗凝血酶Ⅲ含量减少，可导致凝血-抗凝血系统失衡，血液呈高凝状态。③OHSS 患者血白细胞及炎症因子增多，可导致血管内皮损伤，增加血栓形成风险。④易栓因素的影响存在争议，但在 Mor 等的回顾性分析中，OHSS 合并血栓的患者中易栓症的发生率达 45%。

为避免对母胎造成严重损害，血栓形成的快速诊断极为重要。对于 OHSS 患者，尤其是中重度患者，应加强监测，适当扩容补液治疗，缓解血液浓缩状态；监测凝血功能，对高凝状态者，可予低分子量肝素预防血栓形成。OHSS 或 OHSS 缓解后出现颈部或四肢水肿、疼痛的患者，需警惕血栓形成，可通过血管彩超加以明确；若出现肢体不自主运动、无力、视力改变等神经系统症状，需警惕脑血栓形成，尽快行头颅 CT 或 MRI 检查并请神经内科急会诊。

OHSS 合并血栓的一线治疗包括肝素、低分子量肝素、华法林。因华法林能通过胎盘屏障，增加胚胎异常、胎儿新生儿出血及畸形的风险，所以不推荐妊娠期使用。一旦出现急性脑梗死，溶栓治疗（脑卒中后 3 h 内静脉内溶栓或 6 h 内动脉内溶栓）是唯一被证实有效的治疗方法。

关于 OHSS 合并血栓的妊娠结局，Mor 等报告，在 76 例患者中，27 例顺产、15 例剖宫产、3 例阴道助产、13 例自然流产（17%）、11 例（14%）终止妊娠，另有 7 例患者在文献发表时尚在妊娠中（Mor，2014）。患者出现脑血栓等严重并发症时可选择药物终止妊娠或行人工流产终止妊娠，部分患者留有终身脑梗死后遗症。

　　本例患者为基层医院针对月经不规律年轻女性使用促排卵治疗（HMG 促排卵治疗）导致的严重并发症。患者促排卵剂量较大，腹胀等症状持续时间长，且未及时规范诊治，入院后虽经补液扩容等治疗，仍发生急性脑梗死，经过多学科合作诊治，获得了良好结局；患者合并脑梗死，病情危重，故终止本次妊娠。患者出院时及院外未发现严重脑梗死后遗症。

【专家点评】

　　血栓栓塞事件是 OHSS 少见而严重的并发症，严重者可危及母胎生命。应严格促排卵指征，预防 OHSS 发生，加强对 OHSS 的监测与治疗，对高危患者积极预防血栓形成。一旦出现血栓形成的可疑症状，需积极进行检查，尽早诊断，确诊后及时给予治疗，力争做到早期发现、早期确诊和早期治疗，获得良好的结局。对于 OHSS 合并脑梗死的患者，应及早诊断，及时血管内溶栓治疗，这对于患者的康复尤为关键。

（北京大学第三医院　邓凤　杨硕　李蓉）

参考文献

Mor YS，Schenker JG. Ovarian hyperstimulation syndrome and thrombotic events. Am J Reprod Immunol，2014，72（6）：541-548.

Villani M，Favuzzi G，Totaro P，et al. Venous thromboembolism in assisted reproductive technologies：comparison between unsuccessful versus successful cycles in an Italian cohort. J Thromb Thrombolysis，2018，45（2）：234-239.

病例 46　卵巢过度刺激综合征合并取卵后腹腔内出血 1 例

【病历摘要】

患者女，30 岁。

主诉：促排卵、腹胀 8 天，取卵术后腹痛 7 小时。

现病史：结婚 5 年，规律性生活，未避孕未孕。入院前 4 年彩超提示双侧卵巢多囊状态，超声监测提示无排卵，在外院诊断为多囊卵巢综合征。间断口服达英-35 治疗。因糖耐量受损同时口服二甲双胍治疗。输卵管造影提示双侧输卵管通畅，配偶精液检查正常。曾于当地医院进行诱导排卵 4 次，人工授精 2 次，生化妊娠 1 次，发生卵巢过度刺激综合征 1 次。本周期拟行体外受精-胚胎移植术助孕。采用促性腺激素释放激素激动剂长方案进行超促排卵（表 46-1）。在促排卵第 8 天出现轻微腹胀，并逐渐加重。于 2016 年 12 月 18 日 08:30 经阴道超声引导下行取卵术，获得卵子 23 枚，手术顺利。术毕观察 2 h，无腹痛等不适后离院。于 12 月 18 日 12:30（即术后 4 h）出现下腹隐痛伴坠胀不适；12 月 18 日 14:30（即术后 6 h）腹痛逐渐加重，不能平卧，伴肩胛部放射痛；12 月 18 日 19:30（即术后 11 h）急诊入院。

既往史：体健，无肝炎、结核病史。多囊卵巢综合征病史 4 年。糖耐量受损 4 年。

月经婚育史：初潮 14 岁，（5～6）天／（30～180）天，经量中等，无痛经。22 岁结婚，婚后未孕 5 年，G0P0。

家族史：否认家族遗传史及肿瘤病史。

【体格检查】

T 36.6℃，P 110 次／分，R 22 次／分，BP 105/60 mmHg。身高 1.59 m，体重 60 kg。神志清楚，端坐位，急性病容，表情痛苦，轮椅推入病房，查体合作。皮肤黏膜苍白，皮肤湿度正常，口唇苍白，心率 110 次／分，心肺未及明显异常。腹部膨隆，有压痛及反跳痛，移动性浊音（＋）。

妇科检查：外阴、阴道（－），宫颈光滑，子宫、附件触诊不满意。

【辅助检查】

血常规：白细胞 $17.53×10^9$/L，红细胞 $4.0×10^{12}$/L，血红蛋白 114 g/L，血细胞比容 35.2％，血小板 $325×10^9$/L；D-二聚体 1779 ng/ml。

妇科彩超提示：左侧卵巢 10.7 cm×9.7 cm×7.4 cm，右侧卵巢 10.5 cm×8.6 cm×6.3 cm，后穹窿游离液 1.7 cm，左肋下游离液 2.6 cm，右肋下游离液 1.5 cm，双侧卵巢内可探及血流信号。

表 46-1 超促排卵情况

日期（2016年）	周期	用药天数	右侧卵巢（卵泡）	左侧卵巢（卵泡）	内膜（cm）	E2	LH（IU/L）	FSH（IU/L）	P（ng/ml）	亮丙瑞林	果纳芬（IU）	HMG（U）	hCG（U）
11月25日	黄体中期		0.3~0.4 cm >12个	0.3 cm >12个	线状	89.08 pmol/L	3.5	3.6		1/3支			
12月7日	M4	D1				77.87 pmol/L	1.8				150		
12月8日	M5	D2									150		
12月9日	M6	D3	0.6 cm >15个	0.6 cm >15个	0.4						150		
12月10日	M7	D4									150		
12月11日	M8	D5									150		
12月12日	M9	D6	5.2 cm×4.0 cm 1.1 cm×1.0 cm	4.0 cm×3.9 cm 1.2 cm 1个 1.1 cm 1个	0.9c						150		
12月13日	M10	D7	1.2 cm >20个	1.25 cm >20个	0.9c	9868 pmol/L	2.91		6.47		150		
12月14日	M11	D8									150		
12月15日	M12	D9	1.4~1.5 cm 10个 <1 cm 10个	1.4~1.5 cm 10个	1.0c	>5060 pg/ml	1.12		1.64			75	
12月16日	M13	D10	2.1 cm 1个 1.75 cm 1个 1.4~1.5 cm 10个	1.7 cm 5个 1.5~1.6 cm 7~8个 1.2~1.3 cm 10个	0.8	>5060 pg/ml	1.04		1.39				5000

E2, 雌二醇；LH, 黄体生成素；FSH, 卵泡刺激素；P, 孕酮；HMG, 人绝经促性腺素；hCG, 人绒毛膜促性腺素

胸部 X 线检查：双肺纹理增粗，右侧胸腔少量积液。

血气分析：pH 值 7.428，PCO_2 31.2 mmHg，PO_2 155.4 mmHg，SO_2 99.4%，血细胞比容 35%，血红蛋白 118 g/L。

【初步诊断】

①卵巢过度刺激综合征？②腹痛原因待查：腹腔内出血？

【诊治经过】

患者于 2016 年 12 月 18 日 19:30（即取卵后 11 h）急诊入院后，监测生命体征，立即给予止血（血凝酶 1 U、氨甲环酸 1 g）、补液治疗（0.9%氯化钠溶液 500 ml＋5%葡萄糖氯化钠溶液 1000 ml）。12 月 19 日 08:30（即取卵后 24 h），患者出现端坐呼吸，不能平卧，贫血貌。自诉胸闷、胸痛、憋气，听诊双下肺呼吸音低，心率 140～150 次/分，呼吸 30～40 次/分，血压 90～100/50～60 mmHg，血氧饱和度 98%～100%（鼻导管吸氧 5 L/min），考虑患者病情较重（腹腔内出血未控制，血压持续低值）。于 12 月 19 日 09:50（即取卵后 25 h）转入 ICU 进一步治疗。12 月 19 日给予悬浮红细胞 6 U、血浆 1200 ml、人血白蛋白 25 g、止血等支持治疗；腹腔穿刺留置腹腔引流管，放出暗红色血性腹水 1500 ml。至 12 月 20 日 11:00 腹腔穿刺 24 h 共引流暗红色血性液体约 3000 ml，血红蛋白较前有所下降，再次输入血浆 400 ml＋2 U 压积红细胞，另输入人血白蛋白 45 g。至 12 月 21 日 11:00 腹腔穿刺 48 h（即取卵后 74 h）共引流出暗红色血性腹水 6900 ml。因呼吸平稳，无创通气改为鼻导管吸氧（5 L/min），血红蛋白 97 g/L，血细胞比容 33.8%。12 月 22 日 08:30（即取卵后 96 h）考虑腹腔内无活动性出血，病情平稳，故转入普通病房继续观察。因合并 OHSS，予以腹腔引流缓解症状、补充血容量、扩容、抗感染、抗凝、预防血栓等综合治疗，共住院 11 天，病情好转后出院。住院期间出入量见表 46-2。

表 46-2　住院期间出入量

指标	入院当日（2016 年 12 月 18 日）	住院天数									
		1	2	3	4	5	6	7	8	9	10
入量（ml）	2260	3770	4530	2350	4950	3400	3350	3590	4695	4510	2200
腹腔引流量（ml）		3100	2600	3500	2700	2470	2380	1150	450	300	200
尿量（ml）	255	860	2010	1280	1820	1890	1690	2570	4770	4520	3830

【随访】

患者出院后第二天（2016 年 12 月 30 日）月经来潮，之后腹胀等症状明显缓解、消失，经期持续 7 天，经量同前，轻微痛经。近 2 个月月经不规律，周期为 36～40 天，服用达英 1 个周期，现一般情况好，无不适。在当地医院监测排卵，拟行冷冻胚胎移植。

【最终诊断】

①腹腔内出血（取卵后出血）。②卵巢过度刺激综合征。③多囊卵巢综合征。④原发性不孕症。

【病例讨论】

卵巢过度刺激综合征（OHSS）是促排卵常见的并发症，中重度 OHSS 的发生率为 1%～5%，以年轻、体重指数低、多囊卵巢综合征、使用 GnRHa 长方案、大卵泡数量多、获卵量超过 15 个等患者多见（Practice Committee of the American Society for Reproductive Medicine，2016）。本例患者具有上述高危因素，并且既往具有 OHSS 病史，在促排卵第 8 天出现腹胀，获卵量多，当出现下腹隐痛伴坠胀不适、腹痛病史时，应首先考虑 OHSS 的可能。然而，早发型 OHSS 多在注射 hCG 后 3～7 天发病（即取卵后 1～5 天），该患者却在取卵后 4 h 发病，症状迅速加剧，所以应考虑合并其他疾病的可能，如取卵后腹腔内出血。

研究报道，阴道超声引导下取卵术后腹腔内出血少见，发生率为 0.07%～1.5%（Aragona，2015；Zhen，2009）。其中因出血量多，病情严重，需要手术治疗的占 0.14%～0.28%（Nouri，2014）。尽管取卵后腹腔内出血少见，但是随着目前行辅助生殖技术助孕的患者数量增多，因此探讨这一危及患者生命的并发症仍有重要的临床意义。我院曾对 11 例取卵术后腹腔内出血患者进行回顾性分析（鹿群，2016），发现取卵术后腹腔内出血患者的症状主要为腹胀、腹痛、恶心、乏力、头晕，甚至晕厥。11 例患者中有 3 例主要表现为腹胀、乏力、头晕；4 例患者在取卵后 2 h 内首先出现腹胀、乏力，逐步演变为不能耐受的腹部胀痛及不能平卧；另有 4 例患者以腹痛、晕厥为主。可见，除了腹腔内出血引起的腹痛外，腹胀也是主要的临床症状之一。本例患者的首发症状是下腹隐痛伴坠胀不适，所以应考虑有合并取卵后腹腔内出血的可能。

关于发病时间，有研究发现，在取卵术后 1 h，约有 33.3% 的患者出现症状。86.7% 的患者在 12 h 内出现症状，93.3% 的患者在 24 h 内出现症状（Nouri，2014）。而我们的研究发现腹胀、腹痛、乏力症状出现的时间均在术后 12 h 内，平均为 [（5.91±3.23）h]。本例患者在取卵后 4 h 出现腹痛、腹胀症状，并逐渐加重，而非 OHSS 典型的取卵后 1～5 天发病的表现，故考虑合并取卵后腹腔内出血的可能性大。

与其他原因引起的腹腔内出血相比，取卵术后腹腔内出血的临床表现不典型，易被延误诊断，危及患者生命。这是因为取卵后腹腔内出血患者有可能在早期仅表现为腹胀，而这与其他原因导致的腹腔内出血所表现的腹痛不同，分析原因如下：①超促排卵过程中患者雌激素水平升高，血液处于高凝状态，损伤后出血易形成凝血块。②取卵后腹腔内出血常见于有盆腹腔手术史、盆腔粘连的患者，易出现出血被包裹、凝血块形成。凝血块刺激肠管，影响肠蠕动，导致腹胀；如出血量进一步增多，可能会突破粘连所形成的包裹，使血液进入腹腔，刺激腹膜，引起腹痛，不能平卧。针对本例患者病情的迅速进展，考虑与患者获卵量多、出现 OHSS 及有腹水相关。其取卵部位的出血迅速被腹水稀释，进入上腹部，进而刺激膈肌，导致肩胛部放射痛。这两种疾病的并存使得病情加重，增加了诊断和处理的难度。

对于取卵术后腹腔内出血，一般先考虑保守治疗。对于生命体征平稳者，给予止血、输注成分血、预防感染治疗。如果出现进行性血红蛋白下降、血压下降，在监测生命体征、补充血容量、抗休克治疗的同时，应立即行腹腔镜下手术或剖腹探查术，拖延不仅危及患者生命，还会增加卵巢切除（卵巢楔形切除或全部切除）的风险（Nouri，2014）。本例患者在 OHSS 致血液浓缩、高凝的基础上，合并取卵后出血，导致血容量进一步下降，病情加重。因此，处理的首要措施是止血、纠正低血容量；待出血停止后，再考虑抗凝等治疗。本例患者经过上述综合治疗措施后，病情逐步平稳、好转，保守治疗成功。

总之，经阴道超声引导下穿刺取卵术操作简单、安全可靠，但是对于高反应、获卵量多的 OHSS 高危患者，在出现腹胀、腹痛等症状时，也应警惕有腹腔内出血的可能，争取及早发现、积极治疗，确保患者生命安全。

【专家点评】

　　本病例系卵巢过度刺激综合征合并取卵后腹腔内出血患者，两种疾病并存使病情加重，增加了诊断、治疗的复杂性和难度。本病例在治疗初期，止血措施略显不足，但是经过综合治疗，最终保守治疗成功。这是一个罕见的病例，值得临床借鉴。

（北京大学人民医院　张玉婷　鹿群）

参考文献

鹿群，惠燕，郭延秀，等. 阴道超声引导下穿刺取卵术后腹腔内出血的临床分析. 中国妇产科临床杂志，2016，17（2）：129-131.

Aragona C，Mohamed MA，Espinola MS，et al. Clinical complications after transvaginal oocyte retrieval in 7,098 IVF cycles. Fertil Steril，2011，95（1）：293-294.

Nouri K，Walch K，Promberger R，et al. Severe haematoperitoneum caused by ovarian bleeding afteran：a retrospective analysis and systematic literature review. Reprod Biomed Online，2014，29（6）：699-707.

Practice Committee of the American Society for Reproductive Medicine. Prevention and treatment of moderate and severe ovarian hyperstimulation syndrome：a guideline. Fertil Steril，2016，106（7）：1634-1647.

Zhen X，Qiao J，Ma C，et al. Intraperitoneal bleeding following transvaginal oocyte retrieval. Int J Gynaecol Obstet，2010，108（1）：31-34.

病例 47　卵巢储备功能下降的子宫内膜癌患者孕激素治疗后中西医结合助孕成功 1 例

【病历摘要】

患者女，35 岁。

主诉： 未避孕未孕 1 年，发现子宫内膜病变 1 个月。

现病史： 患者因婚后未避孕未孕 1 年，配偶精液常规检查提示无精子症，拟于外院行体外受精-胚胎移植术。2015 年 10 月 23 日外院超声提示：子宫内膜厚 1.2 cm，宫腔下段回声不均，可见较丰富血流信号；双侧附件区未见异常。于 2015 年 11 月 23 日在外院行宫腔镜检查，术中见内膜适中，子宫中下段右侧壁及前壁见结节样突起，直径 0.5～1.0 cm，表面血管走行清晰，术后病理结果回报为非典型子宫内膜增生症（子宫内膜复杂性增生伴细胞非典型性），局灶癌变（中分化子宫内膜样腺癌）。免疫组化示 ER（90%3＋），PR（90%3＋）。

既往史： 既往体健，否认高血压及糖尿病病史。

月经婚育史： 平素月经规律，初潮 13 岁，（6～7）天/25 天。于 2015 年 6 月开始出现月经量减少，为以往正常经量的 1/10，经期缩短至 2～3 天；月经周期无改变。35 岁结婚，G0P0。

【体格检查】

一般情况好，心肺（－）。身高 1.6 m，体重 54 kg，BMI 21.09 kg/m²。

【辅助检查】

病理结果（图 47-1）：中分化子宫内膜样腺癌，免疫组化：ER（90%3＋），PR（90%3＋）。

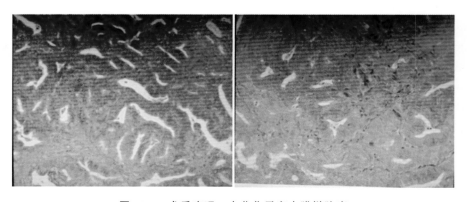

图 47-1　术后病理。中分化子宫内膜样腺癌

空腹血糖 5.31 mmol/L，空腹胰岛素 5.39 μU/ml。

盆腔 MRI（图 47-2）：子宫内膜未见增厚，右侧宫角部位内膜信号略减，双侧附件区形态及信号未见明确异常。胸部、腹部 CT 检查均未见异常。

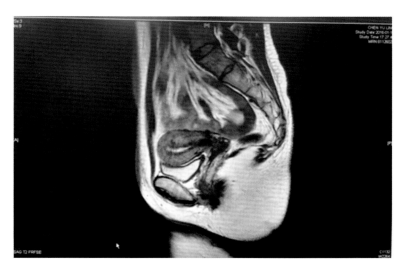

图 47-2　盆腔 **MRI**。中分化子宫内膜样腺癌治疗前

【初步诊断】

①子宫内膜样腺癌 I 期 G2。②原发性不孕症。③无精子症。

【诊治经过】

患者强烈要求保留生育功能。经知情同意后，患者于 2015 年 12 月 20 日开始采用口服醋酸甲羟孕酮（0.25 g/d）联合二甲双胍（0.25 g 每日 3 次）治疗，共计 3 个月。于 2016 年 4 月 8 日我院行宫腔镜检查术，术中见宫颈管内无异常，宫腔深 8 cm，形态良好，子宫内膜无异常增厚，无丰富血管分布，于左侧宫角部见一 0.5 cm 大小舌状息肉样肿物。术后病理结果回报为破碎子宫内膜组织，部分区域腺体较小，部分腺体呈分泌衰竭表现，个别腺体胞浆丰富、嗜酸性，间质蜕膜样变；免疫组化：ER（70%＋），PR（50%＋），考虑子宫内膜癌治疗后完全缓解（图 47-3）。术后患者开始月经后半周期口服地屈孕酮治疗（20 mg 每日 1 次×12 天），共计 3 个月。复查妇科彩超（2016 年 6 月 25 日我院）：子宫前位 4.2 cm×4.3 cm×3.1 cm，表面平，回声不均，内膜呈三线，厚 0.3 cm；宫腔内散在强回声，最大直径 0.2 cm；双侧卵巢未见异常。彩色多普勒血流成像：子宫血供增多，子宫动脉 RI 0.82 PI 2.02，内膜血流 RI 0.48 PI 0.62。复查盆腔 MRI：原子宫内膜近右侧宫角部异常信号已显示不明确（图 47-4）。

患者子宫内膜癌保守治疗后完全缓解，因其配偶为无精子症，行附睾穿刺提示有精子，拟行体外受精-胚胎移植术。卵巢储备功能评估：抗米勒管激素（anti-Müllerian hormone，AMH）0.15 ng/ml；基础窦卵泡数（antral follicle count，AFC）为 2 个。诊断为卵巢储备功能下降。采用微刺激方案促排卵，第一个促排卵周期无卵泡生长。患者自

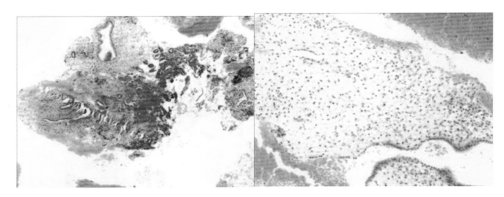

图 47-3　术后病理。中分化子宫内膜样腺癌治疗后（完全缓解）

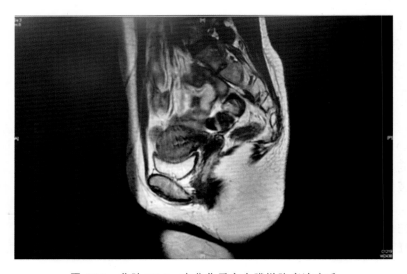

图 47-4　盆腔 MRI。中分化子宫内膜样腺癌治疗后

2016 年 10 开始中医辨证论治，因脾肾阳虚、血虚而采用健脾、益肾、疏肝、养血、温阳的中药治疗改善卵巢储备功能，同时继续实施来曲唑微刺激促排卵方案，共计 5 个周期，获得卵子 10 枚，冷冻胚胎 5 枚（表 47-1）。

表 47-1　促排卵治疗和效果

日期	促排卵方案	AFC	药物	大卵泡（>1.4 cm）	hCG 日 E2 水平（pg/ml）	获卵量	冷冻胚胎数量
2016 年 8 月 30 日	微刺激	1	LE＋CC＋HMG	无卵泡生长			
2016 年 11 月 4 日	微刺激	2	LE＋CC＋HMG	1	64.12	排卵	
2016 年 11 月 23 日	微刺激	4	LE＋CC＋HMG	3	542.42	4	D3：2 个
2016 年 12 月 19 日	微刺激	4	LE＋CC＋HMG	2	328.02	未取到卵	
2017 年 2 月 4 日	微刺激	5	LE＋CC＋HMG	5	929.93	6	D3：2 个 D5：1 个

AFC，窦卵泡数；CC，氯米芬；HMG，人绝经促性腺素；LE，来曲唑

患者在完成促排卵治疗后，复查 B 超提示子宫前位 4.9 cm×4.4 cm×3.5 cm，内膜中等厚 0.7 cm；彩色多普勒血流成像：子宫动脉 RI 0.79 PI 1.97，内膜内未见明显血流信号，内膜下血流信号 RI 0.71 PI 1.03；双侧卵巢未见异常。患者于 2017 年 4 月 17 日采用激素替代周期移植囊胚 1 枚。在移植后第 13 天查血 β-hCG 2281.90 IU/L，孕酮＞40 ng/ml，雌二醇 1749.42 pg/ml。移植后 28 天阴道 B 超提示宫内早孕，单胎，头臀长 0.6 cm，可见胎心搏动。

患者妊娠 6 周出现恶心、呕吐等早孕反应；妊娠 8 周早孕反应加重，甲状腺功能检查：游离 T4 31.59 pmol/ml，促甲状腺素 0.012 μIU/ml，抗甲状腺过氧化酶抗体（aTPO）＜28 IU/ml；血 β-hCG 199 450.75 IU/L，诊断为妊娠一过性甲状腺毒症（gestational transient thyrotoxicosis，GTT），未给予药物治疗，定期监测甲状腺功能，至妊娠 13 周患者甲状腺功能逐渐恢复正常。患者妊娠期监测血压、血糖均正常，2 次筛查畸形 B 超均未见异常。患者于 2018 年 1 月 12 日妊娠 41$^+$ 周足月分娩一健康女婴，Apgar 评分 1、5、10 分钟均为 10 分，新生儿生长发育良好，患者产时因胎盘粘连行手取胎盘，胎盘胎膜完整。产后 42 天复查 B 超提示宫内不均回声带厚 0.4 cm，彩超宫内未见明显血流信号。

【病例讨论】

近年来，年轻子宫内膜癌的发病率呈增长趋势，其中 3%～5% 的患者年龄小于 40 岁（Garg，2014），这些患者多数未生育、渴望生育，并且要求保留生育功能。由于年轻的早期子宫内膜癌多为雌激素依赖性肿瘤，具有期别早、分化程度好、肌层浸润少或肌层浸润较浅、进展缓慢、雌激素受体阳性等特点，研究证实使用大剂量孕激素可取得良好的治疗效果（Rong，2015）。本例患者为年轻的 IA 期 G2 子宫内膜癌合并卵巢储备功能低下，在孕激素治疗完全缓解后，采用中医治疗改善卵巢储备功能，使用来曲唑微刺激方案促排卵，行冻融胚胎移植后助孕成功。

1. 子宫内膜癌保留生育功能的指征

子宫内膜癌保留生育功能的指征：①年龄＜40 岁。②确诊为 IA 期 G1 的子宫内膜样腺癌。③孕激素受体阳性。④影像学检查提示无子宫肌层浸润以及无子宫外转移病灶。⑤有强烈的生育要求（Rong，2015）。本例患者为子宫内膜癌 IA 期 G2，因患者强烈要求保留生育功能，在充分知情同意之后，采用大剂量孕激素治疗。经过 3 个月高效孕激素治疗，宫腔镜、病理学检查证实子宫内膜癌完全缓解，由此提示对于早期子宫内膜癌患者，有条件的医院可以在严密监测下适当放宽保留生育功能的指征。

2. 子宫内膜癌保守治疗后的生育问题

由于子宫内膜癌患者常合并肥胖、多囊卵巢综合征、排卵障碍等疾病，在子宫内膜癌保守治疗后，实现自然生育依然面临着困难；并且子宫内膜癌患者在大剂量孕激素治疗缓解后仍有复发的风险，临床上建议尽早采用辅助生殖技术助孕（Tong，2013）。本例患者因同时合并卵巢储备功能下降和配偶无精子症，因此建议子宫内膜癌治疗后尽早采用体外受精-胚胎移植术助孕。

（1）中医治疗改善卵巢储备功能

卵巢储备功能下降（diminished ovarian reserve，DOR）是指因卵巢内存留卵泡数量和质量下降导致生育能力减弱，可导致促排卵困难、妊娠率降低，近年来已成为不孕症治疗的难点。本例患者系 DOR，这使得患者子宫内膜癌保守治疗后的助孕难度极大。而常用的改善卵巢储备功能的药物，如脱氢表雄酮（dehydroepiandrosterone，DHEA），具有潜在的增加子宫内膜癌的风险，因此不推荐使用。

中医认为，肾为先天之本，脾为后天之本，肾主生殖，卵巢功能下降与肾虚、脾虚、血虚有关。《素问·六节藏象论》中记载，"肾者，主蛰，封藏之本，精之处也；其华在发，其充在骨，为阴中之太阴，通于冬气"。《难经·四十二难》中记载，"脾者，主裹血，温五脏"。本患者在中医症候上表现为脾肾阳虚、血虚，因此采用健脾、益肾、疏肝、养血、温阳的中医治疗方法来改善患者的卵巢储备功能。由表 1 可见，随着中医治疗时间的延长，患者基础窦卵泡数（antral follicle counting，AFC）逐渐增加，促排卵后直径 >1.4 cm 的卵泡数及获卵数也相应增多，由此可见中医治疗对改善卵巢储备功能是有效的。

（2）助孕方案的选择

由于子宫内膜癌为雌激素依赖性肿瘤，促排卵过程中超生理量的雌激素可能增加肿瘤复发的概率。来曲唑作为芳香化酶抑制剂，可特异性阻断雄激素转化为雌激素，进而降低体内雌激素水平，已在乳腺癌患者和子宫内膜癌患者中应用。本例患者使用来曲唑微刺激方案进行超促排卵，共进行 5 个超促排卵周期，累计获得 10 枚卵子、5 枚可利用胚胎。在促排卵期间，hCG 日雌激素水平最高达 929.93 pg/ml；促排卵周期结束后，复查 B 超提示未见内膜癌复发征象。在行冻融胚胎移植后成功获得临床妊娠，并最终足月分娩。患者产后 42 天复查 B 超未见明显异常。

综上，对于有强烈生育要求的子宫内膜癌患者，有条件的医院在具备密切观察和随访条件时，在确保患者安全的情况下，可以适当放宽子宫内膜癌保留生育功能的指征。同时，考虑到子宫内膜癌保留生育功能后的生育问题，建议治疗前咨询生殖科医生，进行卵巢储备功能评估。对于卵巢储备功能下降的早期子宫内膜癌患者，采用中医治疗能显著地改善卵巢储备功能。此外，来曲唑能在不影响卵子、胚胎质量的情况下，降低雌激素水平，适用于子宫内膜癌、乳腺癌等雌激素依赖性肿瘤患者的超促排卵治疗。由于本病例仅是个案报道，关于子宫内膜癌保留生育功能和助孕治疗尚有待于多中心、大样本的研究。

【专家点评】

本病例系中分化子宫内膜样腺癌合并卵巢储备功能下降、无精子症，远超出子宫内膜癌保留生育功能的指征，基于患者保留生育能力的强烈愿望，在有条件随访、及时治疗的情况下，进行保留生育功能的治疗，取得了很好的临床效果，值得临床上借鉴。但是，保留生育功能后的助孕治疗同样面临着极大的挑战，为解决这一问题，本例患者经中医治疗改善卵巢储备功能，最终获得满意的治疗结局。患者妊娠后出现甲状腺功能亢进，又增加了病情的复杂性。由此可见，该患者病情复杂、变化多样。

（北京大学人民医院　韩明　鹿群）

参考文献

Garg K，Soslow RA. Endometrial carcinoma in women aged 40 years and younger. Arch Pathol Lab Med，2014，138（3）：335-342.

Rong Z，Yuan Y，Qun L，et al. Prognostic factors of oncological and reproductive outcomes in fertility-sparing treatment of complex atypical hyperplasia and low-grade endometrial cancer using oral progestin in Chinese patients. Gynecol Oncol，2015，139（3）：424-428.

Tong XM，Lin XN，Jiang HF，et al. Fertility-preserving treatment and pregnancy outcomes in the early stage of endometrial carcinoma. Chin Med J（Engl），2013，126（15）：2965-2971.

病例 48　巨大子宫腺肌瘤保守性手术后 IVF 助孕双胎妊娠 1 例

【病历摘要】

患者女，31 岁。

主诉：继发性痛经 15 年，发现子宫腺肌瘤、子宫肌瘤 10 年。

现病史：患者于入院前 10 年体检发现子宫腺肌瘤和子宫肌瘤（具体不详），每 1～2 年复查发现子宫腺肌瘤及子宫肌瘤逐渐长大，未诊治。入院前 3 年患者月经经期延长为 7～10 天，无尿频、尿急、排尿困难等不适。入院前 3 年患者因原发性不孕就诊我院（北京大学第一医院）生殖中心行体外受精-胚胎移植术，先后体外受精（in vitro fertilization，IVF）治疗 3 次，第 1 次促排卵方案为 GnRH-a 0.94 mg 长方案（2014 年 7 月），促排后全胚冷冻，胚胎移植前予 GnRH-a（达菲林）3.75 mg 注射治疗 2～3 个周期，先后 2 次各移植 2 枚冻胚未孕；第 2 次促排卵方案为 GnRH-a 1.88 mg 超长方案（2016 年 8 月），冻胚移植前予 GnRH-a 3.75 mg 注射治疗 6 个周期，行经阴道彩超监测前壁子宫腺肌瘤大小由 100 mm×67 mm×85 mm（2016 年 11 月 4 日）缩至 69 mm×51 mm×47 mm（2017 年 5 月 27 日），后壁子宫肌瘤由 54 mm×24 mm 缩至 38 mm×32 mm×29 mm（日期同前），CA125 水平自 194.2 U/ml（2016 年 5 月 19 日）降至 50.46 U/ml（2017 年 4 月 17 日），再次移植 2 枚冻胚后未孕。考虑患者 3 次胚胎移植失败，建议行手术治疗，术前行 IVF＋全胚冷冻贮存胚胎，第 3 次促排卵方案为 GnRH-a 3.75 mg 长方案（2017 年 6 月），促排后予 GnRH-a 3.75 mg 注射治疗 5 个周期。患者为行手术入院。

既往史：右肾囊肿病史 1 年。

月经婚育史：11 岁初潮，平素月经规律，7 天/30 天量中，初潮 5 年后出现痛经症状，程度进行性加重。27 岁结婚，G0P0，未避孕未孕至今，体外受精胚胎移植失败 3 次。

家族史：否认家族遗传史及肿瘤病史。

【体格检查】

患者生命体征平稳，一般情况好，心、肺、腹查体无异常。专科查体：外阴已婚型，阴道通畅，宫颈光滑，子宫前位，如妊娠 12 周，表面不平，质硬，活动度可，无压痛，双侧附件区未及异常。

【辅助检查】

妇科彩超（2017 年 11 月 9 日，图 48-1）：子宫前位，大小约 86 mm×61 mm×82 mm，宫体饱满呈球状，前壁明显增厚，回声粗糙不均，前壁可探及 51 mm×56 mm×57 mm 不均质回声区，与肌壁界限欠清晰，血流散在。肌壁间可探及多个不均质低回声团，最大者位于左后壁，外凸，大小约 50 mm×49×47 mm，周边可探及血流信号。内膜厚 5.6 mm，未探及明显血流信号。左侧卵巢 27 mm×22 mm×13 mm，右侧卵巢 22 mm×19 mm× 16 mm。提示：子宫多发肌瘤，腺肌病？

CA125（2017 年 4 月 17 日）50.46 U/ml。

【初步诊断】

①子宫腺肌病。②子宫肌瘤。③原发性不孕症。④反复种植失败。⑤右肾囊肿。

【诊治经过】

患者入院后予 GnRH-a［亮丙瑞林（抑那通）］3.75 mg 注射治疗 1 次，于 2017 年 11 月 15 日在全身麻醉下行腹腔镜探查＋腹腔镜下子宫肌瘤剔除术＋子宫腺肌瘤挖除术，术中见子宫增大如妊娠 12 周大小，子宫前壁可见 4 个肌瘤样突起，直径 0.5～7 cm，子宫后壁可及一个直径约 5 cm 肌瘤样突起，双侧卵巢未见异常，双侧输卵管外观未见异常，肠管与子宫后壁、左侧盆壁致密粘连，后陷凹封闭。切开前壁肌层后，于肌层内见直径约 7 cm 腺肌瘤 1 枚，子宫前壁肌层内另见直径 0.5～3 cm 肌瘤（图 48-2）。

术后病理：（子宫肌瘤）平滑肌瘤，伴玻璃样变性；（子宫腺肌瘤）子宫腺肌瘤。

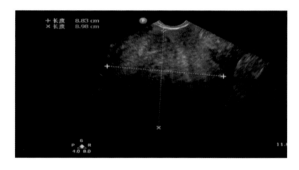

图 48-1　术前子宫前壁腺肌瘤

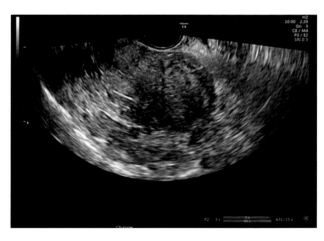

图 48-2　术后子宫前壁肌层

【术后诊断】

①子宫腺肌病（弥漫性和腺肌瘤）。②子宫肌瘤。③原发性不孕症。④反复种植失败。⑤右肾囊肿。

【术后治疗】

患者术后 1 个月就诊于我院生殖中心，启动冷冻胚胎移植周期，移植前予 GnRH-a（达菲林）3.75 mg 注射治疗 5 个周期，复查 CA125 28.19 U/ml（2018 年 4 月 28 日），于 2018 年 5 月 2 日启动人工周期准备内膜，予口服雌激素（补佳乐）2 mg 每日 3 次持续 14 天，超声监测子宫内膜厚度达 9.2 mm 时给予黄体酮转化内膜［地屈孕酮（达芙通）10 mg 每日 2 次口服＋黄体酮注射液 40～60 mg 每日 1 次肌内注射］，第 17 天移植 2 枚 D3 冻胚（12/Ⅱ，cp/Ⅱ）（2018 年 5 月 18 日）。移植后予黄体支持治疗［黄体酮（雪诺同）90 mg 每日 1 次阴道用药＋地屈孕酮 10 mg 每日 2 次口服］，胚胎移植后第 14 天查血 hCG 616.5 IU/L，移植后第 28 天行经阴道彩超提示双胎宫内妊娠，继续予黄体支持至移植后 56 天停药。

患者妊娠期规律产检，NT 彩超正常，行无创 DNA 检测示低风险。因"瘢痕子宫"多次建议患者减胎，患者拒绝。排查畸形彩超未见异常。OGTT 4.98 mmol/L －10.70 mmol/L －12.33 mmol/L，诊断为妊娠糖尿病，饮食运动控制良好。妊娠 28 周发现血压升高，行 24 h 动态血压监测诊断为妊娠期高血压。因患者有近期腹腔镜子宫腺肌瘤挖除＋子宫肌瘤剔除术史，考虑"瘢痕子宫"于妊娠 29 周促胎肺成熟治疗，妊娠 32 周第 2 次促胎肺成熟，于 34^{+1} 周（2018 年 12 月 14 日）行择期剖宫产术，娩一男婴，体重 2.2 kg；一女婴，体重 1.82 kg。手术顺利，术中出血 700 ml。患者术后恢复好，如期出院。

【病例讨论】

子宫腺肌病是指子宫内膜的腺体和间质侵入子宫肌层而产生的疾病，是育龄期女性的常见疾病之一，其对女性生育力的影响日益得到重视（Bazot，2018）。在子宫腺肌病的临床表现中，不孕给女性带来的打击最为沉重。研究显示，在因不孕需要行辅助生殖技术（assisted reproductive technology，ART）助孕的女性中，子宫腺肌病患者所占比例可达 20%～25%（Puente，2016）。对于合并子宫腺肌病的不孕患者，ART 是改善妊娠结局的首选治疗方式，然而相较于因其他原因行 IVF 的人群，多篇研究发现子宫腺肌病患者 IVF 的结局并不乐观（Salim，2012；Thalluri，2012；Stanekova，2018）。最新的 meta 分析显示，子宫腺肌病（不孕）患者 IVF 治疗的临床妊娠率下降（OR＝0.57，95%CI 0.43～0.76），活产率下降（OR＝0.45，95%CI 0.24～0.86），流产率升高（OR＝3.49，95%CI 1.41～8.65）（Horton，2019）。此外，Tremellen 等发表的一篇病例报道发现 4 例因男方因素行 IVF 治疗却反复种植失败（recurrent implantation failure，RIF）的患者具有子宫腺肌病这一共同临床特征，认为子宫腺肌病可能为 RIF 的病因之一（Tremellen，2011）。

对于子宫腺肌病影响 IVF 结局的机制，目前主要有四种假说，分别是子宫内膜-肌层交界区（junction zone，JZ）功能障碍、子宫内膜容受性降低、免疫调节紊乱以及宫腔氧自由基水平异常（Dueholm，2017）。JZ 功能障碍主要引起子宫蠕动异常，从而影响精卵结合及受精卵的着床，而胚胎的植入及早期维持依赖于子宫内膜正常蜕膜化并表达各种细胞黏附因子、母胎界面的免疫平衡及低浓度自由基的环境。由此可见，子宫腺肌病主要通过影响胚胎种植及早期发育阶段影响患者的 ART 结局。此外，对于以子宫腺肌瘤为主要表现的患者，异常宫腔形态对 IVF 结局的影响也不容忽视（Sanders，2006）。

　　既往关于宫腔形态和妊娠结局的关系的研究主要集中于子宫肌瘤患者，研究普遍认为能够影响宫腔生理形态的黏膜下及肌壁间子宫肌瘤对患者的妊娠结局具有负面影响，通过保守性手术治疗能够纠正该影响（Somigliana，2007；Pritts，2009）。关于子宫肌瘤的大小与妊娠结局关系的研究结论目前仍有争议（Galliano，2015）。Oliveira 等发现，子宫肌瘤直径超过 4 cm 的患者 IVF-卵细胞质内单精子注射（intracytoplasmic sperm injection，ICSI）的胚胎种植率及临床妊娠率均显著低于子宫肌瘤直径小于 4 cm 的患者（29% $vs.$ 51%，$P = 0.025$；7.5% $vs.$ 20.8%，$P = 0.06$），活产率无统计学差异（Oliveira，2004）。Bulletti 等则发现子宫肌瘤剔除术能够显著改善直径大于 5 cm 的子宫肌瘤（非黏膜下型）患者的 IVF 妊娠结局（Bulletti，2004）。但 Somigliana 等的研究发现子宫肌瘤直径小于 5 cm 的患者与正常对照组相比，IVF 后临床妊娠率及活产率均无显著差异（Somigliana，2011）。

　　目前缺乏对子宫腺肌病严重程度的分级依据，尚无针对子宫腺肌病不同临床指标差异（包括子宫腺肌瘤大小）对妊娠结局影响的研究报道。本例患者治疗前子宫腺肌瘤平均径线超过 8 cm，子宫肌瘤则超过 5 cm，超声下内膜线后移明显。虽未行三维彩超评估患者的宫腔形态，但结合文献数据及患者多次 IVF 失败的病史，仍需考虑肿瘤过大对 IVF 结局的影响，故有必要对巨大子宫腺肌瘤及子宫肌瘤行针对性治疗。

　　GnRH-a 作为治疗子宫腺肌病的经典药物，其主要作用机制为对肌层异位内膜组织的直接抗增殖效应，从而达到缩小子宫腺肌病病灶的效果，最初主要用于改善患者临床症状（Vannuccini，2018）。随着临床用药的普及，GnRH-a 逐渐用于保守性手术的术前或术后辅助治疗以及 ART 前的预处理，研究发现子宫腺肌病或子宫内膜异位症患者在 IVF/ICSI 周期前应用长期 GnRH-a 预处理（3~6 个月）能够增加妊娠率（Mijatovic，2010）。基础研究发现，GnRH-a 对 IVF 妊娠结局的改善作用除了其对病灶的直接抑制外，还包括抑制腺肌病病灶中一氧化氮、硝酸盐/亚硝酸盐的合成，减少组织炎症反应和血管生成，进而改善子宫内膜容受性（Khan，2010）。

　　基于 GnRH-a 对子宫腺肌病的治疗作用，临床医师在对子宫腺肌病（不孕）患者的 ART 治疗中，倾向于选择 GnRH-a 长方案或超长方案促排卵。此外，Niu 等还提出促排卵治疗之后全部胚胎冷冻，并在胚胎移植前应用 GnRH-a 预处理的 ART 方案，发现 GnRH-a 预处理＋人工内膜组的种植率、临床妊娠率均显著高于单纯人工内膜组（32.56% $vs.$ 16.07%，$P<0.01$；51.35% $vs.$ 24.83%，$P = 0.04$）（Niu，2013）。Park 等将该方案和鲜胚移植策略相比较，发现冻融移植周期的临床妊娠率高于新鲜周期，但二者无显著差异（Park，2016）。本例患者先后进行了 3 次促排卵治疗，均采用 GnRH-a 长方案＋GnRH-a 预处理＋胚胎冻融移植的 ART 方案，最后一次促排卵后冷冻全部胚胎，联合保守性手术治疗，术前术后均给予充分的 GnRH-a 缩瘤治疗，最终冻胚移植成功种植，并取得较好的妊娠结局。对于本例患者，治疗的关键在于 GnRH-a 对巨大子宫腺肌瘤药物治疗欠佳、未获妊娠，故行 IVF 联合保留生育功能手术-剔除腺肌瘤和肌瘤。

局灶型和弥漫型子宫腺肌病的保留生育功能手术分别为子宫腺肌瘤挖除术和病灶减少术，既往研究报道术后自然妊娠率为 17.5％～72.7％（Osada，2018）。由于子宫腺肌瘤及腺肌病病灶与肌层分界不清，手术切除病灶后可导致部分正常肌层的流失，对后续妊娠具有不利影响，包括流产、早产、胎膜早破、妊娠期子宫破裂、产后出血等（Tsui，2015）。鉴于上述风险，保留生育功能手术治疗多不作为首选，手术治疗需要充分考虑患者的个体因素，尽可能规避风险同时使患者获益。本例患者药物联合 ART 治疗无效，符合手术指征，故选之。文献报道子宫腺肌病保守性手术后妊娠子宫破裂的风险达 1.0％～6.0％（Osada，2018；Mikos，2020），远远高于子宫肌瘤剔除术后妊娠子宫破裂的风险［约 0.26％（Sizzi，2007）］，其中弥漫型子宫腺肌病手术后子宫破裂的风险较局限型要高，考虑与病灶去除术后子宫修复难度更大有关（Horng，2014；Oliveira，2018）。一直以来，临床医师对子宫腺肌病的保留生育功能手术的术式进行了各种尝试和改良，以期在尽可能去除子宫腺肌病灶的同时最大限度地保留正常子宫肌层，包括改良 U 型缝合、重叠肌瓣缝合以及三肌瓣修复技术，后两种术式对病灶的切除效果较好，但通常会进入宫腔，更适合在开腹手术中完成（Osada，2018）。由于妊娠期子宫破裂发生率较低，目前暂无比较不同术式妊娠期子宫破裂发生率的临床研究，但在针对特定术式的单臂队列研究中可以发现，术式改良对预防手术相关妊娠并发症具有重要意义（Osada，2011）。

关于子宫腺肌病保守性手术后的避孕时间目前尚无循证共识，临床上需权衡疾病复发风险及妊娠期并发症的风险，避孕时间长需要面临子宫腺肌病复发的风险。研究发现，子宫腺肌病保守性手术后 27 个月的复发率约 15％，6 年累计复发率可达 17.1％～27.8％（Zhu，2019）。而避孕时间短则子宫创面修复差，出现子宫破裂及妊娠期并发症的风险高。一般参照子宫肌瘤术后避孕时间，建议术后至少避孕 3～6 个月（周应芳，2016；Younes，2018）。本例患者拟于术后行冻胚移植，在移植前予 GnRH-a 预处理治疗 5 个周期，可以在等待子宫创面恢复的同时抑制疾病复发，改善子宫内膜环境，有利于后续胚胎种植，并于术后 6 个月进行移植。

由于双胎妊娠会显著增加各种妊娠期并发症的发生率（Feng，2018），在应用 ART 助孕的人群中，选择性单囊胚移植（elective single-embryo transfer，eSET）是一种有效降低多胎妊娠率、规避相关风险的应对策略（Khalaf，2008）。根据美国生殖医学协会（ASRM）在 2017 年发布的关于限制胚胎移植数目的指导意见，对于有并发症且该医学情况会增加双胎妊娠死亡率的患者，建议限制胚胎移植数目（Penzias，2017）。考虑到子宫腺肌病保守性手术会增加妊娠子宫破裂风险（Osada，2018），且已有子宫腺肌病保守性手术后双胎妊娠自发性子宫破裂的病例报道（Wada，2006），本例患者需要限制胚胎移植数目，经基因筛选后以 1 个为宜，但因本生殖中心无筛选资质，且之前患者 3 次移植 2 枚胚胎未获妊娠，与患者充分沟通后，选择移植 2 枚胚胎。患者最终经阴道彩超提示为宫内双胎妊娠。临床医师建议患者行减胎术。本病例中虽然临床医师尊重患者意愿没有行减胎术，且经过密切孕期监测和较早的剖宫产干预最终避免了子宫破裂的发生，但临床上仍不推荐此类高风险人群选择继续多胎妊娠。

综合文献报道和临床经验，对于有生育要求的子宫腺肌病（不孕）患者，首选 ART 治疗，促排卵方案可依据患者卵巢储备功能决定。促排卵治疗和取卵后全胚冷冻，GnRH-a 预处理数月，缩小子宫及腺肌瘤，并待 CA125 降至正常，人工周期准备内膜后再行冻融胚胎移植。

　　对于反复 ART 助孕失败的患者可以考虑先行 IVF 积累冻胚，再行保留生育功能手术治疗，待子宫情况好转后行冻融胚胎移植。术前应予 GnRH-a 4～6 个月缩瘤治疗，降低手术创伤和风险。此外，手术技巧对降低术后妊娠并发症至关重要，术者需结合手术入路选择适宜的术式，在尽可能切除病灶的同时保留正常肌层组织。临床医师需结合手术难度及创伤大小个体化评估避孕时间，术后继续予 GnRH-a 治疗弥漫型子宫腺肌病，术后至少6 个月后再移植胚胎。

【专家点评】

　　　　子宫腺肌病和子宫肌瘤同属于良性子宫肿瘤，但前者对女性生育力的影响更为严重。对于合并子宫腺肌病的不孕患者，ART 是目前获得有效妊娠结局的首选方式，但部分患者在 ART 前需要联合其他的治疗方式改善 ART 结局。对于以子宫腺肌瘤为主要表型的子宫腺肌病患者，需要考虑到子宫腺肌瘤大小对 ART 结局的影响及药物治疗的有效性。对于腺肌瘤较大、ART 过程中 GnRH-a 预处理效果欠佳、反复胚胎种植失败的患者，可考虑保留生育功能手术治疗。手术的关键在于取得宫腔完整性的平衡，对子宫重建术式的改良或能够降低术后妊娠并发症的相关风险。同时，对于术后妊娠的患者，临床医师需要加强孕期监测，结合患者个体情况综合评估终止妊娠时间及分娩方式。

（北京大学第一医院　薛晴）

参考文献

周应芳. 注重子宫微创手术技巧，预防妊娠期子宫破裂. 中华妇产科杂志，2016，51（11）：832-834.

Bazot M，Daraï E. Role of transvaginal sonography and magnetic resonance imaging in the diagnosis of uterine adenomyosis. Fertil Steril，2018，109（3）：389-397.

Bulletti C，DE Ziegler D，Levi Setti P，et al. Pregnancy outcome，and in vitro fertilization. Ann N Y Acad Sci，2004，1034：84-92.

Dueholm M. Uterine adenomyosis and infertility，review of reproductive outcome after in vitro fertilization and surgery. Acta Obstet Gynecol Scand，2017，96（6）：715-726.

Feng BJ，Zhai JJ，Cai Y. Effect of twin pregnancy chorionic properties on maternal and fetal outcomes. Taiwan J Obstet Gynecol，2018，57（3）：351-354.

Galliano D，Bellver J，Diaz-García C，et al. ART and uterine pathology：how relevant is the maternal side for implantation? Hum Reprod Update，2015，21（1）：13-38.

Horng HC，Chen CH，Chen CY，et al. Uterine-sparing surgery for adenomyosis and/or adenomyoma. Taiwan J Obstet Gynecol，2014，53（1）：3-7.

Horton J，Sterrenburg M，Lane S，et al. Reproductive，obstetric，and perinatal outcomes of women with adenomyosis and endometriosis：a systematic review and meta-analysis. Hum Reprod Update，2019，25（5）：592-632.

Khalaf Y，El-Toukhy T，Coomarasamy A，et al. Selective single blastocyst transfer reduces the multiple pregnancy rate and increases pregnancy rates：a pre-and postintervention study. BJOG，2008，115（3）：385-390.

Khan KN，Kitajima M，Hiraki K，et al. Cell proliferation effect of GnRH agonist on pathological lesions of women with endometriosis，adenomyosis and uterine myoma. Hum Reprod，2010，25（11）：2878-2890.

Mijatovic V，Florijn E，Halim N，et al. Adenomyosis has no adverse effects on IVF/ICSI outcomes in women with endometriosis treated with long-term pituitary down-regulation before IVF/ICSI. Eur J Obstet Gynecol Reprod Biol，2010，151（1）：62-65.

Mikos T，Lioupis M，Anthoulakis C，et al. The outcome of fertility-sparing and nonfertility-sparing surgery for the treatment of adenomyosis. a systematic review and meta-analysis. J Minim Invasive Gynecol，2020，27（2）：309-331. e303.

Niu ZH，Chen Q，Sun Y，et al. Long-term pituitary downregulation before frozen embryo transfer could improve pregnancy outcomes in women with adenomyosis. Gynecol Endocrinol，2013，29（12）：1026-1030.

Oliveira FG，Abdelmassih VG，Diamond MP，et al. Impact of subserosal and intramural uterine fibroids that do not distort the endometrial cavity on the outcome of in vitro fertilization-intracytoplasmic sperm injection. Fertil Steril，2004，81（3）：582-587.

Oliveira MAP，Crispi CP Jr，Brollo LC，et al. Surgery in adenomyosis. Arch Gynecol Obstet，2018，297（3）：581-589.

Osada H，Silber S，Kakinuma T，et al. Surgical procedure to conserve the uterus for future pregnancy in patients suffering from massive adenomyosis. Reprod Biomed Online，2011，22（1）：94-99.

Osada H. Uterine adenomyosis and adenomyoma：the surgical approach. Fertil Steril，2018，109（3）：406-417.

Park CW，Choi MH，Yang KM，et al. Pregnancy rate in women with adenomyosis undergoing fresh or frozen embryo transfer cycles following gonadotropin-releasing hormone agonist treatment. Clin Exp Reprod Med，2016，43（3）：169-173.

Penzias A，Bendikson K，Butts S，et al. Guidance on the limits to the numberof embryos to transfer：acommittee opinion. Fertil Steril，2017，107（4）：901.

Pritts EA，Parker WH，Olive DL. Fibroids and infertility：an updated systematic review of the evidence. Fertil Steril，2009，91（4）：1215-1223.

Puente JM，Fabris A，Patel J，et al. Adenomyosis in infertile women：prevalence and the role of 3D ultrasound as a marker of severity of the disease. Reprod Biol Endocrinol，2016，14（1）：60.

Salim R，Riris S，Saab W，et al. Adenomyosis reduces pregnancy rates in infertile women undergoing IVF. Reprod Bio Med Online，2012，25（3）：273-277.

Sanders B. Uterine factors and infertility. J Reprod Med，2006，51（3）：169-176.

Sizzi O，Rossetti A，Malzoni M，et al. Italian multicenter study on complications of laparoscopic myomectomy. J Minim Invasive Gynecol，2007，14（4）：453-462.

Somigliana E，Benedictis SD，Vercellini P，et al. Fibroids and female reproduction：a critical analysis of the evidence. Hum Reprod，2007，13（5）：465-476.

Somigliana E，Benedictis SD，Vercellini P，et al. Fibroids not encroaching the endometrial cavity and IVF success rate：a prospective study. Hum reprod（Oxford，England），2011，26（4）：834-839.

Stanekova V，Woodman RJ，Tremellen K. The rate of euploid miscarriage is increased in the setting of adenomyosis. Hum Reprod Open，2018，2018（3）：hoy011-hoy011.

Thalluri V，Tremellen KP. Ultrasound diagnosed adenomyosis has a negative impact on successful implantation following GnRH antagonist IVF treatment. Hum Reprod，2012，27（12）：3487-3492.

Tremellen K，Russel P. Adenomyosis is a potential cause of recurrent implantation failure during IVF treatment. Aust N Z J Obstet Gynaecol，2011，51（3）：280-283.

Tsui KH，Lee FK，Seow KM，et al. Conservative surgical treatment of adenomyosis to improve fertility：Controversial values，indications，complications，and pregnancy outcomes. Taiwan J Obstet Gynecol，2015，54（6）：635-640.

Vannuccini S，Luisi S，Tosti C，et al. Role of medical therapy in the management of uterine adenomyosis. Fertil Steril，2018，109（3）：398-405.

Wada S，Kudo M，Minakami H. Spontaneous uterine rupture of a twin pregnancy after a laparoscopic adenomyomectomy：a case report. J Minim Invasive Gynecol，2006，13（2）：166-168.

Younes G，Tulandi T. Conservative surgery for adenomyosis and results：a systematic review. J Minim Invasive Gynecol，2018，25（2）：265-276.

Zhu L，Chen S，Che X，et al. Comparisons of the efficacy and recurrence of adenomyomectomy for severe uterine diffuse adenomyosis via laparotomy versus laparoscopy：a long-term result in a single institution. J Pain Res，2019，12：1917-1924.

病例 49　卵巢交界性肿瘤合并子宫内膜非典型增生保留生育功能手术后 IVF 助孕双胎妊娠 1 例

【病历摘要】

患者女，30 岁。

主诉：发现双侧附件区包块 4 个月余。

现病史：患者于入院前 2 年就诊于北京某医院，先后予促排卵治疗及 IVF-ET 助孕均失败。1 年前行输卵管造影示"双侧输卵管通畅"，完善抗心磷脂抗体（ACL）、狼疮抗凝物（LA）、同型半胱氨酸（HCY）、染色体等相关检查均正常。因"原发不孕"拟行 IVF 助孕，入院前 4 个月在监测排卵过程中行妇科彩超示：左侧卵巢囊肿，32 mm×30 mm×26 mm，左侧附件区囊肿，21 mm×13 mm×11 mm，内未探及明显血流信号；肿瘤标志物 CA125 95 U/ml。定期行妇科彩超监测发现卵巢肿物较前增大，CA125 进行性升高。为行手术入院。

既往史：子宫内膜复杂非典型增生病史 5 年，先后予口服大剂量孕激素、肌内注射 GnRH-a 保守治疗，多次行宫腔镜检查术，1 年前复查宫腔镜病理示内膜恢复正常。

月经婚育史：既往月经规律，初潮 13 岁，周期（5～6）天/28 天。24 岁结婚，结婚 5 年，G0P0，性生活正常，未避孕未孕至今。

家族史：否认家族遗传史及肿瘤病史。

【体格检查】

患者生命体征平稳，一般情况好，心、肺、腹查体无异常。专科查体：外阴已婚未产型，阴道通畅，宫颈光滑，子宫前位，正常大小，质地中等，活动正常，无压痛。左侧附件区可触及一包块，直径约 3 cm，无压痛，活动欠佳。右侧附件区（-）。

【辅助检查】

妇科彩超（2016 年 8 月 1 日我院）：子宫前位，大小约 76 mm×54 mm×40 mm，形态规则，肌壁回声均匀，内膜厚约 6.8 mm，未探及明显血流信号。左侧附件区可探及一无回声囊区，边界清，大小约 35 mm×33 mm×31 mm，内见一处分裂，未探及明显血流信号，周边可探及少许卵巢组织样回声。左侧附件区另可探及一无回声囊区，边界清，大小约 22 mm×15 mm×10 mm，未探及明显血流信号。右侧卵巢 40 mm×31 mm×25 mm。右侧盆腔可见两处弧形强回声，长度分别为 13 mm 和 11 mm，后伴声影。后陷凹可见游离液性暗区，深约 29 mm。提示：左侧卵巢囊肿，左侧附件区囊肿，盆腔强回声，盆腔积液。

肿瘤标志物见表 49-1。

表 49-1　肿瘤标志物

指标	2016 年 3 月 11 日	2016 年 4 月 18 日	2016 年 6 月 14 日	2016 年 8 月 1 日
CA125（U/ml）	95.0	107.3	99.3	107.6

【初步诊断】

①左侧附件区肿物。②子宫内膜非典型增生治疗后。③原发性不孕症。④多次宫腔镜手术史。

【诊治经过】

患者于 2016 年 8 月 3 日行全身麻醉下腹腔镜双侧卵巢肿物切除＋大网膜切除＋粘连松解术＋宫腔镜检查＋分段诊刮＋美兰通液术，术中见：子宫前位，正常大小，表面光滑。腹腔未见游离液体。双侧附件区与盆壁及直肠、子宫后壁有膜样粘连，超声刀分离粘连后见：左侧卵巢囊性增大，直径 5 cm，双侧卵巢表面可见多发菜花样肿物，双侧输卵管外观未见异常。子宫后陷凹可见 1 个直径 2 cm 游离体（图 49-1 和图 49-2）。

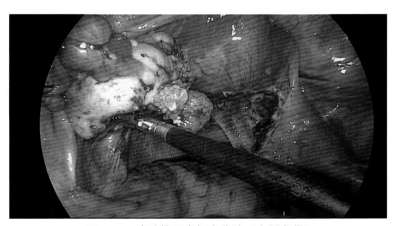

图 49-1　腹腔镜手术探查盆腔（左侧卵巢）

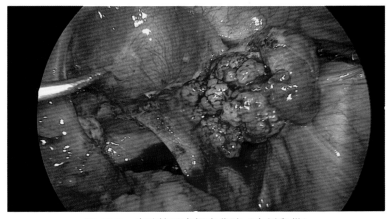

图 49-2　腹腔镜手术探查盆腔（右侧卵巢）

术后病理：（左、右侧卵巢肿物）卵巢组织内见上皮细胞呈乳头状增生，乳头细小、分支繁复，上皮细胞核浆比增高，轻-中度异型，乳头表面可见上皮细胞鞋钉样突起及脱落分离的上皮细胞簇，伴钙化，未见明确间质浸润，符合卵巢浆液性交界性肿瘤/非典型增生型浆液性肿瘤。免疫组化：ER（90％强阳），PgR（90％强阳），P53（＋＋），CA125（＋＋），WT-1（＋＋＋），PTEN（＋＋），PAX8（＋＋＋），Ki67（30％＋）。（左侧系膜囊肿）副中肾管囊肿。（子宫内膜）增殖期子宫内膜，局灶不规则增殖，间质出血，另见少许表浅鳞状上皮。（后陷凹游离体）硬化纤维组织及钙化，间皮细胞增生，表面见小块游离上皮细胞簇，形态考虑为脱落的浆液性上皮细胞。（腹膜表面肿物）硬化的纤维组织内见大片钙化，表面被覆单层立方或矮柱状上皮，符合交界性浆液性肿瘤非浸润种植。（大网膜）网膜组织，小血管扩张、充血，慢性炎症细胞浸润，小灶间皮细胞增生，未见肿瘤。

【术后诊断】

①双侧卵巢交界性浆液性乳头状瘤 Ic 期。②子宫内膜非典型增生治疗后。③原发性不孕症。④多次宫腔镜手术史。

【术后治疗】

患者术后 14 天（2016 年 8 月 17 日）复查肿瘤标志物 CA125 11.18 U/ml。

患者生育愿望强烈且迫切，术后 2 个月于我院生殖医学中心就诊。予监测排卵＋同房试孕 2 个周期未孕。复查 CA125 14.01 U/ml（2016 年 10 月 11 日），医患充分沟通后行 IVF 治疗。术后 4 个月（2016 年 12 月 9 日）开始行 IVF 治疗，月经第 2 天卵泡刺激素（FSH）8.95 U/L，黄体生成素（LH）4.88 U/L，雌二醇（E2）20 pg/ml，B 超示右侧窦卵泡 4～5 个，左侧窦卵泡 1 个，采用拮抗剂方案，控制性超促排卵（controlled ovarian hyperstimulation，COH）9 天，促性腺激素 36 支，COH 过程中加用来曲唑 5 mg/d 降低雌激素，hCG 日 FSH 33.60 U/L，LH 0.98 U/L，E2 1142 pg/ml，最终获卵 5 枚，可移植胚胎 4 枚，胚胎移植 8/Ⅱ/2，冻存 2 枚。因患者既往行 IVF 失败 2 次，于移植当日起予阴道使用黄体酮（雪诺同）每日 1 支，口服地屈孕酮 20 mg/d、阿司匹林 80 mg/d，皮下注射低分子量肝素 5000 IU/d 支持治疗至妊娠 10 周。移植后 6 周行经阴道超声提示宫内双胎妊娠（双绒毛膜双羊膜囊）。

患者妊娠期顺利，于妊娠 37[+1] 周（2017 年 8 月 23 日）剖宫产一男婴，体重 2.32 kg；一女婴，体重 1.57 kg，均体健。

【病例讨论】

卵巢交界性肿瘤（borderline ovarian tumors，BOT）是一组具有潜在恶性程度的肿瘤，其生长方式及细胞学特征介于良性及恶性肿瘤之间，具有一定程度的细胞增殖及核异型性，无间质浸润能力。由于 BOT 进展较慢，多达 80％的 BOT 患者确诊时疾病处于 FIGO I 期，提示其较卵巢癌具有复发率低以及预后乐观的特点（Kennedy，1996；Trimble，2002）。尽管 BOT 可发生于任何年龄，其在育龄期女性中发生率最高，故对于有生育要求的女性，临床建议行保留生育功能的治疗方案（Denschlag，2010）*。目前多采取保留生育功能分期手术，一项多中心研究比较了 BOT 患者采取保留生育功能手术及根治性手术的术后生存时间和复发率，发现接受不同式式的患者术后两个主要结局并无显著差异（Gokcu，2016）。对于手术入路，腹腔镜的安全性和有效性已达成共识（Iglesias，2011）。对于具体式式，Vasconcelos 等发表的一项 meta 分析比较了不同式式对 BOT 患者术后复发率和妊娠率的影响，研究结果表明对于单侧 BOT 患者，单侧输卵管卵巢切除术（unilateral salpingo-oophorectomy，USO）的术后复发率显著低于囊肿剥除术，而对于双侧 BOT 患者，USO＋对侧囊肿剥除术（contralateral cystectomy，CC）并不优于双侧囊肿剥除术（bilateral cystectomy，BC），故研究者推荐对单侧浆液性 BOT 的患者行 USO，而对于黏液性 BOT，由于其多生长于双侧，推荐行 BC 式式（Vasconcelos，2015）。本例患者病理学诊断为双侧浆液性 BOT Ic 期，考虑到其强烈的妊娠意愿，最终选择 BC 式式，与文献报道一致。

　　既往文献报道，近 1/3 的 BOT 患者合并原发性不孕症（Daraï，2013），对于这部分患者以及因保留生育功能手术导致卵巢功能低下、盆腔粘连等原因继发不孕的患者，辅助生殖技术（ART）的支持尤为重要。目前，ART 在这类人群中的应用仍缺乏指导意见。可行性方面，文献报道对保留生育功能手术后的 BOT 患者行 IVF 后妊娠率达 80%（Daraï，2013），活产率可达 28%（Denschlag，2010），提示这类人群卵巢功能状态对 IVF 成功率不产生显著影响。安全性方面，临床研究认为 IVF 不增加不孕症人群中卵巢肿瘤和子宫内膜癌的发生风险（Siristatidis，2013），细胞研究也发现 Gn 对 BOT 细胞无刺激生长作用（Daraï，2013），虽然临床研究发现各种促排卵药物不增加人群 BOT 发生风险（Bjørnholt，2015），但对于保留生育功能手术后的 BOT 患者，行 IVF 后 BOT 的复发率较普通人群高（Denschlag，2010；Daraï，2013）。考虑到该数据多为随访结果，目前对于促排卵药物是否会提高疾病本身的复发风险仍未可知，亟待大样本量的临床对照研究证实。

　　子宫内膜非典型增生（complex atypical hyperplasia，CAH）属于激素依赖型子宫内膜癌的癌前病变，研究显示，绝经前 CAH 患者选择药物保守治疗的缓解率明显高于绝经后女性，且很少有恶性进展（Brownfoot，2014）。对于有生育需求的 CAH 患者，2018 年美国国家综合癌症网络（NCCN）指南推荐选择孕激素治疗，在分段诊刮或内膜活检提示病理学缓解后半年可以考虑妊娠。该指南的数据支持来自 Gunderson 等的研究，其通过对 45 项研究的系统综述发现各种孕激素方案均可取得较好的临床缓解率（Gunderson，2012）。此外，小样本量研究还发现，经保留生育功能手术后的子宫内膜状态对 IVF 的成功率不产生影响（Han，2009；Kudesia，2014；Zhou，2015）。安全性方面，目前暂无证据表明 IVF 会增加 CAH 及子宫内膜癌的风险。本例患者既往有 CAH 病史，间断反复予大剂量孕激素治疗 4 年，子宫内膜增生情况渐逆转，本次宫腔镜术后病理提示子宫内膜已基本恢复正常，考虑可启动 IVF 助孕治疗。然而，由于子宫内膜增生是雌激素依赖性疾病，仍需要考虑促排卵过程中超生理剂量雌激素对子宫内膜的影响。故本例患者在促排卵治疗的最后阶段加用来曲唑控制雌激素水平。这一举措最早由 Oktay 团队提出，最初应用在乳腺癌患者中，作为化疗前保留生育功能的促排方案，后逐渐推广应用于各种对雌激素敏感的恶性肿瘤患者。该团队自 2005—2017 年进行了多项研究以探索促排卵方案中加入来曲唑的有效性和安全性。有效性方面，促排卵方案中加入来曲唑的乳腺癌患者 hCG 日雌激素水平显著降低，同时获卵数、成熟卵泡数、受精率无明显变化（Oktay，2006）；乳腺癌患者接受加用来曲唑的促排卵方案与因不孕行 ART 的患者在活产率上无显著差异

（Oktay，2015）。安全性方面，该团队先后经过 5 年和 14 年的随访观察发现，乳腺癌患者接受加用来曲唑的促排卵方案保留生育功能与直接化疗相比，疾病的无复发生存率无显著差异（Azim，2008；Kim，2016）。

综合文献报道和临床经验，对有生育要求的早期 BOT 合并不孕的患者，有 IVF 指征的可在保留生育功能手术治疗后行 IVF 助孕，合并 CAH 的患者可选择更为温和的方案，避免过高雌激素水平对内膜的刺激作用。考虑到生育完成之后的复发风险，需重视定期临床监测，早期 BOT 即使复发仍可再次进行手术治疗，预后较好（Denschlag，2010），故必要时可再次行手术干预。

【专家点评】

　　BOT 和 CAH 均属于潜在恶性的肿瘤性疾病，两者都具有发病早的流行病学特点及相对惰性的生物学行为特点。故临床医师对于有生育要求的患者可以在全面评估后选择保守性治疗方案。两种疾病的保守治疗方案分别为保留生育功能手术治疗及药物治疗，故当二者合并存在时治疗方案的选择并无冲突。考虑到两种疾病均具有复发风险，建议患者治疗完成后尽快妊娠。对于合并不孕症的患者，可以在身体恢复后尽快行助孕治疗，若行 IVF，促排卵方案可个体化选择。由于 CAH 属于雌激素依赖性疾病，在 IVF 过程中可以在促排卵方案中加用芳香化酶抑制剂以控制雌激素水平，其中来曲唑的应用已有临床循证依据。临床医师在患者生育完成后仍需定期进行随访，以便对疾病的复发做到早期识别和干预。

（北京大学第一医院　薛晴）

参考文献

Azim AA，Costantini-Ferrando M，Oktay K. Safety of fertility preservation by ovarian stimulation with letrozole and gonadotropins in patients with breast cancer：a prospective controlled study. J Clin Oncol，2008，26（16）：2630-2635.

Bjørnholt SM，Kjaer SK，Nielsen TS，et al. Risk for borderline ovarian tumours after exposure to fertility drugs：results of a population-based cohort study. Hum Reprod，2015，30（1）：222-231.

Brownfoot FC，Hickey M，Ang WC，et al. Complex atypical hyperplasia of the endometrium：differences in outcome following conservative management of pre-and postmenopausal women. Reprod Sci，2014，21（10）：1244-1248.

Daraï E，Fauvet R，Uzan C，et al. Fertility and borderline ovarian tumor：a systematic review of conservative management，risk of recurrence and alternative options. Hum Reprod Update，2013，19（2）：151-166.

Denschlag D，von Wolff M，Amant F，et al. Clinical recommendation on fertility preservation in borderline ovarian neoplasm：ovarian stimulation and oocyte retrieval after conservative surgery. Gynecol Obstet Invest，2010，70（3）：160-165.

Gokcu M，Gungorduk K，Aşıcıoğlu O，et al. Borderline ovarian tumors：clinical characteristics，management，and outcomes-a multicenter study. J Ovarian Res，2016，9（1）：66.

Gunderson CC，Fader AN，Carson KA，et al. Oncologic and reproductive outcomes with progestin therapy in women with endometrial hyperplasia and grade 1 adenocarcinoma：a systematic review. Gynecol Oncol，

2012，125（2）：477-482.

Han AR，Kwon YS，Kim DY，et al. Pregnancy outcomes using assisted reproductive technology after fertility-preserving therapy in patients with endometrial adenocarcinoma or atypical complex hyperplasia. Int J Gynecol Cancer，2009，19（1）：147-151.

Iglesias DA，Ramirez PT. Role of minimally invasive surgery in staging of ovarian cancer. Curr Treat Options Oncol，2011，12（3）：217-229.

Kennedy AW，Hart WR. Ovarian papillary serous tumors of low malignant potential（serous borderline tumors）. A long-term follow-up study，including patients with microinvasion，lymph node metastasis，and transformation to invasive serous carcinoma. Cancer，1996，78（2）：278-286.

Kim J，Turan V，Oktay K. Long-term safety of Letrozole and Gonadotropin stimulation for fertility preservation in women with breast cancer. J Clin Endocrinol Metab，2016，101（4）：1364-1371.

Kudesia R，Singer T，Caputo TA，et al. Reproductive and oncologic outcomes after progestin therapy for endometrial complex atypical hyperplasia or carcinoma. Am J Obstet Gynecol，2014，210（3）：255. e251-254.

Oktay K，Hourvitz A，Sahin G，et al. Letrozole reduces estrogen and gonadotropin exposure in women with breast cancer undergoing ovarian stimulation before chemotherapy. J Clin Endocrinol Metab，2006，91（10）：3885-3890.

Oktay K，Turan V，Bedoschi G，et al. Fertility preservation success subsequent to concurrent aromatase inhibitor treatment and ovarian stimulation in women with breast cancer. J Clin Oncol，2015，33（22）：2424-2429.

Siristatidis C，Sergentanis TN，Kanavidis P，et al. Controlled ovarian hyperstimulation for IVF：impact on ovarian，endometrial and cervical cancer——a systematic review and meta-analysis. Hum Reprod Update，2013，19（2）：105-123.

Trimble CL，Kosary C，Trimble EL. Long-term survival and patterns of care in women with ovarian tumors of low malignant potential. Gynecol Oncol，2002，86（1）：34-37.

Vasconcelos I，de Sousa Mendes M. Conservative surgery in ovarian borderline tumours：a meta-analysis with emphasis on recurrence risk. Eur J Cancer，2015，51（5）：620-631.

Zhou R，Yang Y，Lu Q，et al. Prognostic factors of oncological and reproductive outcomes in fertility-sparing treatment of complex atypical hyperplasia and low-grade endometrial cancer using oral progestin in Chinese patients. Gynecol Oncol，2015，139（3）：424-428.

病例 50 辅助生殖技术后脾妊娠 1 例

【病历摘要】

患者女，29 岁，脾妊娠，破裂型。

主诉：新鲜周期胚胎移植术后 27 天，间断阴道出血 15 天。

现病史：患者于入院前 27 天因"原发性不孕症；男方因素"于北京大学第三医院行体外受精-胚胎移植术（IVF-ET）助孕，新鲜周期移植 2 枚 D3 胚胎，予黄体酮阴道缓释凝胶（雪诺同）90 mg/d 行黄体支持。入院前 15 天（胚胎移植后 13 天）出现阴道出血，同月经量，湿透 2 片卫生巾/天，为暗红色，未见组织物排出，无腹痛，移植后 14 天血清 β-hCG 38.05 IU/L。胚胎移植后 21 天血清 β-hCG 1279.5 IU/L。入院当日（胚胎移植后 27 天）于门诊复查血清 β-hCG 9808 IU/L，行盆腔阴道 B 超检查示子宫内膜厚 1.1 cm，宫内外均未探及孕囊样回声，盆腔未探及游离液体，考虑"异位妊娠？"，急诊入院。

既往史：诊断多囊卵巢综合征 2 年，间断口服中药、黄体酮治疗。发现空腹血糖升高 1 年（6.0～7.0 mmol/L），服用二甲双胍 2 个月，现停药 2 个月。

月经婚育史：初潮 13 岁，（5～6）天/（1～6）个月，末次月经：2015 年 11 月 28 日，月经周期不规则，月经量中等，颜色正常，无血块、痛经；25 岁结婚，未避孕未孕 4 年，G0P0。男方精液报告：精子密度 29.23×10^6/ml，A 级精子 2.72%，B 级精子 1.36%，C 级精子 1.36%，D 级精子 94.56%。

【体格检查】

患者生命体征平稳，一般情况好，心、肺、腹查体未及异常。专科查体：外阴已婚型，阴道通畅，宫颈光滑，举痛、摆痛（一），子宫前位，大小正常，质地软，活动正常，无压痛，双侧附件区未及异常。

【辅助检查】

血清 β-hCG（2016 年 1 月 11 日）9808 IU/L。

2016 年 1 月 11 日盆腔阴道 B 超（图 50-1）：子宫前位，宫颈长 2.6 cm，子宫体 5.3 cm×4.9 cm×4.0 cm，内膜厚 1.1 cm，右侧卵巢 3.5 cm×2.3 cm，左侧卵巢 3.1 cm×2.0 cm，直肠子宫陷凹未探及明显游离液体。超声提示：宫内外均未探及孕囊回声，建议密切追踪观察。

【初步诊断】

①异位妊娠？②多囊卵巢综合征。③IVF-ET 术后。④原发性不孕症。

【诊治经过】

患者入院后 1 天，诉凌晨起左下腹痛，呈持续性，向肩背部放射，伴恶心、干呕，复查血清 β-hCG 12 101 IU/L。盆腔阴道 B 超：子宫前位，宫颈长 3.0 cm，子宫体 4.6 cm×6.2 cm×4.4 cm，内膜厚 1.0 cm，右侧卵巢 3.6 cm×2.0 cm，左侧卵巢 3.7 cm×1.9 cm，子宫周围可探及均质低回声 7.0 cm×3.4 cm。初步诊断：腹腔内出血；异位妊娠？IVF-ET 术后。有急诊手术探查指征。

全身麻醉下行腹腔镜探查术，术中见盆腹腔积血 400 ml，子宫、双侧输卵管卵巢外观正常，输卵管伞端形态好，未见活动性出血，直肠子宫陷凹未见异常。头高位，左侧盆壁见血流向盆腔，顺血流逆向上腹检查肠管、肝、大网膜、脾，见脾区血块包绕；吸净血块，见脾外侧缘直径 1.5 cm 蓝紫色病灶，见活动性出血（图 50-1），予以纱布压迫止血，请普外科医生上台手术。

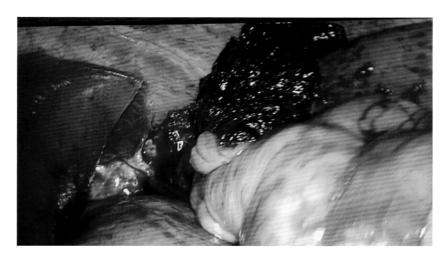

图 50-1　术中所见

继续探查见上腹部脾周积血 400 ml 左右，脾中上极脏面膈面交界位置可见一隆起结节，大小约 1.5 cm×1.5 cm，紫蓝色，质软，结节旁可见一活动性出血点（图 50-2）。考虑脾妊娠，破裂。向患者家属沟通病情及治疗方案，决定先采用脾局部切除术，告知术后仍有持续出血及脾切除的风险。超声刀沿脾结节边缘外 1 cm 处做楔形切除，完整切除病灶，用双极电凝止血，仍然持续出血；普通纱布压迫 20 min 后出血明显减少，但仍有持续性渗血。用可吸收止血纱布（速即纱）4 块压迫脾创面。盆腔、肝下、脾上极各留置一根引流管。术中出血 1900 ml，输注 4 U 悬浮红细胞和 800 ml 血浆。

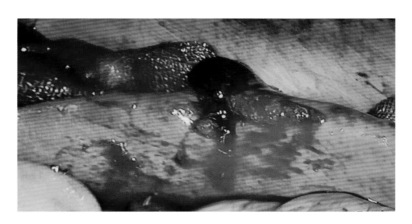

图 50-2　术中所见。脾活动性出点血

术后患者绝对卧床，预防性使用抗生素及支持治疗，术后 1 天血 β-hCG 3388 IU/L，肝下、脾引流 10～20 ml。

术后 5 天拔除肝下引流管，下地活动。术后 7 天拔除脾引流管。

术后 8 天血清 β-hCG 78.74 IU/L，出院。

病理结果（图 50-3）：（脾妊娠）符合脾异位妊娠。

门诊随访半月血清 β-hCG 降至正常。

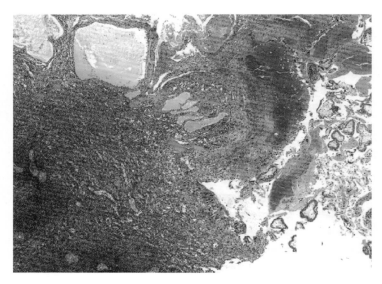

图 50-3　术后病理

【最终诊断】

①脾妊娠，破裂型。②腹腔内出血。③多囊卵巢综合征。④IVF-ET 术后。⑤原发性不孕症。

【病例讨论】

异位妊娠是妇产科常见的急腹症，是孕产妇死亡的重要原因之一。据报道，发达国家中因异位妊娠死亡的人数占所有女性死亡总数的 5%，发展中国家高达 10%（Khan，2006）。研究认为，辅助生殖技术（assisted reproductive technology，ART）是异位妊娠的独立危险因素（Perkins，2001），发生率 2.1%～8.6%，自然妊娠中异位妊娠发生率为 1%～2%（Refaat，2015；Chang，2010）。腹腔妊娠是指妊娠囊位于输卵管、卵巢以及阔韧带以外的腹腔内的妊娠，临床罕见，占异位妊娠的 9.2‰（Atrash，1987），分为继发性和原发性，继发性腹腔妊娠可发生于输卵管妊娠流产或破裂，偶可继发于卵巢妊娠或宫内妊娠而子宫存在缺陷（如瘢痕子宫裂开）破裂后，胚胎落于腹腔；原发性腹腔妊娠指受精卵直接种植于腹膜、肠系膜、大网膜、肝、脾等处。

本例脾妊娠为原发性腹腔妊娠，本例患者具有以下特点：①育龄期女性，原发性不孕症。②新鲜周期移植 2 枚胚胎。③血清 β-hCG 水平进行性升高，多次盆腔 B 超宫腔内未见妊娠囊。④入院后出现左下腹痛，向肩背部放射，伴恶心、呕吐，盆腔 B 超示盆腔积液，盆腔脏器未探及妊娠囊。术前考虑异位妊娠，妊娠囊部位不明确，非常见部位妊娠可能，行腹腔镜探查，见盆腔内无活动性出血，仔细向上腹检查肠管及肝、大网膜、胃、肠系膜未及异常，见脾区血块包绕，吸净血块，脾外侧缘可见直径 1.5 cm 蓝紫色病灶，活动性出血，最终发现病变位于脾。

脾是实质性器官，Kitade 等认为结合早期受精卵的游走路线，仰卧位的脾和肝容易被胚胎接触适宜受精卵种植（Kitade，2005）。作为血供丰富、表面平坦的器官，脾有利于胚胎的着床和生长，但不易于胎盘附着，容易导致破裂出血，一旦破裂可在短时间内引起腹腔内出血，危及生命，死亡率是输卵管妊娠的 7.7 倍（Julania，2003）。受精卵到达腹腔远处器官的机制目前尚无明确结论。脾妊娠的临床症状不典型，易导致误诊。

回顾性分析既往原发性脾妊娠个案报道显示，患者年龄在 19～41 岁之间，脾妊娠破裂的临床表现和外伤性脾破裂相似，表现为左上腹痛、盆腹腔积血，甚至休克，症状早于其他部位异位妊娠，通常发生在停经 6～12 周（Biolchini，2010）。Kitade 等曾报道一例 IVF-ET 并发脾妊娠和输卵管妊娠（Kitade，2005），此病例是 IVF-ET 后第二例脾妊娠。脾妊娠术前诊断困难，IVF-ET 因移植≥1 枚胚胎可导致多部位妊娠。Greenbaum 等认为，若术前异位妊娠部位难以确定，生命体征平稳，无失血性休克，建议行腹盆腔 CT 检查（Greenbaum，2016）。若血清 β-hCG 进行性升高，盆腔多次检查无妊娠囊发现，警惕非常见部位异位妊娠可能，建议动态复查，并行全腹超声或 CT 检查，以提高术前诊断率。对可疑腹腔内出血患者，积极行腹腔镜检查，若术中发现凝血块位于上腹部，应注意探查肝、脾等器官；若凝血块位于盆腔，除子宫及附件外，需注意子宫骶韧带、主韧带、阔韧带等处。在未查明出血部位前，慎重关腹，避免再次手术。

异位妊娠手术治疗包括开腹手术和腹腔镜手术。腹腔镜手术与开腹手术相比，具有微创、恢复快等优点。随着腹腔镜脾切除术经验的不断积累，一些外科医生开始进行腹腔镜脾切除术，2010 年文献报道了第一例腹腔镜脾切除术治疗脾妊娠破裂（Biolchini，2010）。因妊娠囊会侵犯脾实质，且脾止血、缝合困难，故既往文献报道破裂型脾妊娠均行脾切除术。回顾性研究发现，在 2796 例脾切除术患者中，术后细菌感染 119 例（4.25％），71 例（60％）死于感染（Singer，1973）。随着对脾免疫功能的研究，保留脾的意义逐渐被广大学者重视，部分脾切除术应运而生。Gang 等报道了腹腔镜下将甲氨蝶呤注入脾妊娠部位治疗成功的案例（Gang，2010），随后有 2 例类似方式治疗原发性脾妊娠的病例报道（Python，2016；Klang，2016），上述报道均基于患者无临床症状和腹腔内出血的证据，且未获得组织病理学结果。我院普外科有多例腹腔镜脾部分切除术的经验。本例患者虽有腹腔内出血，但血流动力学尚稳定，妊娠囊位于脾上极，基于上述特点，普外科医生行腹腔镜脾部分切除术（1 cm），同时考虑到妊娠病灶边界清楚和甲氨蝶呤对卵巢功能及脾的影响不确定，术中未使用甲氨蝶呤，术后监测血清 β-hCG 下降满意。我们的经验提示，对血流动力学稳定、病灶侵入脾实质不深，尤其是定位在脾上极或下极的脾妊娠患者，即使妊娠囊破裂，在血源充足的情况下，脾部分切除术亦可作为一种选择。

【专家点评】

　　本病例采用腹腔镜下脾占位局部切除术，成功治疗辅助生殖技术后原发性脾妊娠的患者，采用微创手术并保留脾。脾妊娠极其罕见，因脾组织质地极脆，血流丰富，异位妊娠病灶一旦破裂可短时间内引起腹腔内出血，甚至危及生命，临床症状及体征不典型，极少能在术前明确诊断。既往文献报道多选用脾切除术，术后并发症多，本次因妊娠囊位于脾上极且界限清楚，行脾部分切除术成功保留脾，避免脾全切术后的并发症，值得借鉴。

（北京大学第三医院　梁靓　杨艳　马彩虹　付卫）

参考文献

Atrash HK，Friede A，Hogue CJ. Abdominal pregnancy in the united states：Frequency and maternal mortality. Obstet Gynecol，1987，69（3 Pt 1）：333-337.

Biolchini F，Giunta A，Bigi L，et al. Emergency laparoscopic splenectomy for haemoperitoneum because of ruptured primary splenic pregnancy：A case report and review of literature. ANZ J Surg，2010，80（1-2）：55-57.

Chang HJ，Suh CS. Ectopic pregnancy after assisted reproductive technology：What are the risk factors? Curr Opin Obstet Gynecol，2010，22（3）：202-207.

Gang G，Yudong Y，Zhang G. Successful laparoscopic management of early splenic pregnancy：Case report and review of literature. J Minim Invasive Gynecol，2010，17（6）：794-797.

Greenbaum A，Miskimins R，Coffman B，et al. Management of splenic ectopic pregnancy presenting with massive haemoperitoneum. BMJ Case Rep，2016，2016：bcr2016218291.

Julania S，Tai R. Heterotopic simultaneous splenic and intrauterine pregnancy after spontaneous conception and review of literature. J Obstet Gynaecol Res，2013，39（1）：367-370.

Khan KS，Wojdyla D，Say L，et al. Who analysis of causes of maternal death：A systematic review. Lancet，2006，367（9516）：1066-1074.

Kitade M，Takeuchi H，Kikuchi I，et al. A case of simultaneous tubal-splenic pregnancy after assisted reproductive technology. Fertil Steril，2005，83（4）：1042.

Klang E，Keddel N，Inbar Y，et al. Splenic pregnancy：A new minimally invasive approach to treatment. Cardiovasc Intervent Radiol，2016，39（9）：1339-1342.

Perkins KM，Boulet SL，Kissin DM，et al. Risk of ectopic pregnancy associated with assisted reproductive technology in the united states，2001-2011. Obstet Gynecol，2015，125（1）：70-78.

Python JL，Wakefield BW，Kondo KL，et al. Ultrasound-guided percutaneous management of splenic ectopic pregnancy. J Minim Invasive Gynecol，2016，23（6）：997-1002.

Refaat B，Dalton E，Ledger WL. Ectopic pregnancy secondary to in vitro fertilisation-embryo transfer：Pathogenic mechanisms and management strategies. Reprod Biol Endocrinol，2015，13：30.

Singer DB. Postsplenectomy sepsis. Perspect Pediatr Pathol，1973，1：285-311.

病例 51　子宫内膜癌前病变保留生育功能 1 例

【病历摘要】

患者女，37 岁。

主诉：同居未避孕未孕 10 年。

现病史：患者于入院前 1 年因阴道淋漓出血于外院行分段诊刮术。术后病理为子宫内膜单纯性增生，部分复杂性增生伴不典型性。术后予去氧孕烯炔雌醇（妈富隆）口服 1 个周期，此后改为甲羟孕酮 250 mg，每日 1 次。用药后 3 个月于我院（北京大学第一医院）行宫腔镜检查＋分段诊刮术。术后病理为内膜间质弥漫性蜕膜样变，少部分区域腺体萎缩，大部分区域腺体持续提示增生，并伴广泛鳞状上皮化生，局灶尚可见嗜酸性乳头状化生，符合病变对激素治疗部分反应的组织学改变。术后停用甲羟孕酮。此后监测排卵，自然周期不排卵，间断予氯米芬促排卵 2 个周期，均未见优势卵泡。自述男方半年前行精液检查，无明显异常。患者要求助孕，遂于生殖中心就诊。

既往史：体健，否认高血压、糖尿病病史。

月经婚育史：月经不规律（7～9）天/（32～45）天，末次月经 10 天前。结婚 10 年，初婚，G0P0。

家族史：否认家族遗传及肿瘤病史。

【体格检查】

一般情况好，体重 75 kg，身高 165 cm，妇科检查无异常。

【辅助检查】

妇科超声：子宫前位，子宫体：5.6 cm×4.9 cm×4.4 cm，肌壁回声均匀，内膜厚 0.8 cm，B 型，右侧卵巢：3.0 cm×2.2 cm×2.2 cm，其内可见 10 个窦卵泡，未见优势卵泡，左侧卵巢：2.8 cm×1.9 cm×2.4 cm，其内可见 8 个窦卵泡，未见优势卵泡，提示：子宫双侧附件区未见明显异常。

【初步诊断】

①原发性不孕症。②排卵障碍。③子宫内膜非典型增生史。④超重。

【诊治经过】

因患者既往有子宫内膜病变，建议再次行宫腔镜检查，明确内膜状态后再开始助孕。患者未接受，未在生殖中心继续就诊。患者初次就诊后 3 个月，因"阴道出血 34 天"于本院行第二次宫腔镜检查＋分段诊刮术。宫腔镜下见子宫内膜增厚，息肉样突起。术后病理为子宫内膜单纯及复杂增生，结合免疫组化染色 PTEN 广泛失表达，考虑子宫内膜上皮内瘤变（endometrial intraepithelial neoplasia，EIN），局部腺体体积增大，呈迷路样结构，不除外癌变趋势（图 51-1）。患者于病理结果回报后返回生殖中心咨询妊娠可能。

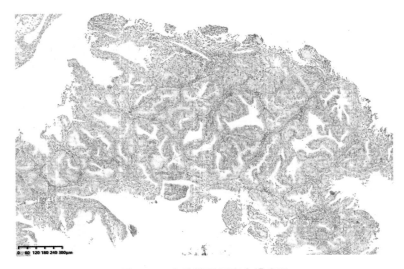

图 51-1　宫腔镜后子宫内膜病理

诊断：①子宫内膜上皮内瘤变。②原发不孕。③排卵障碍。④超重。

向患者交代子宫内膜病变进展及复发风险后，患者坚决要求保守治疗，术后予甲地孕酮 160 mg，每日 1 次口服治疗后 4 个月，行第三次宫腔镜检查＋分段诊刮术。术后病理提示子宫内膜间质呈蜕膜样变，大部分腺体腺腔较少，上皮扁平，符合用药后改变，部分腺体仍有分泌及增生，用药后改变不明显，局部子宫内膜息肉形成，部分腺体仍可见鳞化。术后继续口服甲地孕酮。

术后查患者空腹胰岛素 23.5 μIU/ml（正常值 3.5～19.5 μIU/ml），遂开始口服二甲双胍，500 mg，每日 3 次。

用药后半年行盆腔增强 MRI 提示子宫右侧宫角肌层内异常信号，盆腔未见肿大淋巴结。

用药后 7 个月再次行宫腔镜检查＋分段诊刮术。术后病理：子宫内膜大部分腺体呈分泌期改变，伴明显鳞状化生及部分腺体上皮排列拥挤呈乳头状，另见少许萎缩腺体，间质水肿，局部蜕膜样改变。符合药物治疗后改变，与前次形态比较改变不明显（图 51-2）。

术后停止口服甲地孕酮，共口服用药 8 个月。

停药后 20 天月经来潮，患者要求助孕。月经第二天查 LH 0.4 IU/L，FSH 2.9 IU/L，E2 39.2 pg/ml，P＜0.20 ng/ml。B 超示子宫内膜厚 8 mm，薄厚不一，右侧卵巢窦卵泡 5～6 个，左侧卵巢窦卵泡 6～7 个。男方男科检查诊断为弱畸精子症。

向患者交代 IVF 促排卵治疗可能增加子宫内膜癌风险后，患者要求 IVF 治疗。

考虑患者年龄较大，有排卵障碍，发现子宫内膜病变后要求尽快妊娠，要求 IVF 治疗，我中心予以 IVF 治疗。

予 GnRH-a 超长方案降调，戈舍瑞林（诺雷德）3.6 mg，2 针，COH8 天，取卵 4 个，常规受精，形成胚胎 4 个，移植第三天胚胎 3 个 8/Ⅱ/2，9/Ⅱ/1。移植后 4 周 B 超示双活胎。妊娠 19 周因阴道出血 1 天住院。妊娠 22^{+6} 周自然流产。

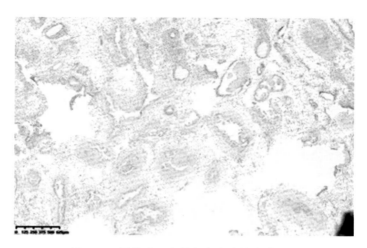

图 51-2　用药后 7 个月复查宫腔镜内膜病理

流产后 1 年，患者要求再次行 IVF 治疗就诊。

诉流产后月经规律，7 天 /40 天。就诊前两个月阴道出血 32 天干净。B 超检查子宫内膜厚 17 mm，其内多个无回声小囊区，多处可探及血流信号，RI 0.64。建议患者复查宫腔镜。1 个月后患者行宫腔镜检查，刮出组织稍糟脆。术后病理：宫腔子宫内膜组织，腺体增生，排列密集，部分腺体可见出芽，形态不规则，细胞核增大，可见核仁。形态考虑为子宫内膜复杂性增生，局灶伴非典型增生。

患者子宫内膜癌前病变第二次复发，经充分讨论交代后，考虑到患者生育要求强烈，再次进行保守治疗。术后患者开始口服甲羟孕酮 250 mg 每日 1 次，共 6 个月。其间用药 3 个月时行子宫内细胞学检查（endometrial cytology test，ECT）提示非典型细胞，MRI 检查与两年前比较无明显异常。用药 6 个月 ECT 无异常。超声内膜厚 5.2 mm。向患者交代 ECT 非标准检测内膜情况的方法，应行宫腔镜检查取内膜行病理检查，患者拒绝再次行宫腔镜，故未再行宫腔镜检查。

停药后 1 个月，患者要求再次行 IVF 治疗。查激素：LH 2.63 IU/L，FSH 4.66 IU/L，E2 24 pg/ml，P 0.52 ng/ml。B 超子宫内膜厚 16 mm，右侧卵巢窦卵泡 4～5，左侧卵巢窦卵泡 6～7 个。

予 GnRH-a 超长方案降调，曲普瑞林（达菲林）3.75 mg，2 针，COH 7 天，取卵 5 个，常规受精，形成胚胎 4 个，移植第三天胚胎 3 个 8/Ⅲ/1，6/Ⅲ/1，9/Ⅱ/1。未妊娠。

3 个月后行第三次 IVF 治疗，取卵 10 个，常规受精，形成胚胎 6 个，移植第三天胚胎 2 个 8/Ⅱ/1，9/Ⅱ/1。未妊娠。冻存胚胎 2 个。

此后移植 2 枚冻存胚胎未妊娠。

此后随访 2 年，患者未再尝试辅助生殖技术，减重 7.5 kg，月经规律，7 天 /30 天，无阴道异常出血。嘱患者复查内膜。

【病例讨论】

子宫内膜增生是一种非生理性、非侵袭性内膜增生，其主要诊断依据为病理检查。然而，其病理诊断标准至今仍在不断调整。临床上常用的病理分型是 2003 年修正版的 WHO 分类，以腺体结构和细胞形态为依据，根据内膜增生的严重程度分为：①增生内膜。②简单增生。③复杂增生。④不典型增生（全国卫生产业企业管理协会妇幼健康产业分会生殖内分泌学组，2017）。2014 年 WHO 对子宫内膜增生的病理分型进行了修订，根据细胞是否存在不典型性，将子宫内膜增生分为两类：子宫内膜不伴不典型增生（endometrial hyperplasia without atypia，EH）和子宫内膜不典型增生（atypical hyperplasia，AH）（Kurman，2014）。在 2003 年 WHO 子宫内膜增生分类中同时也提到了由 Mutter 等倡导的以"子宫内膜上皮内瘤变"为标志的，将子宫内膜增生病变分为良性子宫内膜增生、EIN 及子宫内膜癌的分类法。该组织学诊断标准包括腺体结构、细胞学、病灶大小、除外类似的良性病变、除外癌症等 5 项内容（黄受方，2010）。该分类法可重复性高，能够明确而有效地区分内膜良性增生和癌前病变，受到不少国内外学者的支持和赞同。我国目前两种分类方法都在使用。该患者的几次病理诊断中有的采用了 EIN 分类，也有的采用了不典型增生的分类。作为临床医生，应了解两种分类法的内涵和差异。EIN 和子宫内膜不典型增生都属于子宫内膜癌前病变，EIN 患者若不经治疗，40% 的患者会在 1 年内诊断子宫内膜癌。不典型增生患者不经治疗癌变率 20%～52%（黄受方，2010）。此外，AH 或 EIN 合并子宫内膜癌的比例也不低。研究发现，在诊断 EIN 的患者中，30%～50% 合并有未诊断的子宫内膜样癌（ACOG，2015）。因此，此类疾病需要积极治疗。

既往多数关于 AH/EIN 患者治疗方案的研究与早期子宫内膜癌一起讨论，近年来也出现了一些单独以子宫内膜增生患者为对象的研究。随着研究的深入，保守治疗的效果越来越多地得到了认可。目前公认的治疗方案是根据患者有无生育要求及年龄选择手术或药物治疗。没有生育要求的患者首选全子宫切除术，绝经前女性根据具体情况决定是否同时切除卵巢，建议同时切除输卵管降低未来卵巢癌的发生风险，绝经后女性应同时切除双侧附件区。有生育要求或不能耐受手术的患者则可以采用药物治疗。保留生育功能的适应证包括：①强烈要求保留生育能力。②年龄小于 45 岁。③无药物禁忌证或妊娠禁忌证。④有良好的依从性，能及时随访并进行定期病理检查。在开始保留生育功能治疗前应向患者充分交代合并子宫内膜癌以及未来进展为内膜癌的可能，并应进行影像学、肿瘤标志物等检查，全面评估，除外浸润性子宫内膜癌及卵巢癌（全国卫生产业企业管理协会妇幼健康产业分会生殖内分泌学组，2017；Gallos，2016）。

本例患者首次于生殖中心就诊后 3 个月因出现"阴道异常出血"于我院首次行宫腔镜检查，病理诊断 EIN，且患者 37 岁，生育要求强烈，符合进行药物保守治疗的指征。但在患者内膜病理描述中，特别提示了"不除外癌变趋势"。因此，在为此患者选择治疗方案时，要警惕子宫内膜癌前病变同时合并子宫内膜癌的可能。

近十余年来，国内外年轻子宫内膜癌保留生育功能的研究受到了越来越多的重视。多个组织就此提出了临床建议。欧洲妇科肿瘤协会 2015 年即提出年轻的ⅠA 期高分化子宫内膜癌患者可以选择保留生育功能治疗（Rodolakis，2015），但在治疗前应充分告知复发及疾病进展的风险。2015 年美国妇产科协会和 2017 年英国妇科肿瘤协会提出了类似的临床建议（ACOG，2015；Sundar，2017）。我国自 2006 年就有学者提出了子宫内膜癌保留生育功能的指征（刘宁，2006）。2019 年最新提出的子宫内膜非典型增生和早期子宫内膜癌保留生育功能的指征包括：①诊刮后病理诊断为子宫内膜非典型增生，或子宫内膜样癌ⅠA 期 G1，并经病理专家会诊核实。②有强烈保留生育功能的要求。③年龄为 40 岁及以下，最大不超过 45 岁。④子宫内膜癌病灶局限于子宫，影像学检查（最好为 MRI 检查）无肌层浸润、附件累及或远处转移证据。⑤无药物治疗或妊娠禁忌证。⑥有良好的依从性、随访条件，能再次行子宫内膜病理检查（陈晓军，2019）。根据上述研究结果，本例患者符合保守治疗条件，在充分知情后选择保守治疗。事实上，本病例初次就诊为 2010年，当时相关文献有限，本中心根据当时的文献结果结合患者意愿选择了保守治疗。以现今的研究结果来看，当时的治疗方案符合患者利益，为患者生育争取了机会。

子宫内膜非典型增生和早期子宫内膜癌保留生育功能的主要治疗方案是连续使用大剂量高效孕激素。常用药物主要包括醋酸甲羟孕酮和醋酸甲地孕酮。近年来左炔诺孕酮宫内缓释系统也被推荐为一线治疗（Gallos，2016）。也有应用促性腺激素释放激素激动剂、来曲唑、他莫昔芬、口服避孕药治疗的小样本研究报道。

已有多项研究证实，高效孕激素能够有效治疗子宫内膜非典型增生。由于孕激素逆转异常内膜细胞至少需要 10 周时间，因此，首次评价药物疗效应在用药后 3 个月。现有的评估保守治疗疗效的文献多为回顾性研究，还需要大规模前瞻性研究提供更高级别的证据。目前还没有公认的孕激素具体治疗剂量和用药时间。欧洲妇科肿瘤协会 2015 年关于子宫内膜癌保留生育功能的临床建议中，提出根据大多数研究报告，建议甲羟孕酮 400～600 mg/d，或者甲地孕酮 160～320 mg/d，用药时间应超过半年（Rodolakis，2015）。由于存在 AH 同时合并子宫内膜癌的风险，因此保守治疗前应充分评估患者的情况。MRI能够协助判断肌层浸润情况和淋巴结有无转移，因此治疗开始前进行 MRI 检查对评价患者状况具有重要意义。本例患者 BMI 高，空腹胰岛素高，存在排卵障碍，这些都是子宫内膜癌的高危因素，充分评价患者情况具有临床意义。

现有文献显示，多数患者经过孕激素治疗能够获得满意的疗效。但子宫内膜癌患者保守治疗后，疾病缓解率低于 AH 患者（Gallos，2012）。在很多国家的子宫内膜癌相关指南中，虽然提出早期低危子宫内膜癌患者可以接受保守治疗，但也明确指出这种治疗有效性的研究证据仍不充分。上述信息都是医生在患者选择保守治疗前，应该向患者充分交代。在保守治疗前，还应评价患者生育功能，主要是卵巢储备功能，如已不具备生育能力，则不建议保守治疗。

若患者保守治疗满意，可以选择自然妊娠，也可以考虑 ART。两种方式均有成功妊娠的报道。由于子宫内膜非典型增生与雌激素密切相关，而 IVF 治疗过程中雌激素水平常超出生理剂量，因此，理论上这类患者接受 IVF 治疗存在促使内膜病变复发的风险。近年来相关文献证实，IVF 能够有效提高此类患者的妊娠率，缩短疾病治愈至成功妊娠的间隔时间，且未增加疾病复发风险（Rodolakis，2015）。因此，越来越多的临床医生开始对此类患者进行 IVF 治疗。但这些文献涉及病例较少，且以回顾性研究为主，证据级别偏低，这导致此类患者是否可以接受 IVF 治疗目前尚无定论。对于存在不孕因素的患者，多数学者推荐选择 IVF。IVF 前应充分向患者及家属交代 IVF 治疗的可能风险，评价患者对生育的渴望程度，再考虑进行 IVF。

本例患者内膜病变缓解后可以采用的助孕方式包括 3 种：监测排卵、人工授精和IVF。该患者既往监测排卵自然周期不排卵，氯米芬促排卵失败，可以改用来曲唑促排卵。来曲唑是芳香化酶抑制剂，通过降低雌激素合成，促使 FSH 升高，达到促排卵的目的，目前已成为诱导排卵首选的一线药物。该患者还可以选择先检查输卵管通畅性，若输卵管通畅，可以在诱导排卵的基础上行人工授精。监测排卵和人工授精都接近自然状态，对患者体内激素水平影响小，对子宫内膜影响也相对较小。本例患者年龄较大，不孕时间长，可以考虑 IVF 治疗，IVF 的妊娠率比人工授精高，能够在较短时间内帮助患者完成生育，而患者保守治疗后仍存在疾病复发的风险，应争取在疾病复发前完成生育。在此方面，IVF 比人工授精具有优势。在目前的国内外子宫内膜癌前病变及早期子宫内膜癌保守治疗后助孕的相关研究中，均没有发现 IVF 增加疾病复发风险，但相关研究多为小样本回顾性研究。本例患者在疾病复发治愈后，又先后进行了两次 IVF 治疗，即是与患者充分交流后患者表达出强烈生育要求的结果。

IVF 的用药方案没有一定之规，目前没有公认的促排卵方案。有文献报道长效 GnRH-a 对非典型增生内膜有逆转作用（陈晓军，2019），因此可以首先考虑使用长效 GnRH-a 降调的方案。此外，芳香化酶抑制剂能够降低雌激素水平，可以考虑在超促排卵过程中使用，以降低雌激素对内膜的刺激。但在乳腺癌患者进行 IVF 的治疗中，芳香化酶抑制剂有降低卵子成熟度的可能，应考虑到此因素。

子宫内膜癌前病变复发后是否可以再次行保守治疗，目前没有公认的治疗规范。现有小样本研究显示，病变复发后再次孕激素治疗仍能取得满意疗效（Rodolakis，2015）。因此，应充分了解患者对生育的意愿，交代再次保守治疗可能失败等风险。医患充分沟通后再决定治疗方案。若再次保守治疗，可以调整治疗方案。本例患者此次为内膜癌前病变第二次复发，经充分讨论交代后，考虑到患者生育要求强烈，再次进行保守治疗。

子宫内膜癌及癌前病变保守治疗的患者完成生育后应如何治疗，目前也没有公认的方案。多数专家认为应切除子宫（Gallos，2016；Sundar，2017）。本例患者保守治疗后生育未完成，患者坚决要求保留子宫，因此没有手术治疗。对于类似患者，须叮嘱患者定期复查，出现异常及时就诊，及早发现病变复发及进展。

子宫内膜非典型增生具有复发风险，在患者进行 IVF 治疗间期，内膜情况的监测具有重要意义。该患者初次就诊于生殖中心时，接诊医生根据其病史，建议患者复查内膜。由于当时患者不接受宫腔镜检查，直到 3 个月后出现异常出血才进行宫腔镜，病理证实内膜病变较前进展。而患者第一次 IVF 治疗流产后 1 年因"阴道出血"行宫腔镜检查提示疾病复发。该患者对宫腔镜接受度低，依从性差，因此均在出现症状后才行宫腔镜检查。在临床工作中应尽量避免这种情况，努力说服患者定期复查内膜情况。ECT 是子宫内膜癌筛查的有效方法（ACOG，2015），但其是否能作为判断内膜非典型增生是否复发的依据，还没有相关结论。多数学者不推荐以 ECT 代替内膜活检。但本病例不接受宫腔镜复查内膜情况，因此选择以 ECT 替代。以患者目前的随访情况分析，ECT 对监测患者病情起到了良好的作用。患者随访两年，没有出现异常出血，估计患者第三次 IVF 治疗前 ECT 的结果没有漏诊内膜癌前病变。

目前没有针对该类患者治疗后内膜监测方案的相关规范，英国妇科肿瘤协会 2017 年子宫内膜实践指南中指出，建议治疗后第一年定期进行内膜活检，第二年开始每半年 1 次（Sundar，2017）。因此，在临床工作中，建议此类患者定期超声评价内膜形态，定期进行内膜活检，首选宫腔镜检查同时活检，避免遗漏局灶病变。在做 IVF 治疗前更应积极评价内膜状态，除外内膜异常，避免 IVF 过程中病变加重，同时协助判断内膜容受性情况，以期提高 IVF 妊娠率。

【专家点评】

　　此病例为子宫内膜癌前病变保留生育功能，接受 IVF 助孕病例。病程长，病情反复。处理棘手。

　　对于此类患者在诊治中有几点注意事项：第一，准确判断患者生育意愿的强度，并结合患者生育功能现状，选择是否进行保守治疗以及后续的助孕方式。第二，治疗过程中需要生殖专家和肿瘤专家通力合作，密切监测内膜状况，在协助患者完成生育的同时，保证患者内膜能够具有胚胎容受性，发现异常及时治疗。第三，选择 IVF 促排卵方案时，要考虑到患者内膜情况，降低病变复发风险。

（北京大学第一医院　尚鶗）

参考文献

陈晓军，杨佳欣，王华英，等. 子宫内膜非典型增生和早期子宫内膜样癌的保留生育功能治疗及评估的建议. 中华妇产科杂志，2019，54（2）：80-86.

黄受方，张彦宁. 子宫内膜增生性病变分类的新观点. 中华病理学杂志，2010，39（10）：649-652.

刘宁，冯凤芝，向阳. 子宫内膜癌患者保留生育功能治疗的研究进展. 中华妇产科杂志，2006，41（5）：356-358.

全国卫生产业企业管理协会妇幼健康产业分会生殖内分泌学组. 中国子宫内膜增生诊疗共识. 生殖医学杂志，2017，26（10）：957-960.

Gallos ID，Alazzam M，Clark T，et al. RCOGGreen-top Guideline：Management of endometrial hyperplasia ［EB/OL］，2016. http://www.rcog.org.uk/globalassets/documents/guidelines/green-top-guidelines/gtg_67_endometrial_hyperplasia.pdf.

Gallos ID，Yap J，Rajkhowa M，et al. Regression，relapse，and live birth rates with fertility-sparing therapy for endometrial cancer and atypical complex endometrial hyperplasia：a systematic review and metaanalysis. Am J Obstet Gynecol，2012，207（4）：266. e1-e12.

Kurman RJ. WHO classification oftumoursof female reproductive organs. 4th ed. Lyon：IARC，2014.

Rodolakis A，Biliatis I，Morice P，et al. European Society of Gynecological Oncology Task Force for Fertility Preservation：clinical recommendations for fertility-sparing management in young endometrial cancer patients. Int J Gynecol Cancer，2015，25（7）：1258-1265.

Sundar S，Balega J，Crosbie E，et al. BGCS uterine cancer guidelines：Recommendations for practice. Eur J Obstet Gynecol Reprod Biol，2017，213：71-97.

ACOG，Society of Gynecologic. Practice Bulletin No. 149：Endometrial cancer. Obstet Gynecol，2015，125（4）：1006-1026.

病例 52　晚期流产后胎盘植入 1 例

【病历摘要】

患者女，35 岁。

主诉：晚期流产后胎盘完全残留 2 个月余。

现病史：患者平素月经欠规律，早孕反应不明显，妊娠早期因"先兆流产"于当地黄体酮保胎治疗。停经 24 周因"阴道流水 1 小时"于当地医院住院，考虑"胎膜早破、难免流产"，予口服米非司酮、米索前列醇引产。2018 年 1 月 20 日娩出一死胎，因胎盘滞留行手取胎盘术，未取出胎盘，结扎脐带后原位保留，行 B 超提示胎盘植入，当时患者阴道出血少，产后予抗感染、促宫缩、回奶治疗。2018 年 1 月 21 日盆腔 MRI：右侧宫角胎盘植入，予甲氨蝶呤 75 mg 肌内注射 1 次，口服米非司酮 50 mg 每日 2 次×2 个月，继续抗感染治疗。2018 年 3 月 22 日于当地医院查 hCG 95.76 IU/L，无阴道流血、流液，无发热。为进一步治疗，转诊我院（北京大学人民医院）。

既往史：2015 年诊断"多囊卵巢综合征"。

月经婚育史：初潮 12 岁，5 天/（30～180）天，末次月经：2017 年 7 月 25 日，经量中等，无痛经。26 岁结婚，G2P0，2017 年因稽留流产行清宫术，2018 年 1 月 20 日妊娠 24 周"难免流产"引产。

家族史：否认家族遗传病史。

【体格检查】

T 37.0℃，P 76 次/分，R 18 次/分，BP 140/80 mmHg，心肺腹（－）。妇科检查：外阴：已婚已产型，外观大致正常。阴道：通畅，穹窿正常，白色分泌物量正常，异味（－）。宫颈：正常大小，光滑，未及明显肿物，触血（－），无举痛及摇摆痛。子宫：前位，增大如孕 3 个月余，无压痛，活动度可。双侧附件区：未触及异常。

【辅助检查】

DIC 全项：纤维蛋白原降解产物（FDP）18.0 μg/ml↑，D-二聚体 1599 ng/ml↑；血常规及 C 反应蛋白正常。

彩超：子宫前位 7.7 cm×10.6 cm×7.3 cm，表面平，回声不均，宫壁血管多，宫腔中低疏松不均回声，厚 2.4 cm，内有多个囊区，最大直径 0.8 cm，子宫右后底中等略强不均回声范围 8.5 cm×7.9 cm×6.8 cm，宫腔内不均质回声团范围约 3.3 cm×3.1 cm×1.8 cm，似达浆膜层。双侧卵巢（－），盆腔游离液（－）。CDFI：子宫血流信号正常，子宫动脉 RI 0.77 PI 1.98，内膜血流信号 RI 0.33 PI 0.44，宫壁偏强回声血流信号 RI 0.53 PI 0.69。超声提示：胎盘植入，内膜增厚不均（图 52-1）。

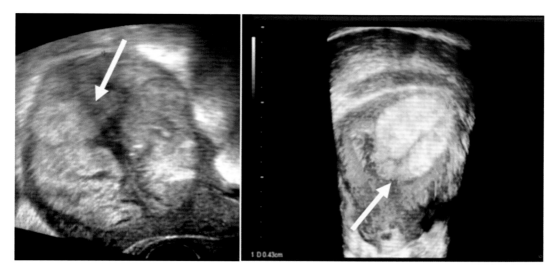

图 52-1　彩超及三维超声。宫腔内不均质回声团块（箭头）

【初步诊断】

①胎盘残留。②胎盘植入。③多囊卵巢综合征。

【诊治经过】

入院后考虑患者胎盘残留伴植入诊断较为明确，已充分抗感染及米非司酮保守治疗。残留胎盘组织持续存在，血 hCG 下降欠满意，手术指征明确。在备血、备双侧子宫动脉栓塞术条件下，于 2018 年 3 月 28 日在全身麻醉下行超声引导下宫腔镜下残留胚物电切术＋钳刮术。术中见宫腔大量胎盘及机化组织，仅于右侧宫角处见小片正常宫壁。右侧壁灰黄色、质硬、陈旧机化组织大小约 3.0 cm×3.0 cm×3.0 cm（图 52-2）。于 B 超监视下卵圆钳钳夹胎盘组织，环状电极电切残留组织，见其与肌层粘连致密，反复交替钳夹并电切出组织约 40 g，术后 B 超测量宫内不均回声团大小约 6.0 cm×3.5 cm（图 52-3）。因术中失血 1600 ml，手术困难，决定分次手术，给予子宫修复时间，待肌层收缩能力恢复后再考虑手术。术后予输血（红细胞悬液 4 U，血浆 400 ml）、补铁纠正贫血，促宫缩，抗感染

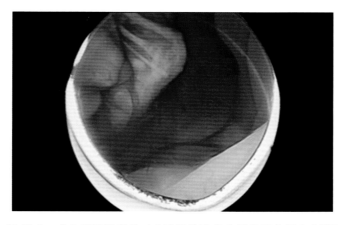

图 52-2　术中宫腔镜所见（此腔隙为胎盘内影像而非子宫内膜）

治疗。病理回报：（宫内组织）送检组织为梗死胎盘组织。（可疑脐带）送检脐带见三条血管，组织变性坏死。（宫内残留胚物）送检胎盘组织，伴梗死及钙化，可见平滑肌组织表面胎盘绒毛附着，符合胎盘粘连。

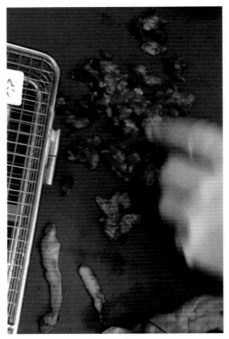

图 52-3　手术标本，可见胎盘及脐带组织

术后第 4 天复查 MRI：对比外院 2018 年 1 月 21 日盆腔 MRI 子宫底部偏右侧异常信号灶，考虑胎盘残留并植入，范围较前缩小（图 52-4）。

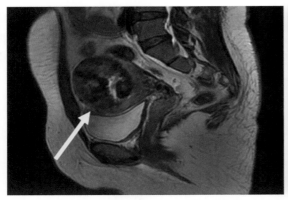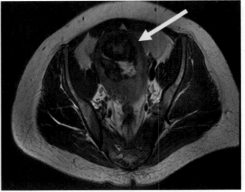

图 52-4　手术后 MRI。宫腔内不均质回声团块（箭头）

术后 MRI：宫底偏右侧见团块状稍短 T1 短 T2 信号，DWI 信号不高，病变与子宫肌层分界不清，局部肌层明显变薄，右侧宫角受累，病灶范围约 6.0 cm×5.4 cm×6.9 cm。

术后 11 天复查超声：宫内回声团块性质待查（范围 5.6 cm×5.2 cm×5.4 cm，胎盘残留＋植入?）。术后 12 天复查血常规：血红蛋白 109 g/L、C 反应蛋白正常，血 hCG 转阴，患者一般情况好，无发热、腹痛、阴道出血等不适，考虑病情平稳予出院，院外口服去氧孕烯炔雌醇（妈富隆）5 个月，月经可规律来潮，月经量正常。

术后 4 个月本院超声予以海扶刀（聚焦超声）治疗，治疗后复查超声：胎盘植入（海扶刀治疗后）。子宫 6.0 cm×5.6 cm×3.5 cm，宫腔右底部中等略偏强不均回声，范围 3.7 cm×2.4 cm×2.7 cm，内有略偏低回声区，直径 2.2 cm，已达浆膜面。内膜中等回声厚 0.4 cm。CDFI：子宫血流信号增多，子宫动脉 RI 0.75 PI 1.31，宫腔内不均回声血流信号少。

术后 6 个月患者停止服用妈富隆，月经可规律来潮，量少，每次约用 1 片卫生巾。近期阴道超声提示：胎盘植入（海扶刀治疗后）。子宫 6.0 cm×5.6 cm×3.5 cm，宫腔右底部中等略偏强不均回声，范围 3.7 cm×2.4 cm×2.7 cm，内有略偏低回声区直径 2.2 cm，已达浆膜面。内膜中等回声厚 0.4 cm。CDFI：子宫血流信号增多，子宫动脉 RI 0.75 PI 1.31，宫腔内不均回声血流信号少。患者拟再次住院行宫腔镜手术，切除宫腔内残留病灶。

【术后诊断】

晚期流产后胎盘植入。

【病例讨论】

胎盘绒毛异常侵入子宫肌层被称为胎盘植入。胎盘侵入子宫浅肌层为胎盘粘连（placenta accreta），侵入子宫深肌层为胎盘植入（placenta increta），穿透子宫壁达子宫浆膜层、甚至侵入子宫毗邻器官时为穿透性胎盘植入（placenta percreta）。胎盘植入是严重的产科并发症，其发病率为 1/7000～1/2500。胎盘植入可发生于子宫体部、子宫角等胎盘着床部位，但多发生于子宫前壁下段，常与子宫内膜创伤、子宫内膜发育不良等因素有关。前次剖宫产史以及前置胎盘是胎盘植入最常见的高危因素。其他高危因素还包括高龄妊娠、既往子宫穿孔史、胎盘植入史、多次流产史等。胎盘植入的发生率与剖宫产次数以及是否合并前置胎盘相关，有剖宫产史且伴有前置胎盘的患者胎盘植入的发生率显著高于有剖宫产史但不合并前置胎盘者。本例患者无剖宫产病史，且 MRI 检查提示宫角部位胎盘植入，考虑高危因素可能为患者既往稽留流产行清宫手术造成子宫内膜创伤。

胎盘植入的诊断主要依据高危因素、症状、体征及辅助检查。胎盘植入的临床症状和体征在分娩前较为少见，因此诊断主要依靠临床高危因素结合彩色多普勒超声和（或）MRI 征象，最终确诊需要根据术中或分娩时所见或分娩后病理学。分娩后主要表现为胎盘娩出不完整或胎儿娩出后超过 30 min 胎盘仍不能自行剥离，伴或不伴阴道出血，行徒手取胎盘时剥离困难或发现胎盘与子宫肌壁粘连紧密无缝隙。

经腹或经阴道二维灰阶、彩色多普勒以及三维超声检查是判断胎盘植入最常用的方法。超声预测胎盘植入的敏感性为 83%（95%CI 0.77～0.88），特异性为 95%（95%CI 0.93～0.96）。MRI 预测胎盘植入的敏感性为 82%（95%CI 0.72～0.90），特异性为 88%（95%CI 0.81～0.94）（中华医学会围产医学分会，2015）。但由于 MRI 价格相对昂贵，目前多用于以下情况：①评估子宫后壁胎盘植入。②评估胎盘侵入子宫肌层的深度及宫旁组织和膀胱受累程度。

本例患者于分娩后发现胎盘植入，剥离胎盘困难，予以胎盘原位保留。胎盘原位保留需满足以下条件：①患者出血量少、生命体征平稳。②患者要求保留生育功能。③具备及时输血、紧急子宫切除、感染防治等条件。由于 20%～30% 的胎盘原位保留者会在保守治疗过程中因感染、晚发性产后出血须行子宫切除，故胎盘原位保留仍有争议。2012 年美国 ACOG 专家共识不推荐胎盘植入患者胎盘原位保留。

胎盘植入的保守治疗包括期待治疗、甲氨蝶呤治疗、选择性子宫动脉栓塞术及病灶楔形切除术等。甲氨蝶呤为胎盘植入患者保守治疗的辅助用药，但甲氨蝶呤治疗并不能改善胎盘植入患者的结局。由于胎盘植入患者应用甲氨蝶呤的剂量、治疗周期等尚不明确，且存在化疗不良反应，因此胎盘植入患者保守治疗的治疗效果仍存在争论。

对于流产后已有两个月余、时间较长、残留胎盘组织血液供应不丰富、血 hCG 水平低且阴道出血量少的患者，适合采用宫腔镜治疗。宫腔镜治疗的优势是可以在直视下检查、取材，准确定位病变部位，切除粘连严重或植入的组织，避免损伤正常内膜组织，从而达到微创的目的。血 hCG 水平可作为评价胎盘活性的指标，当血 hCG<100 IU/L 时行宫腔手术可明显减少术中出血量。术后残留病灶体积还与术前残留病灶体积相关。文献报道术前残留病灶直径超过 5～6 cm 者不推荐采用宫腔镜治疗。因此，由于活性胎盘组织残留体积过大者行宫腔镜电切术失败的可能性增大，可采用甲氨蝶呤或选择性子宫动脉栓塞术治疗，促进胎盘退化、病灶缩小后再行宫腔镜电切术。此外，宫腔镜不能判断植入深度，应全程 B 超监测，避免发生子宫穿孔。

关于胎盘植入宫腔镜治疗的远期预后，国内报道了 7 例胎盘植入宫腔镜治疗后的患者（林开清，2010），其中 5 例患者月经量无变化；术后残留病灶吸收的时间平均为 2.4 个月。术后 3 例患者工具避孕；1 例患者早期自然流产 1 次；1 例患者足月妊娠并剖宫产分娩一男婴，术中胎盘娩出完整。因临床病例较少，对于宫腔镜电切术治疗胎盘植入是否会影响患者后续的妊娠能力及其结局，还需要进一步研究。

【专家点评】

本病例为产后胎盘完全植入患者，具有植入面积大、迁延时间长的特点。同时患者尚无健康子女存活，有强烈的生育功能保留需求。因此，在治疗过程中应尽量不选择子宫动脉栓塞术处理，仅将此选项列为补救措施中的首选。由于治疗措施的限制，在确保安全的前提下密切观察病灶吸收并辅助预防感染、促进内膜修复成为治疗的关键。事实证明，子宫宫体及内膜有着很强的吸收与自愈功能，本例患者在妈富隆治疗后内膜恢复，月经来潮就是一个证明。患者目前肌壁间的病灶呈现与肌层融合、分界不清的表现，仍处于观察期待过程中。后续治疗以最大限度地清除宫腔内所有残余病灶、恢复子宫内膜完整性为目的。若患者内膜连续性完好，腺体形态正常，可考虑尝试妊娠。

（北京大学人民医院　郑兴邦　关菁）

参考文献

林开清，黄秀峰，张信美，等. 宫腔镜电切术治疗部分性胎盘植入七例临床分析. 中华妇产科杂志，2010，45（2）：145-147.

中华医学会围产医学分会. 胎盘植入诊治指南. 中华妇产科杂志，2015，50（12）：970-972.

病例 53　宫内妊娠合并剖宫产瘢痕妊娠选择性减胎术 1 例

【病历摘要】

患者女，32 岁，宫内妊娠合并剖宫产瘢痕妊娠。

主诉： 新鲜胚胎移植术后 33 天，阴道少量出血 2 天。

现病史： 患者于入院前 33 天因"继发性不孕症"于我院行体外受精-胚胎移植术，移植 3 枚胚胎，移植后 14 天 hCG 403.00 IU/L、移植后 21 天 hCG 12 041.00 IU/L，入院前 2 天出现少量阴道出血，量少，暗红色，无腹痛、阴道流液等不适，入院当日 B 超示宫内妊娠 2 个胎囊，正常胎囊位于宫腔，大小 2.7 cm×1.5 cm，内见胎芽长径 0.9 cm，胎心搏动可见，另见宫腔下段胎囊 3.0 cm×1.4 cm，内见胎芽，长径 0.7 cm，胎心搏动可见，胎囊位于剖宫产切口处，子宫前壁下段肌层连续，肌层厚 0.2 cm，直肠子宫陷凹未见明显游离液体。门诊考虑"宫内妊娠合并剖宫产瘢痕妊娠"，为进一步治疗收入院。

既往史： 2003 年行剖宫产 1 次，否认肝炎、结核、疟疾病史，否认高血压、心脏病史，否认糖尿病、脑血管疾病、精神疾病史，否认食物、药物过敏史，预防接种史不详。

个人史： 生于安徽省，久居本地，无疫区、疫情、疫水接触史，无牧区、矿山、高氟区、低碘区居住史，无化学性物质、放射性物质、有毒物质接触史，无吸毒史，无吸烟、饮酒史。

月经婚育史： 初潮 14 岁，3 天/（30～40）天，末次月经：2011 年 10 月 27 日。月经周期规则，月经量中等，颜色正常，无血块、无痛经；23 岁结婚，G1P1，2003 年足月剖宫产一女婴，健存，产后放置宫内节育器（intrauterine contraceptive device，IUD）1 年。2007 年再婚，未避孕未孕。2009 年宫腔内人工授精（intraterus insemination，IUI）1 次未孕，2010 年外院行 IVF 助孕，取卵 26 枚，成胚 11 枚，新鲜胚胎移植 1 次未孕，冻融胚胎移植 2 次未孕。

家族史： 否认家族性遗传病史。

【体格检查】

患者生命体征平稳，T 36.5℃，P 88 次/分，R 18 次/分，BP 102/64 mmHg，一般情况可，心肺查体无明显异常，腹软，无压痛，腹部可见纵行剖宫产切口瘢痕，宫底耻上未及，双下肢不肿。双合诊未查。

【辅助检查】

2011 年 12 月 6 日血 hCG 12 041.00 IU/L。

2011 年 12 月 18 日妇科 B 超：宫内孕 2 个胎囊，正常胎囊位于宫腔，大小 2.7 cm×1.5 cm，内见胎芽长径 0.9 cm，胎心搏动可见，另见宫腔下段胎囊 3.0 cm×1.4 cm，内见胎芽，长径 0.7 cm，胎心搏动可见，胎囊位于剖宫产切口处，子宫前壁下段肌层连续，肌层厚 0.2 cm，直肠子宫陷凹未见明显游离液体（图 53-1）。

【初步诊断】

①剖宫产瘢痕妊娠。②宫内早孕。③先兆流产。④剖宫产史。⑤IVF-ET 术后。

【诊治经过】

患者入院后完善相关检查，无手术禁忌证，因患者及配偶双方强烈要求保留宫内妊娠，向患者及配偶交代病情，告知相关风险及治疗方法利弊，并签署手术知情同意书。于 2011 年 12 月 19 日（移植后 34 天）行经阴道剖宫产瘢痕处妊娠病灶穿刺抽吸减胎术，术中在绒毛附着处肌壁注射 50% 高渗葡萄糖溶液 1.5 ml，反复抽吸 3 次，最后注射高渗葡萄糖溶液 2 ml 未回抽。术毕再次行超声示剖宫产瘢痕处可见 2 cm×2 cm 低回声，宫内胎儿胎心搏动好（图 53-2）。术后继续黄体支持（黄体酮 60 mg 每日 1 次肌内注射）治疗，口服抗生素（头孢克洛 0.1 g 每日 3 次）预防感染。

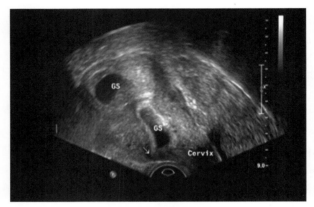

图 53-1 减胎术前

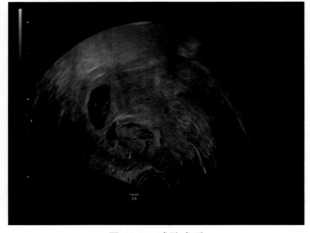

图 53-2 减胎术后

【术后病理及妊娠结局】

病理：可见胚芽组织和绒毛组织。

患者术后无阴道活动性出血、发热及腹痛等不适。规律产检，定期随访，妊娠期平稳、无出血等特殊情况。2012 年 7 月 3 日妊娠 37 周因前置胎盘行剖宫产助娩一健康女婴，体重 3000 g，身长 50 cm，现体健。

【病例讨论】

人类辅助生殖技术的应用使异位妊娠的发生率较自然妊娠人群升高。剖宫产切口部妊娠（cesarean scar pregnancy，CSP）作为一种比较少见的异位妊娠类型，其发生率随着辅助生殖技术应用的增多而显著升高。此外，随着人们对 CSP 越来越重视以及超声诊断技术的提高，不断上升的剖宫产率也导致 CSP 的发病率随之上升。CSP 在全球正常妊娠中的发病率大约为 1/2000（Li，2012），既往很多初产妇选择无指征剖宫产，以及近年我国二胎政策的全面放开也是造成 CSP 发病率显著上升的重要原因。

早期 CSP 仅有阴道少量无痛性出血，难以发现，如果不能得到及时、有效的治疗，将会面临大出血等严重后果，影响将来的生育力甚至危及生命。目前全球对 CSP 尚无公认的最佳临床治疗方案，目前主要的治疗方法包括药物治疗（全身或局部使用甲氨蝶呤等）、手术治疗（宫腔镜下清宫术或联合腹腔镜手术）、介入治疗（子宫动脉栓塞术）以及其联合治疗等。具体治疗方案的选择应个体化，根据患者的生命体征、血清 β-hCG 水平、孕周、孕囊大小、瘢痕处子宫肌层厚度及 CSP 类型等情况进行综合分析。

目前，对于单纯 CSP 的处理选择临床上已有很多经验，但宫内妊娠合并 CSP 极其少见，其处理原则及方法国内尚无相关报道，且无相关指南。国外共有 7 例个案报道，只有 2 例是自然妊娠，其他均是辅助生殖技术助孕后妊娠，至今尚无大样本病例总结分析。最早在 2003 年，Heieh 等报道经阴道超声引导下局部氯化钾注射成功治疗首例宫内妊娠合并 CSP，获得良好结局（Hsieh，2004）。随后，多位学者陆续报道应用经阴道超声引导下剖宫产瘢痕妊娠病灶穿刺抽吸联合局部氯化钾注射治疗 6～10 周宫内妊娠合并 CSP 患者，并获得活产儿（Yazicioglu，2004；Wang，2007；Czuczwar，2016）。该患者剖宫产术后不孕，再婚，有强烈生育要求，经过 IVF-ET 获得妊娠，宫内胎儿宝贵，宫内妊娠同时合并 CSP，无法应用常规药物甲氨蝶呤、子宫动脉栓塞术等治疗，经全科讨论后，采用妊娠早期经阴道超声引导下选择性剖宫产瘢痕妊娠病灶穿刺抽吸联合 50% 葡萄糖溶液局部注射，破坏并抽吸出胚胎，既避免了大出血，又保住了宫内胚胎，该治疗方案为今后宫内妊娠合并的治疗提供了一种新的思路。

【专家点评】

一旦确诊 CSP，应尽早处理。术前应充分评估，针对患者制订个体化的治疗方案。经阴道超声引导下选择性剖宫产瘢痕妊娠病灶穿刺抽吸联合局部 50% 高渗葡萄糖溶液注射减胎术，对需要保留宫内妊娠的患者是侵入性小且比较安全的治疗方法，能达到减少严重并发症、获得良好妊娠结局的目的。但应与患者充分沟通、做好知情同意工作。术前做好应对大出血抢救的各种准备，术后密切观察病情变化。

（北京大学第三医院　林明媚　宋雪凌　马彩虹）

参考文献

Czuczwar P，Stepniak A，Wozniak A，et al. Successful treatment of spontaneous heterotopic caesarean scar pregnancy by local potassium chloride injection with preservation of the intrauterine pregnancy. Ginekol Pol，2016，87（10）：727.

Hsieh BC，Hwang J，Huang S，et al. Heterotopic Caesarean scar pregnancy combined with intrauterine pregnancy successfully treated with embryo aspiration for selective embryo reduction：case report. Hum Reprod，2004，19（2）：285-287.

Li N，Zhu F，Fu S，et al. Transvaginal ultrasound-guided embryo aspiration plus local administration of low-dose methotrexate for caesarean scar pregnancy. Ultrasound Med Biol，2012，38（2）：209-213.

Wang CN，Chen CK，Wang HS，et al. Successful management of heterotopic cesarean scar pregnancy combined with intrauterine pregnancy after in vitro fertilization-embryo transfer. Fertil Steril，2007，88（3）：706. e13-16.

Yazicioglu HF，Turgut S，Madazli R，et al. An unusual case of heterotopic twin pregnancy managed successfully with selective feticide. Ultrasound Obstet Gynecol，2004，23（6）：626-627.